Colección

**P**sicomotricidad,
cuerpo y **movimiento**

Director de colección
*Pablo Bottini*

**Edición:** Primera. Junio 2020
**ISBN:** 978-84-18095-17-7
**Depósito legal:** M-14047-2020

**Código Thema:** JMM [Psicología fisiológica y neuropsicología, biopsicología]
MQS [Fisioterapia]
YXA [Cuerpo y salud]

**Lugar de edición:** Buenos Aires, Argentina
**Diseño:** Gerardo Miño
**Composición:** Eduardo Rosende



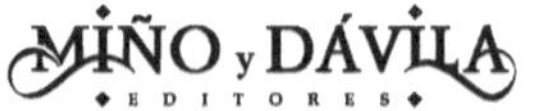

**Página web:** www.minoydavila.com
**Mail producción:** produccion@minoydavila.com
**Mail administración:** info@minoydavila.com

**Dirección:** Tacuarí 540
(C1071AAL), Ciudad Autónoma de Buenos Aires.
tel-fax: (54 11) 4331-1565

Sebastián Buniva

Gabriela Molfese

(coordinadores)

# El saber de la Psicomotricidad en primera persona

## Entrevistas entre colegas

Dalila Molina de Costallat

Alexandrine Saint-Cast

Chantal Removille

Alfonso Lázaro Lázaro

Verónica Amor

Anne Marie Lapierre

Josefina Sánchez Rodríguez

Beatriz Loureiro

Lara Loureiro Chiminazzi

Begoña Suárez Riaño

Michelle Zarza

Cori Camps Llauradó

Natividad Castellani

Dayse Campos De Souza

Marcela Carta

Eduardo Costa

Pablo Bottini

Franco Boscaini

Tommaso Lavagnoli

Gérard Hermant

Juan Mila Demarchi

Joaquín Serrabona Mas

María Angélica Familume

Soledad Vázquez

Lone Frimodt

Ditte-Marie Post

Miguel Llorca Llinares

Talía Morillo

Miguel Sassano

Matías Sotomayor

Gabriela Molfese

Paula A. Landen

Natalia Barrios Jirsa

Rita Thompson

Ceres Fassarella Carneiro

Gustavo Vasconcellos

Rui Roque Martins

Tatiana Gurovich

Sebastián Buniva

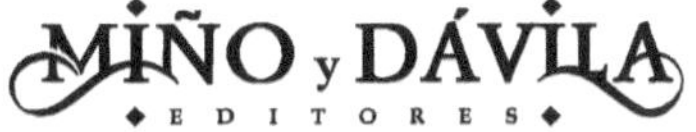

**DEDICADO A:**

Romi, Elías y Joaquín,
quienes son el sostén diario y el apoyo incondicional.

*Sebastián*


Tadeo, que con su llegada me enseñó sobre compromiso,
disponibilidad y entrega absoluta.

*Gabriela*


**AGRADECIMIENTOS:**

A todos los que participaron de este proyecto editorial con la disponibilidad
que los caracteriza.

A Pablo Bottini, quien nos alentó y habilitó a aventurarnos en este hermoso
proyecto.

# ÍNDICE


Prólogo ........................................................................... 9
*por Pablo Bottini*

Introducción ................................................................... 11
*por Sebastián Buniva y Gabriela Molfese*

▶ Recuerdos de Psicomotricidad. Entre pinturas de
mandalas y café
Entrevista a Dalila Molina de Costallat .......................... 13
*por Gabriela Molfese, Miguel Sassano, Pablo Bottini y Sebastián Buniva*

▶ En Psicomotricidad hay tanto por descubrir
Entrevista a Alexandrine Saint-Cast ............................... 27
*por Chantal Removille*

▶ Psicomotricidad en España: presente, pasado y futuro
Entrevista a Alfonso Lázaro Lázaro ................................ 35
*por Verónica Amor*

▶ Formarse como Psicomotricista Relacional.
Entrevista a Anne Lapierre .............................................. 57
*por Josefina Sánchez Rodríguez*

▶ Un ejemplo profesional, ético y mi querida madre
Entrevista a Beatriz Loureiro .......................................... 65
*por Lara Loureiro Chiminazzi*

▶ Huellas psicomotoras en México
Entrevista a Begoña Suarez Riaño .................................. 69
*por Michelle Zarza*

▸ Pensar la Psicomotricidad, traspasando fronteras…
Entrevista a Cori Camps .................................................... 89
*por Natividad Castellani*

▸ Recorrido histórico, evolución y situación actual de la
Psicomotricidad como disciplina en Brasil, junto a una
de sus hacedoras
Entrevista a Dayse Campos De Souza .............................. 99
*por Marcela Carta*

▸ El pensamiento y la práctica psicomotriz en el contexto
del Paradigma de la Complejidad
Entrevista a Eduardo Costa.............................................. 113
*por Pablo Bottini*

▸ La Psicomotricidad en Italia
Entrevista a Franco Boscaini .......................................... 123
*por Tommaso Lavagnoli*

▸ La Psicomotricidad francesa
Entrevista a Gérard Hermant .......................................... 129
*por Juan Mila*

▸ El juego y la narrativa en Psicomotricidad
Entrevista a Joaquín Serrabona Más................................ 133
*por María Angélica Familume*

▸ La Psicomotricidad que avanza y se expande
Entrevista a Juan Mila...................................................... 139
*por Soledad Vázquez*

▸ Encuentros y desenvolvimiento:
el valor de la comunidad psicomotricista
Entrevista a Lone Frimodt .............................................. 147
*por Ditte-Marie Post*

▸ Aportaciones a la construcción de la Psicomotricidad
desde la Macaronesia. Un camino plagado de amistad,
aprendizajes y proyectos conjuntos
Entrevista a Miguel Llorca Llinares ................................ 167
*por Talía Morillo*

▸ Caminos recorridos en Psicomotricidad: experiencias, ideas y conceptos claves en relación al rol profesional
Entrevista a Miguel Sassano.................................................. 177
*por Matías Sotomayor*

▸ La Psicomotricidad en Argentina y los nuevos paradigmas en el abordaje psicomotriz
Entrevista a Pablo Bottini.................................................. 193
*por Gabriela Molfese*

▸ Encuentros en tiempos de inmediatez
Entrevista a Paula Landen.................................................. 201
*por Natalia Barrios Jirsa*

▸ Los caminos de la regulación de la profesión del psicomotricista en Brasil
Entrevista a Rita Thompson y Gustavo Vasconcellos ...................... 267
*por Ceres Fassarella*

▸ Con los frutos de nuestros gestos, sembrando los destinos de la Psicomotricidad
Entrevista a Rui Roque Martins ........................................ 277
*por Tatiana Gurovich*

▸ Preguntas de Psicomotricidad a través del Río de la Plata
Entrevista a Soledad Vázquez ............................................ 299
*por Sebastián Buniva*

Sobre los autores y entrevistados ........................................ 306

# PRÓLOGO

*por Pablo Bottini*

En estos momentos el lector tiene en sus manos un libro NECESARIO. Puede resultar exagerada esta afirmación. Pero no es así. Paso a justificarla.

En este libro el lector va a poder tomar contacto, EN PRIMERA PERSONA, con los artífices de la historia viviente de la Psicomotricidad.

Esos que escribieron y siguen escribiendo el devenir de esta práctica joven, impetuosa, que lucha día a día por imponer su valía. Por abrirse paso entre otras prácticas educativas y terapéuticas ya instituidas, con quienes mantiene en algunos casos un diálogo e intercambio fecundo, y en otros, compite por un campo común.

En todos los casos, y en cada lugar con sus características, más allá de lo que describo, una práctica que se afianza, de la mano de quienes, entre otros, aquí expresan sus opiniones y cuentan su derrotero. Opiniones que reflejan la diversidad y riqueza de la Psicomotricidad, que encuentra en estas páginas su expresión en cada apartado del texto.

Escriben aquí profesionales que encuadran su quehacer desde las orientaciones más clásicas de la Reeducación Psicomotriz hasta aquellos que se alinean en diversas concepciones de la terapia y la clínica psicomotriz. Profesionales que reflexionan acerca de su práctica fundamentando las mismas en posturas psicomotrices clásicas, en algunos casos, pero otros, que la fundamentan en diferentes aportes del psicoanálisis y otras vertientes de la psicología.

Pero también, los hay entre quienes lo hacen desde la neurofisiología, la filosofía, la neurociencia, las concepciones basadas en el Paradigma de la Complejidad, solo por nombrar algunas de las bases nocionales presentes en este texto.

Entre los autores de las diferentes partes del mismo encontramos a formadores de psicomotricistas, directores de carrera, profesores, creadores de carreras universitarias, autores de textos de leyes que hoy rigen en su país la práctica profesional, conferencistas destacados, "políticos" de la profesión todos ellos, que en la mayoría de los casos, encarnan en sí más de uno de esos atributos a la vez.

Sin embargo, todos ellos, tienen en común algo que, justamente, los MANCOMUNA: la convicción de la valía del caminar juntos hacia el crecimiento de la Psicomotricidad. Por ello, están todos aquí, expresando y expresándose.

A los lectores con años de trayectoria profesional, este texto les brindará la oportunidad de redescubrir a muchos de sus colegas en facetas aún desconocidas.

A las y los jóvenes lectores, les abrirá las puertas de un "mundo desconocido", un espacio al que tienen la responsabilidad de fomentar para su crecimiento. Porque el futuro de la Psicomotricidad está escribiéndose hoy, y todos somos artífices de él.

Este libro está llamado a ser un hito fundamental de ese futuro.

# INTRODUCCIÓN

*por Sebastián Buniva y Gabriela Molfese*

Los psicomotricistas contamos con dos, de muchas, ventajas sustanciales cuando pensamos en nuestra práctica profesional: una es que la Psicomotricidad, tal como se menciona en el prólogo de este libro, está en permanente construcción y desarrollo, la segunda gran ventaja con la que nos vemos beneficiados es la generosidad que caracteriza a los líderes mundiales de la práctica psicomotriz a la hora de transmitir sus saberes y habilitar a la co-construcción de una modalidad de intervención que busca la especificidad de su quehacer en una formación constante e inacabada.

Todos ellos comparten un mismo destino, conducir la Psicomotricidad al éxito de construir y construirse en el recorrido, colaborando en el crecimiento y desarrollo de una profesión.

Allí es donde prima el espíritu de este proyecto editorial que hoy se materializa en un libro de importantes entrevistas entre colegas, con las más diversas posturas y líneas teóricas, con la misma relevancia en la construcción de una práctica cada vez más necesaria en las distintas etapas del ciclo vital.

La idea de este libro se originó en torno a la posibilidad de contar con referentes de la Psicomotricidad, que, entre otros, son artífices de la construcción de la práctica psicomotriz en primera persona. Pero, ¿cómo llegar a semejantes referentes y líderes mundiales? Allí es donde aparece la generosidad de los grandes, al punto de saber guiar, dejar construir y habilitar a poder hacer camino al andar.

Haber contado con la generosidad de Pablo Bottini, nos permitió convocar a colegas nacionales e internacionales, con una amplia trayectoria académica y política en la Psicomotricidad. Con total humildad y sencillez nos habilitó libremente a la elección de los participantes de este libro, con quienes pudimos contactarnos y entablar diálogos con estos reconocidos psicomotricistas dando forma al proyecto.

Creímos desde el principio que este libro debía construirse y que coordinarlo sería una experiencia inolvidable, los intercambios de e-mails con personas que nos abrieron las puertas de sus historias de vida profesional nos dio la libertad de que cada entrevista sea única e irrepetible.

El lector se encontrará con entrevistas que ahondarán las experiencias de vida profesional y la co-construcción de una práctica, contada a colegas apasionados por la profesión. Además, brindará información sobre líneas teóricas, históricas y políticas de la Psicomotricidad.

Pero hay algo más interesante que nos convocaba a pensar en la relevancia que pueda tomar este libro, y es que tiene un principio obligatorio, la entrevista a Dalila Molina de Costallat, quien a sus noventa y siete años nos cuenta los "Recuerdos de Psicomotricidad", detalles de cómo arribó la disciplina a la Argentina, sobre la obtención de su Certificado francés, firmado de puño y letra por Julián de Ajuriaguerra en persona, además de otras particularidades en una entrevista sin precedentes a una verdadera pionera en Latinoamérica de nuestra tan querida práctica que nos dio una cita segura con la historia de la Psicomotricidad.

En este libro han participado prestigiosos y generosos profesionales, desde el rol de entrevistados y entrevistadores, procedentes de Argentina, Uruguay, Brasil, Chile, México, Portugal, Dinamarca, España, Italia y Francia.

Ahora bien, luego de cada hermosa y cálida entrevista el lector se encontrará con la posibilidad de elegir el orden de lectura de entrevistas y así hacer de este libro un proceso de búsqueda y encuentro con la historia viva de la Psicomotricidad en su saber más amplio y ecléctico. Es un libro con principio y sin final, o mejor expresado, el final que cada lector quiera construir.

# RECUERDOS DE PSICOMOTRICIDAD.
# ENTRE PINTURAS DE MANDALAS Y CAFÉ

## Entrevista a Dalila Molina de Costallat

*por Gabriela Molfese, Miguel Sassano, Pablo Bottini y Sebastián Buniva*

**A modo de Homenaje...**

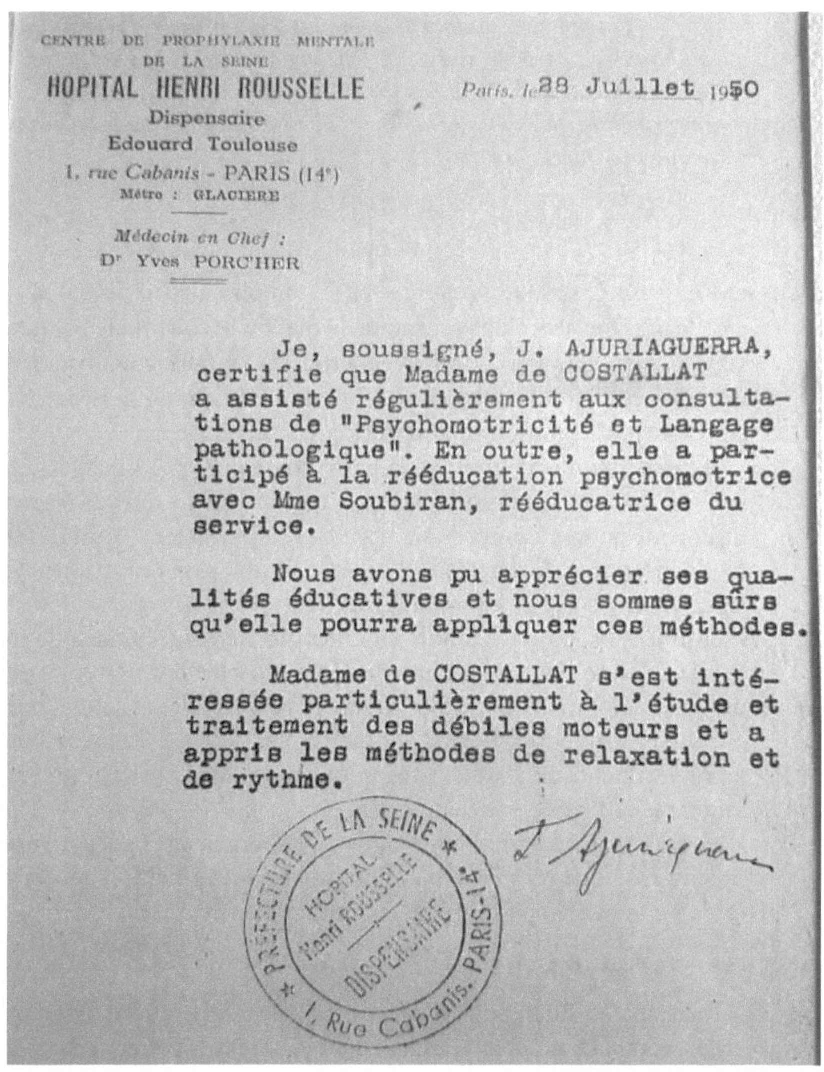

CENTRE DE PROPHYLAXIE MENTALE
DE LA SEINE
**HOPITAL HENRI ROUSSELLE**   Paris, le 28 Juillet 1950
Dispensaire
Edouard Toulouse
1, rue Cabanis - PARIS (14ᵉ)
Métro : GLACIERE

Médecin en Chef :
Dᵣ Yves PORCHER

Je, soussigné, J. AJURIAGUERRA, certifie que Madame de COSTALLAT a assisté régulièrement aux consultations de "Psychomotricité et Langage pathologique". En outre, elle a participé à la rééducation psychomotrice avec Mme Soubiran, rééducatrice du service.

Nous avons pu apprécier ses qualités éducatives et nous sommes sûrs qu'elle pourra appliquer ces méthodes.

Madame de COSTALLAT s'est intéressée particulièrement à l'étude et traitement des débiles moteurs et a appris les méthodes de relaxation et de rythme.

*Foto del Certificado firmado por Julián de Ajuriaguerra*

*Recibimos una cálida y afectuosa bienvenida por parte de Enrique, su hijo, junto a su mujer María Esther y a Jonathan, nieto de Dalila, a los cuales queremos agradecer la posibilidad de abrirnos las puertas de su casa para entrevistar a quien ha sido una pionera en el campo de la Psicomotricidad, tanto en Argentina y Latinoamérica.*

*Ellos nos contaron que Dalila nos estaba esperando y, efectivamente, al encontrarnos se entabló una charla muy amena donde se la vio muy distendida y feliz por la visita, intercambiando presentes: nosotros les llevamos unos libros de mandalas y ella nos regaló unos que ella misma pintó.*

*Solamente dejamos que iniciara la entrevista con lo que ella quisiera decir acerca de la Psicomotricidad. Y nos sorprendió gratamente cuando sentimos que nada teníamos que preguntar en un principio, pues ella sabía muy bien lo que tenía para decirnos y qué nos quería contar.*

DALILA MOLINA DE COSTALLAT (DMC): —La Psicomotricidad nació en Francia y la base fue neurológica. Cuando había chicos con problemas que se acercaban, que eran de todo el cuerpo, ya que la Psicomotricidad es el desarrollo total, es decir, todo lo que corresponde a la marcha y el desarrollo anterior, en conjunto con la inteligencia.

El desarrollo del cuerpo, de la parte emocional y la inteligencia, son muchas cosas, y claro, es raro que uno desarrolle todo en forma uniforme, pareja. Entonces siempre hay una deficiencia, un desarrollo inferior en la parte del cuerpo, lo motor, pero la inteligencia sigue y lo emocional se moviliza mucho.

Entonces es lógico, cuando un chico no tiene un hogar que lo ayude a desarrollarse normalmente, empieza a tener desarreglos en un área o en otra, el asunto es saber cuándo hay desarreglos, ¿no? Porque probablemente sea la educación, sea el trato, sea la falta de amor, o mucho amor, que a veces lo sobreprotegen; el asunto era saber cuándo había una deficiencia.

En París estaba el Dr. de Ajuriaguerra que era neurólogo, pero era mucho más que un neurólogo. Yo estuve mucho tiempo con él y sabía tanto que no podía decir, como podía abarcar todo eso.

GABRIELA MOLFESE (GM): —*Dalila, ¿vos dónde vivías y a qué te dedicabas?*

DMC: —Yo estaba en Buenos Aires y acá trabajé en las escuelas diferenciales, con la Dra. Tobar García, quien inauguró la primera escuela diferencial en Argentina y Latinoamérica. Argentina, fue el primer país de Latinoamérica que la tuvo.

Ella sabía que yo había estado en Europa; era difícil llegar a ella, pero tenía una persona en el equipo que estaba en la escuela y que le hablaba de las cosas que yo hacía, y a ella le parecían raras.

Sebastián Buniva (sb): —*¿Cuáles eran esas cosas raras que dice que usted hacía?*

dmc: —En la escuela, un poco de todo. Iniciaba con la parte ligada al nivel mental del chico, trabajaba mucho movimiento de manos, la parte digital, la disociación, la asociación, los movimientos, todo eso. Eso, la gente lo fue comentando, los médicos venían a la escuela diferencial a observar y veían que había un trabajo distinto.

gm: —*¿Vos trabajabas como maestra?*

dmc: —Claro. Buenos Aires era famosa por la educación en toda América. Venían médicos del extranjero, venían a la escuela y me veían a mí.

gm: —*¿Cuántos años tenías, en ese momento?*

dmc: —Yo me recibí de maestra a los 17 años.

Miguel Sassano (ms): —*¿De Maestra Normal Nacional?*

dmc: —Sí, en Buenos Aires, en la escuela n° 5. Allí había suplencias y era muy difícil tener un cargo en la escuela. Así que, de suplencia en suplencia, fui teniendo cierta experiencia con los chicos normales.

A mí siempre me interesó el trabajo manual, por mi familia, toda mi familia siempre tuvo mucha destreza manual. Mi mamá pintaba, bordaba, dibujaba, hacía de todo; mi papá era marino, pero tenía mucha inclinación por todo lo manual. Teníamos una casa muy grande, mi papá tenía una habitación que era un taller, donde él hacía cositas para la casa, un banquito, una mesita, cosas así. Así que yo vi todo ese trabajo desde chica. Yo tenía un hermano mayor que ya falleció, que era muy hábil; él lo que hacía espontáneamente era arreglar cosas, mi casa estaba prolijísima, entonces yo tenía ese estímulo.

Seguí trabajando en escuelas comunes, y había empezado con la Dra. Carolina Tobar García que había inaugurado la primera escuela diferencial de América. No se podía llegar a ella, era una cosa muy alta. Como empecé tan temprano, trabajé muchos años en escuela diferencial.

Después me casé, tenía veintisiete años, mi marido era ingeniero. En ese entonces salió en el diario un aviso que Francia daba becas para hacer especialidades y ambos pedimos becas, él era industrial y quería especializarse, yo pedí beca en trabajo de manos. A ambos nos dieron becas, a él le dieron la beca que ofrece el país y a mí me dieron un apoyo que era para toda clase de estudios. Pero no me daban plata, así que fuimos con poca plata, nos casamos pronto, apurados y allí nos fuimos, en el año 1949.

Llegamos a París y nos alojamos en la ciudad universitaria de la Universidad de París, en el pabellón argentino de estudiantes, donde había toda clase de profesionales, sobre todo muchos médicos, con los que nos reuníamos a comer. Ellos me sugirieron ir al hospital "Henri Rousselle", el cual se encontraba muy cerca de donde estábamos alojados. Así fue como me enteré de que allí había un equipo de profesionales. Yo hablaba el idioma francés porque había estudiado en la escuela normal y también antes de viajar a Francia, además de hablar inglés que había aprendido mientras estudiaba el profesorado en letras. Me acerqué al hospital, buscando al profesor Julián de Ajuriaguerra. Al indicarme dónde se encontraba fui como a un consultorio, golpeé la puerta y él se encontraba en una gran mesa junto a profesionales de todo el mundo, gente de Inglaterra, Suecia, Noruega, etcétera.

Yo no sabía que él era reconocido, me preguntaron qué estaba buscando a lo que respondí que estaba allí porque me interesaba el "trabajo con las manos" y sus dificultades. Julián de Ajuriaguerra era español, y se interesó desde que me presenté ante él, porque nadie se acercaba allí interesado en esta temática y a estudiar e investigar en dificultades específicamente manuales. Todos se interesaban en el desarrollo del movimiento global.

El Dr. Ajuriaguerra hablaba español, por lo que me senté a su lado e inicié la asistencia como observadora en su equipo; él no tenía con quién dialogar en español, por lo tanto, conmigo sí lo hacía, y yo aprovechaba para preguntarle de todo. Allí pude ver todo tipo de patologías. Habían pasado tres años desde la finalización de la guerra, y allí se atendían todo tipo de problemas, del habla, del movimiento, de la marcha, personas que caminaban pero no corrían, otras que caminaban y corrían pero no saltaban, otros tenían habilidades manuales pero carecían de habilidades en la marcha.

El Dr. Julián me invitó a preguntarle todo aquello que me generaba interés, pero él quería que el diálogo fuera en idioma castellano, a lo que respondí que yo era "¡profesora de castellano!". El Dr. indicó que asistiera los días lunes, martes y miércoles de 9 a 12 horas y los viernes y sábados durante todo el día mañana y tarde. Allí pude observar todos los pacientes que acudían a él.

Como ya dije, había finalizado la guerra, por lo que atendía todo tipo de trastornos y atendía a niños desde los ocho años de edad. Tuve la posibilidad de observar mucho también.

SB: —*¿Usted solo observaba o Julián la dejaba participar desde otro rol?*

DMC: (Risas) —Yo permanecía muda y observaba. Me daba vergüenza participar. El Dr. Ajuriaguerra, un día me preguntó, "¿Usted qué hacía en Buenos Aires?"; respondí que trabajaba como docente y había hecho múltiples formaciones vinculadas con las actividades manuales, como pintar, bordar, etcétera, yo tenía mucha experiencia en el trabajo con mis alumnos en motricidad fina y ellos en Francia trabajaban con la motricidad global, por lo tanto se complementaba.

Yo había llevado todas mis carpetas, con todo lo que había hecho en mi país y me fui animando a la participación a medida que el Dr. Ajuriaguerra me iba preguntando, ¡le mostraba mi trabajo y él abría grande los ojos…!, mencionando que eso es lo que él quería para su trabajo en el hospital, maestros que trabajaran con todo aquello que yo le mostraba. Él me dijo: "Usted se sienta aquí a mi lado", y yo ¡¡no me movía de ése lugar, ni loca!! Así que permanecí allí durante dos años, en ese tiempo pude aprender mucho, pero muchísimas cosas.

GM: —*Dalila, ¿cuál era la población que asistía a la consulta hospitalaria?, ¿qué franja etaria?*

DMC: —No asistían niños pequeños… el Dr. atendía aproximadamente desde los ocho años y atendía a adolescentes y adultos con todo tipo de patologías consecuencia de la guerra.

Por ejemplo, pude observar una persona que no veía porque no podía levantar los párpados, pero no había dificultad en el resto de la cara ni del cuerpo.

GM: —*¿En ese momento histórico ya se hablaba de Psicomotricidad?*

DMC: —No, él hablaba de Neurología y Anatomía; de Psicomotricidad no se hablaba.

Pablo Bottini (pb): —*¿Allí es cuándo usted conoce a Giselle de Soubiran?*

DMC: —Sí, fue allí. Giselle era una ayudante en el equipo del doctor.

GM: —*Igual que usted, ¿no es cierto?*

DMC: —Sí, solo que yo hablaba con el doctor en español. Le hacía preguntas y comentaba inquietudes en idioma español por lo que él estaba contento de poder dialogar en su idioma natal.

GM: —*Por lo tanto, Dalila, con tu incorporación en el equipo del Dr. Ajuriaguerra pudiste completar desde tu habilidad y experiencia con el complemento de la mirada global que allí se implementaba?*

DMC:    —Claro. Allí, en un principio aprendí mucho de desarrollo global.
        También había integrantes del equipo que abordaban a los pacientes
        en modo individual, trabajando praxias finas, realizando trabajos
        manuales, etcétera. Luego solicité permiso para visitar escuelas. No
        era fácil, se debía solicitar permiso a diferentes autoridades, eran cinco
        autoridades distintas las que debían aprobar la visita, y te daban un
        determinado día y horario, por lo tanto tenía tal vez dos horas para
        visitar en determinada escuela, luego otra hora, por la tarde, en otra
        institución, alguna escuela me quedaba cerca, otras no. Fue muy
        difícil acceder, pero yo era muy inquieta e insistente.

SB:     *—¿Y cómo fue la experiencia de trabajar con Giselle Soubiran?*

DMC:    —Giselle era muy seria. Era una profesional que trabajaba muy bien,
        trabajaba con niños en modo grupal, yo la observaba y tomaba mu-
        chas notas sobre el abordaje. Yo anotaba todo, siempre estaba llena
        de cuadernos.

        Tuvimos con Giselle una amistad distante. Ella no era amistosa con
        los integrantes del equipo, pero conmigo hubo amistad "distante", yo
        supongo que era porque soy argentina y ellos nunca habían estado
        en contacto con personas de mi nacionalidad.

        En el equipo me preguntaban cómo eran las escuelas de Argentina,
        cómo enseñaban, qué cosas se hacían. Aquí en Argentina había muy
        buena educación.

        La escuela normal n° 5, de Barracas, donde yo me formé, que fue
        espléndida. La educación era mejor en nuestro país que en Francia.
        En esa escuela realicé la escuela primaria y la secundaria, allí me
        recibí de maestra, luego estudié profesorado de literatura.

MS:     *—¿Dónde estudiaste literatura?, ¿en el profesorado?*

DMC:    —Sí, en el profesorado. Yo quería anotarme en la Universidad de Bue-
        nos Aires, para la carrera de "Filosofía y letras". Mi papá se ofreció para
        ir a inscribirme; el día que fue a llevar los papeles a la universidad se
        encontró con un amigo docente, el cual le sugirió que no me anotara
        en una carrera universitaria porque luego de cursar algunos años,
        las mujeres contraían matrimonio y solían abandonar la formación.
        Sugirió que me anotara en un profesorado, por lo tanto mi papá me
        anotó en el profesorado de literatura. Cuando mi papá llegó a mi casa
        y me contó lo sucedido, ¡casi lo mato!, ¡porque era el último día para
        la inscripción! Inicialmente no quise cursar el profesorado, porque
        estaba muy enojada por no estar inscripta en la facultad, pero luego
        se me pasó el enojo y cursé la carrera, ¡¡la formación fue muy buena!!
        Nunca me arrepentí de haber cursado el profesorado, fue una forma-
        ción excelente, había muchas materias de psicología que me gusta-

ban mucho. Yo había aprendido el idioma francés en el secundario, y me tocó idioma inglés en el profesorado de literatura, yo estaba muy enojada, porque prefería continuar con el idioma francés, pero luego, cuándo viajé a Europa y tuve que ir a Inglaterra estuve muy agradecida.

GM:   —*¿Qué hiciste en Inglaterra, Dalila?*

DMC:  —Fuimos a Inglaterra con mi marido, porque en Francia, nos habíamos quedado sin dinero. ¡Fue una experiencia muy interesante! Nos habían avisado que en Londres había una recepción para extranjeros, recibían ex-estudiantes que buscaran perfeccionarse en sus profesiones. Nos recibieron en aquella residencia, pero con mi esposo estábamos separados, porque había un pabellón masculino y otro femenino. Estando allí el idioma aprendido en el profesorado fue fundamental. Yo tengo mucha facilidad para aprender idiomas.

GM:   —*¿A Inglaterra fueron después de París?*

DMC:  —Sí, después de París. En Inglaterra no me dejaron visitar ninguna escuela, estaba muy cerrado todo.

No era como en Francia. En Francia era difícil recibir la autorización, cuando la conseguías era para realizar la visita una única vez, pero luego de recibir la autorización me colaba, no iba solo una vez, aprovechaba que los porteros habían visto la autorización y continuaba yendo, era inquieta y metida. En las escuelas iba a observar cómo se desarrollaban las clases. Tuve la oportunidad de ver clases muy buenas y clases muy malas.

GM:   —*¿Cómo se desarrollaban las clases?*

DMC:  —Había un solo maestro en el aula que se encargaba de dar todas las clases. Veía cómo daban las clases de lengua, matemática, etc. Cuando me daba cuenta que el docente era bueno o malo enseñando, dejaba de asistir y observaba a otro en otra escuela, porque gastaba mucho en viaje, el traslado era muy costoso.

Tuve la oportunidad de visitar muchas escuelas. Los directores de las instituciones que daban o no la autorización para la visita se daban cuenta que una estaba realmente interesada en aprender, por lo tanto, me ofrecían la posibilidad de observar diversos grupos. En Francia, aprendí muchísimo, porque tanto el hospital como las escuelas son dos mundos muy diferentes.

En el hospital observaba los abordajes correctivos, reeducativos, y en las escuelas la parte pedagógica. Yo me metía en todas partes…

PB:    *—Dalila, un día, en una charla telefónica, me contaste la anécdota de cuándo ayudaste a una maestra en su clase tocando el piano. ¿Nos la contarías, por favor?*

DMC:   —Sí, claro. Resulta que una maestra de escuela tenía un trabajo muy lindo, muy complejo, trabajaba con la rítmica.

En Buenos Aires no se conocía, lo descubrí en Francia. Yo había estudiado piano, aunque no me recibí de profesora, me había recibido en técnicas de solfeo y teoría. Me interesaba mucho cuando veía que trabajaba con recursos musicales.

El día que observé esta clase, la maestra ocupaba ambos roles, tocaba el piano y luego intervenía con el alumno, haciendo sonidos rítmicos bucales. Le mostraba el ritmo al alumno con el piano, y luego iba y le agarraba las piernas, pero no tenía de fondo el ritmo sonando… por lo tanto me ofrecí para tocar el piano. Usted me dice lo que tengo que tocar y usted trabaja con los chicos… La profesora era la maestra del grado, allí los docentes tenían una formación muy completa, no había diferentes profesores, un docente daba todas las materias. La profesora me indicaba, "toque acordes bajos", ahora "toque acordes altos", eran solo acordes, no era música.

SB:    *—¿Cuándo se empezó a hablar de Psicomotricidad?*

DMC:   —Es un recuerdo vago, no sé. El doctor Ajuriaguerra hablaba de Psicomotricidad. Estamos haciendo Psicomotricidad, decía. Yo lo miraba extrañada, porque él era neurólogo, y hacía de todo.

Él atendía tres pacientes cada mañana y trabaja una hora con cada uno. Veía cómo trabajaba la marcha, la carrera, el salto, el movimiento de las manos, etc. Veía todo lo que hacía. Él trabajaba con los pacientes, sobre el estudio que le hacía el equipo de profesionales. Todos se reunían alrededor de una mesa, él me pedía que me siente a un lado, en ocasiones le consultaba sobre dudas o diagnósticos que no entendía, el Dr. se daba vuelta y me lo explicaba.

Me preguntaba qué cosas hacía en Buenos Aires, así que un día le mostré mis carpetas que siempre las llevaba conmigo, él estaba fascinado… ¡esto quiero que hagamos, dijo!, porque nadie usaba carpetas, y a partir de allí, todos empezaron a tener sus carpetas de trabajo. Aprendí mucho de aquella experiencia.

GM:   *—Dalila, Julián de Ajuriaguerra te hizo un reconocimiento. ¿Qué escrito te entregó?*

DMC:   —Yo estuve dos años en el hospital. Al momento de irme, le pedí alguna constancia, un escrito de haber estado presente en sus clases. "¡¡Cómo no!!", me respondió. Julián hizo un escrito donde asentó las clases a las que asistí y las patologías que observé y las cosas que yo era capaz de hacer.

GM:     —*¿Qué cosas, podías hacer?*

DMC:    —Puso en el escrito que podía hacer re-educación y rítmica. Rítmica con el piano. La rítmica la aprendí allí. Cuando vine a trabajar a las escuelas aquí, no había nadie que trabajara con el piano. A través de la música instalábamos los ritmos, y la altura del sonido, el sonido hablaba, la altura baja eran pasos fuertes, la altura alta eran pasos suaves, la altura alta, baja, alta, baja, era suave, fuerte, suave, fuerte, era el piano el que hablaba, el profesional no daba órdenes, era todo musical. Los chicos progresaban mucho…

SB:     —*O sea que usted vino a Argentina con ese certificado, ¿y qué pasó?*

DMC:    —Sí, volví a Argentina, pero el diploma nadie lo miraba. Me inscribí en el Consejo Escolar.

MS:     —¿En el Consejo Nacional de Educación?

DMC:    —Claro. Me anoté y estaba habilitada en un listado larguísimo para poder ejercer en la docencia. Había que poner lo que uno sabía hacer, yo puse rítmica, nadie había puesto que trabajaba con "rítmica", entonces me llamaron. Entré en la escuela n° 4, el título de "profesora en psicomotricidad, no existía", entonces me pusieron "maestra especial de rítmica".

Empecé a trabajar en los grupos con deficientes mentales, porque había estudiado para trabajar con niños con deficiencia mental, tenía certificado. Empecé a trabajar sobre lo que conocía, luego uno empieza a buscar variantes y van saliendo cosas nuevas, fue así como empecé a trabajar mucho. Venían los inspectores a visitar las escuelas, observaban el trabajo de los docentes, cuándo veían cómo trabajaba, se lo mencionaban a otro inspector, los otros inspectores venían a observar el trabajo, hasta que se entera de mi modo de trabajo la Dra. Tobar García, que era una eminencia en América.

La doctora me mandó a llamar para preguntarme qué cosas hacía, cómo trabajaba con los niños en las escuelas. Al contarle, me respondió: "Usted tiene que trabajar conmigo" y me insertó en su equipo. Me sorprendió muchísimo, porque eran célebres los integrantes de su equipo.

La Dra. Tobar García me derivaba pacientes, ella sugirió que trabajara en modo privado en mi casa. Los primeros pacientes que tuve fueron derivados por ella, luego la doctora los citaba en su consultorio para evaluarlos y se comunicaba conmigo en modo telefónico para preguntarme cómo abordaba con los pacientes y con qué técnicas;

yo le contaba el paso a paso, a lo que ella me respondía, "¡Ud. tiene que escribir!". Me alentó para que yo hiciera mi primera publicación.

PB:    —*El método que desarrollaste con todos los pasos para el aprendizaje de la escritura, ¿ese fue el primer escrito o vino después?*

DMC:    —No recuerdo, porque luego del primer escrito, me di cuenta que era necesario continuarlo.

PB:    —*Tus libros siguen impresos y la gente aún los lee.*

DMC:    —¿¿Los usan todavía?? ¡¡No me digas!! Pero tienen cincuenta años…

PB:    —*Para leer sobre la historia y la evolución de la disciplina. Hay muchos ejercicios de lo que usted propuso que los usamos, de otra manera, pero son los mismos ejercicios.*

     *Dalila, tengo una duda, ¿en qué hospital estaba la Dra. Tobar García?*

DMC:    —No estaba en hospitales, ella trabajaba en modo privado. Ella era una eminencia, era reconocida en toda América. Cuando me veía, se paraba para saludarme, a mí me daba vergüenza y me decía "Usted es una gloria para el país", yo la miraba extrañada, me preguntaba si no me estaría confundiendo con otra persona.

Ella me enviaba para que trabaje con sus pacientes más difíciles. Cuando me derivaban un paciente, yo observaba determinada dificultad, le ofrecía un ejercicio que no estaba muy relacionado con esa dificultad, pero, un poco tenía que ver, por lo tanto elaboraba ejercicios, y otros, y otros, y así los chicos avanzaban.

Un día salió una publicación en el diario, porque iban a entregar premios para las propuestas educativas. Mi mamá lo leyó y me preguntó si no entraba en esa categoría. Le expliqué que yo trabajaba con Psicomotricidad, que no entraba en esa categoría. Mi mamá me pidió uno de mis libros para presentarlo en el concurso, luego de un tiempo me llamaron por teléfono para entregarme el primer premio. Había que ir a retirar el premio a la provincia de Santa Fe; mi marido me acompañó, el premio era un montón de dinero.

Al estar en un trabajo, van surgiendo otras propuestas. Un día me llaman para ir a trabajar en una escuela de educación especial, con niños deficientes mentales, la escuela n° 4. Me quedé allí veinticinco años. Era una escuela modelo, lo que yo proponía como abordaje con algunos niños se trasladaba a las otras escuelas.

MS:    —*¿Usted sabe cómo se llama esa escuela ahora?, ¡¡¡Se llama escuela Dra. Tobar García!!!*

DMC:    —Qué bueno, porque la doctora era conocida entre la gente de clase media alta, pero no era muy difundida. Era una pena, porque era muy buena profesional. Era una mujer muy sabia, aprendí mucho de ella. Yo asistía a sus conferencias, cada conferencia era una clase magistral. Ella me propuso aprender a dar conferencias: "Usted Dalila, no tiene que hablar, usted debe enseñar", me decía.

Un día me llaman para dar clase de la Facultad de Medicina, mis teman eran de base pedagógica y psicológica; me habían pedido un determinado tema, pero no recuerdo cuál, no sabía qué cosas podía hablar que les fuera a interesar a los médicos.

Cuando daba la conferencia, veía que los asistentes anotaban y anotaban, en un momento paré de hablar y les pregunté qué estaban escribiendo. "Estamos aprendiendo", me respondieron. "Por favor siga hablando", me solicitaron los médicos.

Yo hablaba sobre la diferencia entre postura y posición, no tenían claridad sobre las diferencias mínimas de los movimientos, me pidieron que hablara sobre digitación, y les empecé a contar sobre la disociación digital, ejercicios con los cinco dedos, con cuatro, con tres, de un dedo con otro, ellos tomaban nota de todo. "Usted tiene que publicar todo esto que nos cuenta", me decían. Hacía algunas publicaciones, pero tampoco tantas, estaba muy ocupada trabajando. A mí me interesaba muchísimo mi trabajo, por lo tanto leía mucho, leía de neurología, que era lo que me faltaba, por el profesorado sabía de psicología, pero me interesaba saber de neurología.

Poco a poco el abordaje fue tomando una orientación especial, porque no era educación física, no era música, aunque había música y movimiento, el abordaje era algo más que abarcaba esas áreas. Un día me propusieron escribir un libro para plasmar estos saberes, y así fue como escribí un librito.

GM:  —*¿Hasta qué edad trabajó en la escuela?*

DMC:  —Trabajé muchos años en escuelas, porque ingresé muy joven. Iba a cumplir cincuenta y cinco años, cuando tenía veinticinco años de experiencia.

GM:  —*¿Siempre trabajaste de maestra o tuviste cargos directivos?*

DMC:  —Como maestra de grado trabajé muy poco. Cuando volví de París con la especialidad, me llamaban de las escuelas para abordar desde la especialidad, la base era la Psicomotricidad, luego venía el aprendizaje. Era muy linda la satisfacción de ver tantos niños corregidos, era efectivo el trabajo, era muy grato ver los avances.

PB:  —*Dalila, ¿cuántas veces fuiste a París?*

DMC:  —Fui muchas veces, porque iba a acompañar a mi marido. Al principio íbamos cada dos años. Él trabajaba en el ferrocarril, y se especializó en fundición en Francia. Al acompañarlo, yo tocaba puertas para poder formarme allí desde mi profesión y la verdad que en Francia siempre me trataron en modo excepcional.

PB:    *—¿Y cómo fue que llegaste a Brasil? ¿En Brasil trabajaste mucho, no es cierto?*

DMC:    —Los días sábados por la mañana daba clases en la universidad de El Salvador. Un día entran dos personas que se sentaron en el fondo del salón que no eran alumnos que había visto en otra oportunidad. A la semana siguiente veo que asisten a mi clase nuevamente, luego de un mes de asistir a las clases, uno de ellos me invitó a Brasil, para dar aquellas clases a las que ellos habían asistido.

No había en Brasil persona alguna que trabajara desde los métodos que yo utilizaba, me dijeron, y querían que fuera a dar conferencias. Me pidieron un presupuesto que aceptaron sin vueltas y fui. Me invitaron durante muchos años, a diferentes ciudades del país.

PB:    *—¿En qué carrera dabas la materia de Psicomotricidad en la universidad de El Salvador?*

DMC:    —No era una carrera, era una formación en Psicomotricidad. En la universidad le dieron la jerarquía de "especialidad". Esta formación la ofrecí durante quince años.

MS:    *—¿Cómo conociste a Beatriz Loureiro?*

DMC:    —A Beatriz la conocí en Brasil, era directora de un instituto del que fui a dar clases. Me invitaron a dar conferencias a Río de Janeiro, y a muchísimas ciudades del interior. Brasil siempre me trató muy bien. Me pedían un tema y yo lo desarrollaba, ellos imprimían los temas que elaboraba para las conferencias y me regalaban el material bibliográfico impreso y traducido al portugués.

Luego en Argentina llevaba los escritos a la editorial, ellos lo traducían al español y luego lo publicaban en nuestro país.

Hacía los escritos, luego los publiqué como libros, con uno de esos libros gané el premio. Trabajé mucho y le dediqué mucho tiempo a la profesión y a la disciplina.

SB:    *—Dalila, ¿qué sentías por la Psicomotricidad?*

DMC:    —Sentía una atracción bárbara. Para mí era lo más completo que había. Antiguamente, al hacer una reeducación se seleccionaba un área, se desestimaba otra. Con la Psicomotricidad era una reeducación completa, global.

SB:    *—¿Y qué le diría a un psicomotricista hoy en día?*

DMC: —No sé dónde trabajan los psicomotricistas hoy en día. Depende el ámbito de intervención.

SB: *—Le cuento que Pablo y Miguel compilaron un libro donde se aborda la temática del Juego Corporal en Psicomotricidad en los distintos campos donde ejercemos los psicomotricistas.*

*Yo, por ejemplo, trabajo con adultos mayores. En una modalidad grupal. Son adultos sin discapacidad. En el grupo son todas mujeres que con el paso del tiempo vieron deterioradas sus funciones psicomotoras. El modo de abordaje es con propuestas de juego, juntos evolucionamos el juego, poniendo el cuerpo en movimiento, disfrutando de ese movimiento.*

*Gaby trabaja diferente, porque trabaja con niños pequeños.*

DMC: —Bueno, al libro me encantaría leerlo; lo importante en Psicomotricidad está en lo que genere el psicomotricista cuando está con las personas que atiende.

GM: *—Yo trabajo en el ámbito clínico con bebés y niños pequeños que son derivados a Psicomotricidad.*

DMC: —¿Son niños con discapacidad?

GM: *—Sí, son niños con diagnóstico o con dificultades en el uso del cuerpo. La propuesta es que desde el juego puedan ampliar las habilidades psicomotrices, teniendo en cuenta su momento madurativo.*

DMC: —Al trabajar con los niños, primero observaba donde se alojaba la dificultad e iniciaba desde lo más bajo para ir poco a poco acrecentando la dificultad, hasta llegar al punto más alto de lo que el niño podía. ¿Ustedes evalúan antes de iniciar el trabajo?

PB: *—Sí, evaluamos usando una serie de ejercicios para que los chicos puedan hacer. Evaluamos las praxias globales, los grandes movimientos, las coordinaciones dinámicas generales, luego las coordinaciones generales, junto a las manuales. Luego vamos a los libros, para ver qué es esperable para cada edad. Se observa lo que el chico puede lograr en esa combinación de praxias globales y praxias específicas, lo que corresponde para su edad. También se toman algunos test gráficos, que vienen desde la psicología, como el test de Bender, o el de Santucci, el test de imitación de gestos de Bergés y Lenzine, el test de estructuras rítmicas de Mira Stamback, que son todas las personas que formaron parte del equipo del Dr. Julián de Ajuriaguerra. Se observa todo el perfil psicomotor, tomando estas evaluaciones. De ahí concluimos si el chico responde o no a sus logros psicomotores según su edad cronológica.*

*Luego hacemos un plan de trabajo a partir de lo que el niño puede, para ir hacia aquellas habilidades que aún no están presentes.*

DMC: —¿Ustedes evalúan la edad motriz? Porque es importante observar el coeficiente intelectual y si la edad motora corresponde a ese nivel, o si hay mucha diferencia, para ver hasta dónde se puede llegar, porque lo que rige todo eso es el coeficiente intelectual. Si el niño entiende, se avanza y se alcanzan objetivos, si el niño no entiende, no llega ni siquiera a copiar (imitar) las propuestas.

PB: —*El paralelismo psicomotor de Dupré, sigue estando presente: "A cada estado de desarrollo intelectual, le corresponde un estado de desarrollo motor". Eso sigue estando vigente.*

DMC: —Hay niños que desarrollan las dinámicas manuales y no las globales, hay niños que no pueden coordinar para saltar. Yo trabajaba muchísimo con ejercicios de disociación digital. Con los niños más pequeños utilizaba cuentos e historias para proponer actividades de ejercicios manuales, a los más grandes no podía hacerles esas propuestas porque se reían, a ellos les decía usá la mano derecha, ahora la izquierda y hace estos movimientos.

SB: —*Dalila, Pablo y Miguel siempre hablan muy bien y con mucha emoción de usted. Por lo tanto, para nosotros es muy emocionante y un honor estar aquí en su casa. Le agradeceremos mucho que nos hayas recibido.*

DMC: —De nada, vuelvan a visitarme.

---

*¡Muchas gracias Dalila,*
*fue hermoso compartir este encuentro y el café!*

# EN PSICOMOTRICIDAD HAY TANTO POR DESCUBRIR

## Entrevista a Alexandrine Saint-Cast[1]

### *por Chantal Removille*

CHANTAL REMOVILLE (CHR): —*Hola Alexandrine…*

ALEXANDRINE SAINT-CAST (AS·C): —Hola Chantal…

CHR: —*Es conmovedor haberte conocido en el Euro Pole University Health en Boulogne-Billancourt, que alberga el ISRP fundado por la Sra. Soubiran hace más de cincuenta años, y donde tiene lugar cada dos años la Universidad de la Organización Internacional de Psicomotricidad y Relajación.*

*¡Estamos en la cuna de la Psicomotricidad! Donde también tuve la oportunidad de estudiar y ahora enseñar.*

*No lo sabía cuando, con algo más de veinte años, crucé la puerta de su consultorio. Como estudiante de derecho me preguntaba cómo reorientarme en mis estudios. Muy amablemente me recibiste y escuchándote me di cuenta de la verdad: yo también quería ser psicomotricista…*

*Me atrevo a preguntarte hoy qué intrigó al estudiante tímido que era: ¿cómo ingresaste a la psicomotricidad o cómo la psicomotricidad llegó a tu vida?*

AS·C: —Al principio había una certeza: practicar una profesión donde conocería a diferentes personas. Y quería trabajar con extraños… Finalmente hago las dos cosas ahora. Es la meditación a través de la conducción lo que me llevó a descubrir la Psicomotricidad. En el momento de mis estudios, la Sra. Soubiran consultó y enseñó. Tuvimos el inmenso privilegio de ser sus aprendices. Su sentido clínico y rigor me impregnaron.

Diploma estatal en mano, comencé a practicar mientras continuaba capacitándome: relajación didáctica, diploma de ejecutivo, luego maestría y finalmente doctorado. También en el paradigma de la Psicomotricidad, con el objeto de estudiar las funciones psicomotoras,

---

1  Entrevista traducida por Sebastián Buniva con la colaboración de Chantal Removille.

desarrollos atípicos, adaptación y síndromes de estrés, en definitiva, las enfermedades de la civilización en relación con las emociones.

CHR:   *—¿Estudios iniciales dentro del ISRP?, ¿su colaboración con la Sra. Soubiran, obteniendo el DE en Tesis? ¿Cuáles son sus orientaciones teóricas?*

AS·C:   —Me inscribo en la Escuela Francesa de Psicomotricidad y no puedo disociar el pensamiento conceptual, las aplicaciones clínicas y, por lo tanto, los métodos de intervención.

Claramente, el paradigma de referencia de la Psicomotricidad es el de las funciones psicomotoras, su sinergia, su desarrollo; expresión psicomotora que sintetiza emociones y cogniciones en la actividad corporal a través del equipo psicomotor.

La Psicomotricidad propone un enfoque específico para el desarrollo en el que consideramos que las dimensiones neurobiológica, cognitiva y emocional están asociadas con la experiencia de todo el cuerpo donde el sujeto construye las bases de su desarrollo y sus acciones: funciones psicomotoras: regulación tónica-dominio lateral-conductos motores y gestuales-praxias; percepción, memorización, organización y adaptación rítmica y temporal; percepción espacial, memorización, organización y adaptación; integración del propio cuerpo. La interrelación constante entre la psique y el cuerpo conlleva la necesidad de su comprensión mutua porque el funcionamiento físico, emocional, afectivo y cognitivo están interconectados y construidos conjuntamente. La actividad corporal está en el centro de la vida. Las emociones, sentidas y expresadas, son fundamentales en este proceso. A través del sentimiento interno de las variaciones, vinculan las funciones orgánicas y posturales, corporales y psicológicas. Si las emociones perturban el equilibrio del cuerpo, también sirven y especialmente su adaptación. Ninguna emoción se siente, se vive, sin estar acompañada de una modificación muscular. La integración de estas modificaciones constituye una prueba física cuya integración central y memorización son la base de la autoconciencia.

La experiencia del cuerpo práctico, repetido, activo y diversificado es la base de la organización del pensamiento y las organizaciones funcionales.

Creo que debemos estudiar sin descanso los trastornos y síndromes psicomotores teniendo en cuenta las interacciones entre los diferentes registros de funcionamiento y expresión, incluso si responden a diferentes niveles y organizaciones. La alteración psicomotora es una alteración del equilibrio psicocorpóreo del sujeto.

En cuanto a los métodos, en la continuidad del trabajo de la Sra. Soubiran, escribo mis intervenciones en el contexto de la terapéutica integrada de la psicomotricidad – relajación – grafomotricidad. La práctica de la evaluación psicomotora es sistemática, antes y después de la atención, para desarrollar un proyecto personalizado. Los juegos y los ejercicios perceptuales-motores, ya sean mediados o no, están asociados con la relajación para promover experiencias corporales, el desarrollo armonioso y la recuperación de habilidades sinérgicas. A menudo se presta especial atención a la expresión gráfica por grafomotricidad. La intervención integrada en Psicomotricidad y relajación es una terapia que tiene como objetivo:

- vincular los componentes neurofisiológicos y psicológicos, sin atribuir ninguna prevalencia a uno frente al otro;
- la fluidez entre sentimientos y expresiones;
- la valoración de las experiencias;
- maduración y enriquecimiento del equipamiento psicomotor.

El objetivo es establecer o restablecer el equilibrio entre el funcionamiento neurológico, motor, emocional y cognitivo, para promover el comportamiento adaptativo y la expresión. Confiamos en la realidad del funcionamiento psicocorpóreo, es decir, en la unidad del cuerpo y la psique. Es el objetivo funcional que abre este camino. A lo largo del desarrollo, las funciones psicomotoras se desarrollan gradualmente para proporcionar al sujeto el equipo que le permite expresarse, actuar y adaptarse. La función psicomotora es la expresión de la fusión del cuerpo y la mente. Es el resultado de la maduración neuromotora. Está sujeto a actividad y ejercicio y, por lo tanto, a intercambios con el entorno, donde las emociones que proporcionan los contenidos, la textura y su dirección están necesariamente involucradas. El enfoque funcional, en lugar de cerrar el tema en una motricidad y en un cuerpo que sería solo el objeto animado del movimiento separado de la emoción y la reflexión, ofrece la posibilidad de describir y, por lo tanto, de comprender los riesgos psicomotores, quienes se expresan en los trastornos del tono muscular, la gestualidad, la lateralidad, la inversión y la representación del cuerpo y la organización en el espacio y el tiempo.

El ejercicio psicomotor puede definirse como una práctica que desencadena, por la actividad corporal global, consciente y dirigida, una experiencia psicomotora. El ejercicio psicomotor actúa sobre la dimensión psicomotora del cuerpo, a través de una acción global, psico-corporal, desencadenante y asimilación-acomodación. Tiene una acción conjunta y simultánea sobre:

- las funciones psicomotoras que a veces puede atacar;
- áreas de tensión muscular;
- la percepción del propio cuerpo en sus diversos componentes;
- la representación del cuerpo inmóvil y en la acción y, por lo tanto, la programación del motor;
- la asociación entre percepciones corporales y emociones;
- la experiencia corporal en la relación tónico-emocional.

Activa de manera voluntaria y simultánea un conjunto de redes y zonas corticales y subcorticales muy amplias, aquellas involucradas en la percepción del cuerpo y el espacio y el control gestual. Promueve el auto reconocimiento por parte del sujeto, la auto asignación y fortalece los fundamentos narcisistas. Desarrolla habilidades relacionales y confianza en el intercambio con otros.

Los ejercicios psicomotores siempre se seleccionan y organizan a partir del resumen del equilibrio psicomotor.

Las progresiones de los ejercicios son personalizadas en su sucesión, en sus formas de presentación y ritmos de repetición. Durante sus logros por parte del paciente, el psicomotricista adopta la actitud específica del apoyo tónico-emocional gracias a su disponibilidad psico-corporal.

CHR:  *—¿Han influido sus intercambios con profesionales de otros países en sus elecciones teóricas? Te pregunto esto porque siempre pareces haber querido saber lo que se está haciendo en otros lugares, en Europa, en el Medio Oriente, en las Américas.*

AS-C:  —Profundamente: encontré en Estados Unidos una metodología muy rigurosa, así como una aplicación práctica directa. La integración de las teorías y métodos desarrollados sobre la base de la Escuela Francesa de Psicomotricidad, en los grupos de investigación de las diferentes delegaciones del OIPR es también imprescindible: los modelos de construcción progresiva de las funciones psicomotoras de Da Fonseca en Portugal, de las interacciones psicomotoras de C. Matta-Abizeid en el Líbano, y los protocolos de intervención precoz desarrollados en la Universidad Saint Joseph de Bayreuth por Gemma Gabrael-Matta.

Los trabajos sobre la grafomotricidad y la relajación de Franco Boscaini en el CISERPP de Verona y con quien escribimos el Glosario internacional de Psicomotricidad y preparamos un libro sobre el método de relajación psicomotora del niño y psicosomática del adulto de G.B. Soubiran. Pero siento que voy a olvidar a gente; no hablar de las aplicaciones de terapia por el arte en educación psicomotora de

Begoña Suarez-Riano en México sería un error… hay que hablar también del apoyo social como concepto desarrollado por Pablo Bottini y Miguel Sassano en Argentina, hablar también de Eliana Maldonado y de Magali Goitia en Bolivia. Perdón por adelantado a todos y aquellos que no he citado, hablaré también de la gran creatividad del equipo de Bia Loureiro la presidenta del OIPR y directora del ISPE-GAE; La reflexión rigurosa del señor médico Galo Pesantez Cuesta en Ecuador y en Europa colaboramos también con Rui Martins que fue presidente del Foro Europeo de Psicomotricidad. Pudimos dar clases de relajación en co-teaching. En España he aprendido sobre la educación psicomotriz y las actividades adaptadas para ancianos en la Universidad de Murcia con Arturo Díaz Suárez.

Cada encuentro, coloquio, congreso del OIPR es para mí una fuente incomparable de conocimiento y dinamismo.

Pero también me enorgullece haber participado en el desarrollo de programas de formación como el Máster Internacional en Psicomotricidad o en la redacción de la Carta que fue firmada por Juan Mila para la RED FORTALEZA, Rui Martins para el FEP y Gérard hermant OIPR (véase el Apéndice 1 de la Declaración Conjunta del FEP, OIPR y RED FORTALEZA sobre la definición de Psicomotricidad y los campos de práctica profesional de los Psicomotricistas y en el Apéndice 2 el mapa de la Psicomotricidad en el mundo).

CHR: —*¿En Francia actualmente muchos psicomotricistas ejercen en libertad? ¿Cómo llegamos a esta floreciente situación profesional?*

AS-C: —En Francia tenemos una situación favorable porque somos profesionales de la salud, con un marco legal que organiza nuestra práctica profesional. Heredamos la gran inteligencia de los primeros psicomotricistas que tuvieron la previsión de nunca ceder y no limitar la formación de psicomotricistas a la especialización de otra profesión en la infancia. Y eso manteniendo la riqueza y la creatividad de los métodos y las mediaciones, especialmente la especificidad de nuestro compromiso relacional con nuestros pacientes.

Por lo tanto, el campo de intervención de los psicomotricistas nunca ha dejado de crecer, hacia los ancianos, con público discapacitado, y todos los sufrimientos y desventajas relacionadas con las enfermedades de la civilización.

Podemos practicar con personas muy diferentes, ¡recibir recién nacidos y ancianos en el mismo día! El ejercicio de este trabajo es fascinante en su diversidad: la confianza de los padres, la espontaneidad de los niños, la capacidad de muchas personas para expresarse y actuar tan pronto como uno observa su cuerpo... La riqueza de las emociones y la profundidad de las experiencias me tocan siempre y de nuevo.

CHR: —*Entonces, ¿estás ejerciendo plenamente como clínica e investigadora?*

AS-C: —La psicomotricidad es una disciplina que une, sintetiza y crea puentes, por lo que lógicamente es una práctica que se une muy bien a la investigación clínica. Desde hace algunos años, he colaborado con varias instituciones que trabajan en sinergia en este campo: la Asociación para la Investigación y el Desarrollo Psicomotor, la Asociación para el Impulso de la Investigación Psicomotriz-Laboratorio Psicomotor, la Fundación para la Investigación Psicomotriz, Psicomotricidad y enfermedades de la civilización: bajo los auspicios de la Fundación de Francia y el Consejo Científico del ISRP, ahora tenemos un entorno propicio para la realización de programas de investigación en Psicomotricidad que puedan cumplir criterios internacionales, siempre en la perspectiva de basar las intervenciones psicomotoras en el conocimiento científico. Este desafío es emocionante y actualmente en Francia, cada vez más psicomotricistas se convierten en investigadores clínicos.

CHR: —*Y mañana... ¿cuáles son tus proyectos?*

AS-C: —El gran placer es aprender de antiguos alumnos que se han convertido en profesionales e investigadores.

Mis proyectos: seguir aprendiendo y, si tengo suerte, de descubrir. Terminar el libro escrito con Franco Boscaini, abrir el primer curso MIP para estudiantes chinos en París, asistir al seminario de fenomenología psiquiátrica. Innovar en la formación de estudiantes e investigadores en Psicomotricidad. Desarrollar la Asociación Psychomotricity and Psychotrauma con Philippe Scialom, para intercambiar, reflexionar, elaborar con mis hermanos y hermanas del ISRP y el ARDP. Prácticamente: preparar el próximo Congreso Mundial de Psicomotricidad que se celebrará en Verona en Italia en noviembre de 2020, y la próxima OIPR Summer University en julio de 2020 en París.

CHR: —*¿Cómo sueñas la Psicomotricidad?*

AS-C: —Estoy profundamente convencida de que nuestra profesión tiene un gran futuro por delante. Debe estar en el corazón de los profesionales de la salud, ser la que establece el vínculo y ayuda a responder a las enfermedades de la civilización. Aún ganaremos rigor, nos daremos a conocer, validaremos nuestras prácticas, diversificaremos y ayudaremos a más personas... La Psicomotricidad se establecerá en todo el mundo y disfrutaremos aun más de este enriquecimiento cultural mutuo porque la expresividad del cuerpo y la gama de emociones son universales.

## Anexo 1:

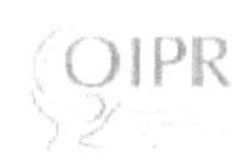
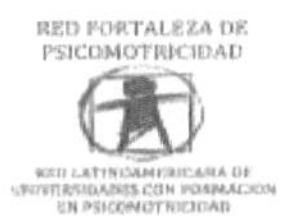


DECLARATION:

THE EUROPEAN FORUM OF PSYCHO-MOTRICITY (EFP), L'ORGANISATION INTERNATIONALE DE PSYCHOMOTRICITE ET DE RELAXATION (OIPR) AND LA RED LATINOAMERICANA DE UNIVERSIDADES CON FORMACIÓN EN PSICOMOTRICIDAD (RED FORTALEZA DE PSICOMOTRICIDAD) – are international institutions involved in the development of psychomotricity through high quality innovative activities in the area of education, professional devellopment, research and political inicitives.

DECLARATION:

LE FORUM EUROPEEN DE LA PSYCHOMOTRI-CITE (FEP), L'RGANISATION INTERNATIONALE DE PSYCHOMOTRICITE ET DE RELAXATION (OIPR) ET LA RED LATINOAMERICANA DE UNIVERSIDADES CON FORMACIÓN EN PSICOMOTRICIDAD (RED FORTALEZA DE PSICOMOTRICIDAD) – sont des institutions internatinoales qui participent au développement de la psychomotricité par des activités d'excellence et innovantes de formation, développement professionnel, recherche et initiatives politiques.

DECLARACIÓN:

EL FORO EUROPEO DE LA PSICOMOTRICIDAD (FEP), LA ORGANIZACIÓN INTERNACIONAL DE PSICOMOTRICIDAD Y RELAXACIÓN (OIPR), Y LA RED LATINOAMERICANA DE UNIVERSIDADES CON FORMACIÓN EN PSICOMOTRICIDAD (RED FORTALEZA DE PSICOMOTRICIDAD) – son instituciones internacionales que participan en el desarrollo de la psicomotricidad mediante actividades de excelencia, de la formación innovadora, del desarrollo profesional, de la investigación y a través de iniciativas políticas.

## Anexo 2:

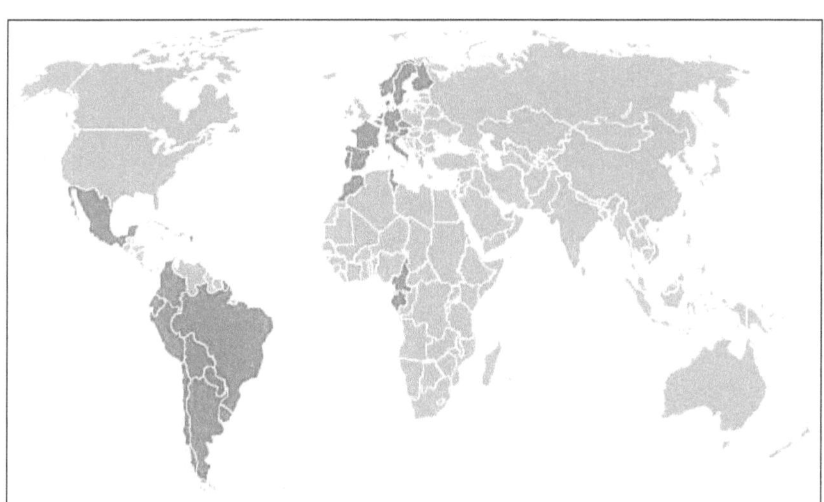

*Mapa de la Psicomotricidad mundial en 2018.*

*Merci Alexandrine, Merci Chantal!*

# Psicomotricidad en España:
## presente, pasado y futuro

---

## Entrevista a Alfonso Lázaro Lázaro

*por Verónica Amor*

Verónica Amor (va): —*¿Cómo ve la Psicomotricidad en España desde la creación de la Federación de Psicomotricistas del Estado Español (FAPEE)? ¿En qué ámbitos profesionales se puede desempeñar el psicomotricista?*

*¿Qué títulos previos son necesarios para poder acceder a un postgrado en España?*

*Usted dice que la psicomotricidad no es oficial en España, ¿están buscando que se la reconozca?, ¿en qué espacios busca ser reconocida?*

Alfonso Lazaro Lazaro (all): —A mi modo de ver, la Psicomotricidad en España aparece ciertamente estancada. La Federación de Psicomotricistas del Estado Español (FAPEE), que le dio un importante empuje en la primera década del año 2000, ha perdido varias asociaciones y sigue una vida lánguida. La crisis se cierne sobre los movimientos asociativos que, por otra parte ha sido algo recurrente en nuestro país, pero, quizás en estos tiempos nos afecta de una manera especial. La Federación, a lo largo de su recorrido, ha cumplido algunos de sus objetivos principales: aglutinar a psicomotricistas de pensamientos y prácticas diferentes y consensuar aspectos básicos de nuestra disciplina, tales como su objeto, su especificidad y sus límites.

El psicomotricista, actualmente, puede fundar su gabinete privado y atender allí los casos que le son propuestos. También puede formar parte del equipo educativo en centros de Educación Infantil, sobre todo concertados y privados, y trabajar en Atención Temprana dependiente de Servicios Sociales. En el caso de los centros ordinarios públicos de Educación Infantil y Primaria y de Educación Especial se puede trabajar la Psicomotricidad siendo profesor de Educación Física. Este último ha sido mi propio caso, que he desarrollado toda mi vida profesional en el colegio de Educación Especial Gloria Fuertes de Andorra, Teruel, en el que gran parte de los proyectos educativo y curricular gira en torno a la Psicomotricidad.

La titulación para acceder a un postgrado en España es la de Grado, en general cuatro años de estudios en la universidad.

La búsqueda de la oficialización se ha intentado a través del Ministerio de Asuntos Sociales, del trabajo conjunto de los postgrados de varias universidades y del empuje de la FAPEE, pero hasta el momento no se han obtenido resultados satisfactorios.

VA:    *—Dice que llegó a la Psicomotricidad al darse cuenta de la realidad, niños que no llegaban a aprender a escribir o leer a pesar de que no presentaban ninguna discapacidad.*

*¿Por qué pensó que la Psicomotricidad le iba a dar respuestas a sus interrogantes sobre estos niños? ¿Cómo conoció la Psicomotricidad en su país? ¿cuáles eran los paradigmas que regían la práctica psicomotriz en ese momento?*

ALL:   —Tal como escribíamos en el capítulo primero del libro *De la emoción de girar al placer de aprender* (Lázaro, Arnaiz y Berruezo, 2006), el hecho de que algunos seres humanos no logren acceder al aprendizaje de los instrumentos básicos para adaptarse al medio cultural en el que estamos inmersos nos ha inquietado y preocupado a lo largo de toda nuestra trayectoria profesional. A principios de los años ochenta del siglo pasado nos encontrábamos en la escuela con niños y niñas que presentaban importantes dificultades para aprender a leer, a escribir y a efectuar sencillas operaciones matemáticas y, en general, se desenvolvían en un medio sociofamiliar poco estimulante.

Tomamos conciencia de que para ayudarles a superar esas dificultades la oferta escolar no parecía la más adecuada. A aquel que no leía bien se le exigía leer más pero con el profesor al lado, el que escribía con letra ilegible se le hacía escribir más, pero en libretas con líneas más amplias; al que no realizaba operaciones matemáticas con soltura tenía que efectuar ingentes repeticiones de cuentas. Mientras tanto, estos niños y niñas se pasaban casi toda la jornada escolar sentados en sus pupitres, planteando innumerables problemas de disciplina escolar y conductas desafiantes.

Un grupo de profesores y profesoras reflexionamos sobre esta situación y en nuestro centro –el Colegio de Educación Especial Gloria Fuertes de Andorra, Teruel– decidimos dar respuestas a los problemas planteados desde una óptica diferente. Iniciamos métodos nuevos de aprendizaje de lectoescritura y enfoques atractivos para la matemática, al mismo tiempo que enfrentamos a estos alumnos con actividades artísticas creativas. En este tiempo surgió la reflexión sobre el papel de la Psicomotricidad para mejorar sus conductas motrices de base, afianzar la lateralidad, orientarse en el espacio, captar las secuencias y estructuras del ritmo y del tiempo, y ejercer un mayor control sobre su tono corporal, que les permitiera estar más a gusto con su propio cuerpo, mejor dentro de su propia piel. Esta manera de entender la respuesta educativa conllevó modificaciones en los espacios de la escuela, tales como el diseño de un Aula de Psicomotricidad, en la distribución de actividades en la jornada escolar, en el agrupamiento del alumnado y en la formación del profesorado. Contribuyó a que alumnos y alumnas lograran un aprendizaje más eficaz en las áreas instrumentales y mejoraran la relación entre iguales y, en general, sus interacciones sociales.

Conocí la Psicomotricidad a través de CITAP (Centro de Investigación de Técnicas Aplicadas a la Psicomotricidad), dirigido por Juan Antonio García Núñez y en el año 1985 obtuve el CISTC (Certificado Internacional de Ciencias y Técnicas del Cuerpo), y a continuación formé parte durante varios años del cuadro de profesorado de dicho centro y allí me encontré con mi gran amigo Pedro Pablo Berruezo. El paradigma entonces era el de la Psicomotricidad Funcional, derivado de la corriente francesa de Psicomotricidad, que inició su andadura con Wallon, Ajuriaguerra, etc., y continuó con Bèrges, Soubiran, etc. Convivió el de la llamada Psicomotricidad Relacional, cuyos adalides Lapierre y Aucouturier condujeron a esta disciplina a explorar las profundidades de la mente a través de la simbología del movimiento. Más abajo propongo algunos aspectos para un modelo alternativo.

VA: —*La postura nocional a la que usted adhiere es la corriente francesa y resaltando entre otras cosas la globalidad de la persona. ¿Cuáles son los beneficios o las consecuencias favorables, a su entender, de este tipo de enfoque, de esta mirada global? ¿Cree que es difícil todavía salvar el pensamiento dualista?*

ALL: —La misma definición de Psicomotricidad enunciada por el Fórum Europeo de Psicomotricidad y adoptada por la FAPEE desde 1996, recalca la visión global de la persona que integra las interacciones cognitivas, emocionales, simbólicas y sensoriomotrices en la capacidad de ser y de expresarse en un contexto psicosocial. De esta definición, escribíamos en *Nuevas experiencias en educación psicomotriz* (Lázaro, 2000), se derivan tres certezas con un gran valor heurístico: el paralelismo existente en el desarrollo del niño/a, por lo menos hasta que acaba de construirse el esquema corporal, 11/12 años de edad madurativa, entre los aspectos motores y los aspectos psíquicos; la relevancia de los procesos tónico-emocionales como la columna vertebral de la intervención psicomotriz; y la importancia fundamental del aspecto relacional en la construcción del edificio del pensamiento.

Dos hechos importantes conforman este paradigma psicomotor: uno de ellos tiene que ver con la relevancia del papel del cuerpo para ayudar a entender al individuo en su globalidad. El cuerpo, vehículo de nuestra presencia en el mundo, decía Merleau-Ponty, se constituye en encrucijada en la que confluyen biología, psicología y filosofía, por una parte, arte y cultura por otra y sobre la que cada vez se desbrozan caminos que alumbran conceptos nuevos y aplicaciones originales. En palabras del gran filósofo francés, "(…) el esquema corpóreo es finalmente una manera de expresar que mi cuerpo es-del-mundo" (Merleau-Ponty, 1994: 118). El cuerpo, desde Descartes, ha constituido uno de los polos de la dualidad, el abismo ontológico que separa la materia y el espíritu y ha ocupado el lugar de la materia, la cosa, la res extensa, una realidad siempre por debajo del espíritu, la idea, la res cogitans. Estudios recientes, sin embargo, vienen a corroborar el papel preponderante del cuerpo y sus derivados, sobre todos los movimientos y acciones, en la edificación del pensamiento y la personalidad del ser humano.

El otro hecho tiene que ver con la nueva comprensión de los fenómenos afectivos, es decir, las emociones y los sentimientos, a la luz de la supervivencia del individuo humano al que confieren el fundamento del ser y estar en el mundo. Cuando una emoción funciona en un cerebro consciente se desencadena un sentimiento emocional. Los trabajos de diversos neurocientíficos como F. Mora (2001, 2003, 2018), J. LeDoux (1999), I. Morgado (2012, 2015), pero sobre todo A. Damasio (1996, 2001, 2005, 2018) ponen de relieve el correlato neural de los procesos afectivos y concluyen el funcionamiento como un todo del organismo que engloba al cuerpo, al cerebro y a la mente.

No obstante, en buena parte del pensamiento educativo, así como en la educación escolar, esta concepción no es la preponderante: todavía se arrastra cierto dualismo en el que la res cogitans sale siempre beneficiada, a expensas de la res extensa, máxime con la introducción en estos últimos tiempos de las pantallas y las realidades virtuales. Creo que los y las psicomotricistas estamos llamados a una reflexión profunda sobre el uso de estas nuevas tecnologías y estos aparatos "inteligentes", exponiendo claramente sus bondades y servidumbres, y reivindicando siempre el valor del juego, de la conversación y del aburrimiento para crecer en armonía.

VA: —*¿Cómo fue el camino recorrido en el Colegio Gloria Fuertes para poner la Psicomotricidad en el lugar tan relevante que ocupa? ¿Qué obstáculos se encontró en ese camino?*

ALL: —Todo el camino recorrido en torno a la Psicomotricidad en el colegio Gloria Fuertes de Andorra se halla descrito en el libro *Aulas multisensoriales y de psicomotricidad* (Lázaro, 2002). Allí se explica que este Centro, desde su nacimiento en el año 1982, ha unido en su seno a un cohesionado equipo humano con disponibilidad para encarar el reto que supone ofrecer respuesta educativa para alumnos y alumnas con dificultades, algunas de ellas muy importantes, en el que los intercambios socio-emocionales se sitúan en la primera línea del planteamiento educativo. Este equipo humano albergó, también, en su seno la capacidad de investigación, es decir, no sólo la posibilidad de profundizar en conceptualizaciones y aplicaciones novedosas y originales, sino también en el diseño de nuevos espacios o de materiales con determinadas funciones. Estos dos requisitos –equipo humano cohesionado y capacidad de investigación– constituyeron los logros más importantes para encarar el diseño adecuado de los espacios que, sobre todo después de la reforma de 1993, permitió llevar a cabo estimulaciones específicas para un alumnado diverso y con dificultades muy importantes en su desarrollo.

En el marco general de la concepción del Centro de Educación Especial surge, desde hace ya varias décadas, un inusitado interés por la práctica de la Psicomotricidad, tanto para enfrentar las dificultades concretas en aprendizajes básicos que nos presentaban determinados niños y niñas, como por su valor heurístico para profundizar y comprender mejor la globalidad del ser en desarrollo. Fruto de esta temprana motivación por los planteamientos psicomotores se adecua en el año 1985 una clase ordinaria para la práctica de la psicomotricidad. Una pared se llena de espalderas, el suelo de baldosa se transforma en parquet, los fluorescentes se protegen con estructura metálica, se introduce una barra de equilibrio, espejos para verse de cuerpo entero, cortinas especiales en las ventanas para poder oscurecer la estancia, tocadiscos, radiocasete y se adquieren diversos materiales propios de la actividad psicomotriz.

En el año 1993, tal como hemos anunciado más arriba, se acomete la ampliación de los locales del Centro y con la experiencia acumulada y el enriquecimiento conceptual obtenido por la sucesiva y continuada reflexión sobre la acción, se diseña el nuevo espacio para la Psicomotricidad. El Aula de Psicomotricidad ocupa una superficie amplia en la planta superior del edificio, de alrededor de 90 metros cuadrados y 5 metros de altura, muy bien iluminada y adecuada acústicamente. Constituye un espacio amplio, moderno, cálido, agradable, en línea con lo que J. Ayres (1998) denominó "entorno enriquecido". Algunas características esenciales que han guiado su concepción y puesta en marcha se podrían resumir en lo que sigue:

1) Un lugar en el que se exprese el deseo de actuar de niños y niñas. Allí se sienten libres y protegidos al mismo tiempo.

2) Un lugar con límites claros impuestos tanto por la organización del espacio como por la intervención del psicomotricista. La cuestión de los límites constituye un tema crucial para conformar la personalidad del ser humano que crece adaptada al medio.

3) Un lugar donde se puedan desarrollar las estimulaciones básicas del desarrollo (táctil, propioceptiva y vestibular) y, por tanto, emerja el placer sensomotriz.

4) Un lugar en el cual florezca la imaginación y la fantasía del ser en desarrollo vinculada al juego simbólico y a su tratamiento educativo.

5) Un lugar en el que pueda ser posible la observación pura, sin interferencias por parte del observador y que resulta muy valiosa ante determinadas problemáticas.

VA:   —*¿Cómo surge y por qué la "Semana de Inmersión Psicomotriz"? ¿Cuáles son sus objetivos?*

ALL:   —Esta Semana de Inmersión Psicomotriz surge con la creación de la Asociación Colegio de la Luz, vinculada al Gloria Fuertes. Esta nueva entidad pretende ampliar, extender y potenciar la labor educativa desarrollada en el centro, así como tender puentes entre el pasado y el futuro, abriendo nuevas vías de colaboración, de formación y de investigación. Fruto de esta vinculación y aprovechando la experiencia acumulada en la intervención psicomotriz desde principios de los años ochenta del siglo pasado, el equipo directivo del Centro y la Junta de la Asociación proponen la realización de esta actividad.

Asimismo, el origen de este Semana debe su influencia al taller y la conferencia impartidos por el que suscribe en el Congreso Mundial de Psicomotricidad, celebrado en Montevideo, en noviembre de 2018. Fui invitado por el doctor Juan Mila, Director de la Licenciatura de Psicomotricidad en la Universidad de la República de Uruguay, con quien compartimos algunos planteamientos. El taller "Emociones y estímulos vestibulares en el aula de psicomotricidad" y la conferencia en plenario "Hacia la asunción de nuevos retos en Psicomotricidad", publicada en la Revista Iberoamericana de Psicomotricidad y Técnicas

Corporales (RIPTC, 43: 57-75), obtuvieron una importante audiencia y hubo varios profesionales participantes que nos sugirieron la posibilidad de realizar una formación en España.

Finalmente, el encuentro con distintos colegas psicomotricistas y la proximidad de planteamientos, sobre todo con Pablo Bottini y Miguel Sassano de Argentina, también nos impulsó a proponer esta Semana de Inmersión Psicomotriz. Precisamente, estos dos profesionales promueven en ese país la Asociación Muove que se ha unido, igualmente, a la organización. Pablo Bottini, coordinador del dispositivo Estratégico en Psicomotricidad del Hospital Piñero de Argentina y docente en la Licenciatura de Psicomotricidad de la Universidad de Morón en ese país, es compilador de varios libros sobre nuestra disciplina y profundiza en el paradigma de la complejidad para abrir nuevos caminos al saber psicomotor. Miguel Sassano, Director de la Licenciatura en Psicomotricidad de la Universidad de Morón, ha profundizado en varias dimensiones de la Psicomotricidad, tales como la función tónica, el esquema y la imagen corporal o el espacio y el tiempo. Ambos profesores son grandes conocedores del saber clásico de la denominada corriente francesa de la Psicomotricidad y contribuyen decididamente al avance de nuestra disciplina.

Esta semana se estructura en torno a conferencias teóricas y talleres prácticos que se desarrollarán en el colegio Gloria Fuertes. Los bloques temáticos que se abordarán son los siguientes: Bloque 1. El colegio Gloria Fuertes: diseño de espacios y proyectos emblemáticos. Bloque 2. Psicomotricidad y emoción. Bloque 3. Conexiones entre la Psicomotricidad y la Estimulación Multisensorial. Bloque 4. El influjo psicomotor en el aprendizaje escolar. Los objetivos se redactaron como sigue:

a)  Entender las emociones y los sentimientos a la luz de la evolución de la especie humana.

b)  Experimentar la expresión y el control emocional en el aula de Psicomotricidad, a través del sistema de actitudes del psicomotricista.

c)  Comprender las relaciones entre la Psicomotricidad y la Estimulación Multisensorial, teniendo en cuenta las estimulaciones básicas del desarrollo humano.

d)  Detectar las principales dificultades de los procesos lectoescritores desde el ámbito de la Psicomotricidad.

e)  Generar instrumentos y programas para minimizar las dificultades de aprendizaje escolar.

f)  Experimentar y vivenciar situaciones de formación corporal en el aula de Psicomotricidad y en el aula Multisensorial del colegio Gloria Fuertes.

VA:   *—¿Cuáles son sus últimas investigaciones sobre la modificación de la conducta?*

ALL:   —Nuestras últimas investigaciones en modificación de conducta tienen que ver con la experiencia en el Seminario de Conducta del colegio Gloria Fuertes, tal como se exponía en el artículo antes citado (Lázaro, 2018). Allí se informaba que este seminario agrupa a todos los profesionales del centro y se ha llevado a cabo, desde el año 2014, una vez a la semana. Construido sobre la tela de fondo de la Psicomotricidad y aunando esta última con la modificación de conducta, su puesta en práctica ha conducido a que se reduzcan muy significativamente las conductas desadaptadas de nuestro alumnado.

El éxito del Seminario se ha sustentado sobre tres pilares fundamentales. El primero de ellos tiene que ver con el importante hecho de mirar todos los profesionales de la misma manera al niño o niña y a la principal conducta problemática que presenta. Solamente este hecho, el de la mirada conjunta del caso, influye de una manera decisiva, casi sin darnos cuenta, en la evolución positiva de dicha conducta.

El segundo pilar se refiere al hecho de contar con un instrumento afilado para analizar y entender la conducta. La ficha del Análisis Funcional de Conducta se ha mostrado muy valiosa para profundizar en este análisis a través de los siguientes elementos: descripción de la conducta, exploración funcional, historia del problema, exploración de refuerzos positivos y de estímulos de naturaleza aversiva.

El tercer cimiento lo constituye el hecho de conocer que esta manera de entender la modificación de conducta se encuentra en perfecta sintonía con las más recientes aportaciones de la Psicología, sobre todo con las terapias contextuales y con el Análisis Aplicado de Conducta.

Junto con estas tres bases, existe también para mí la gran satisfacción obtenida, porque es la primera vez en la historia del colegio que se ha tenido la posibilidad de analizar, explicar, concretar y llevar a la práctica determinadas reflexiones y pautas sobre modificación de conducta, que hasta el momento se habían ofrecido solamente en cursos a otros profesionales de otras latitudes.

Estamos convencidos de que la Psicomotricidad puede aportar elementos muy interesantes para la puesta en práctica de la modificación de las conductas en el marco escolar, sobre todo porque trabaja con el tono y la emoción, y porque entiende el organismo como una globalidad que se expresa en cada conducta problemática.

Se puede definir la modificación de conducta, siguiendo a Labrador como:

"...aquella orientación teórica y metodológica, dirigida a la intervención que, basándose en los conocimientos de la psicología experimental, considera que las conductas normales y anormales están regidas por los mismos principios, que trata de desarrollar estos principios y aplicarlos a explicar conductas específicas, y que utiliza procedimientos y técnicas que somete a evaluación objetiva y verificación empírica, para disminuir o eliminar conductas desadaptadas e instaurar o incrementar conductas adaptadas". (2004: 39).

En este marco de pensamiento la conducta se define con estas tres características:

"a) La conducta es un tipo de interacción entre un organismo y su entorno; no está ni dentro ni fuera del individuo. Es una propiedad relacional, no tiene extensión; b) Todo funcionamiento psicológico consiste en alguna forma de conducta: 'hacer', 'decir', 'pensar', 'imaginar', 'emocionarse', 'recordar'; y c) Pensar sería 'hablar consigo mismo en silencio', un caso particular de la conducta de 'hablar' (...)

La unidad de análisis para esta concepción es la conducta operante que, en boca de uno de sus más conspicuos representantes, es una conducta, acción u operación definida por sus 'junturas naturales': un estímulo 'discriminativo' antecedente y un efecto o consecuencia llamada 'reforzador'. El reforzador, refuerzo, efecto, resultado o consecuencia tiene la propiedad de reobrar sobre la conducta que lo 'produce' haciéndola más probable y precisa, así como sobre el estímulo discriminativo, confirmándolo o reafirmándolo como tal". (Pérez, 2014: 114).

Con estos sucintos elementos ya podemos exponer el llamado modelo A-B-C conductual que se conoce como la contingencia de tres términos: Ed: C—R, y que se lee de la siguiente manera: "en presencia de un estímulo discriminativo, la conducta probablemente obtenga la consecuencia". Esta contingencia, según explica el autor citado, tiene una estructura temporal y supone eventualidad y condicionalidad (si... entonces) en una dinámica temporal sobre un horizonte de posibilidad, orientada al futuro, hacia delante, y dependiente de lo que ocurra. Lo que ocurra deja un nuevo estado de cosas que, a su vez, es ocasión para nuevas operaciones y efectos, en un continuo curso de acciones.

De manera que la A es el estímulo discriminativo, el antecedente de la conducta en cuestión; la B define la conducta, tanto verbal como no verbal, y la C incluye la consecuencia de la conducta que, a su vez, reobra generando una nueva situación estimular.

Comprender estos aspectos básicos de la modificación conducta, expuestos de una manera muy sucinta, supone para el psicomotricista la posibilidad de analizar con mucha mayor profundidad la conducta en cuestión y, desde sus conocimientos y sus habilidades prácticas, ofrecer maneras y formas de armonizar al sujeto con el medio social en el que se desenvuelve. Próximamente, el que suscribe junto con la psicomotricista del colegio Gloria Fuertes, la profesora Silvia Blasco, pondremos blanco sobre negro en algunos casos de modificación de conductas bastante disruptivas llevados a cabo con éxito.

VA:  —*¿Cuál es la crítica que usted hace al modelo biomédico-psicopatológico?*

ALL:  —Permítame que, antes de responder a su pregunta, exponga algunos datos sobre medicación en la infancia que ya ponía de relieve en el artículo de la Revista Iberoamericana de Psicomotricidad y Técnicas Corporales antes citado, sobre dos llamados trastornos mentales: el TDAH y el trastorno bipolar infantil.

Allen Frances escribe lo siguiente en su libro *"¿Somos todos enfermos mentales?" Manifiesto contra los abusos de la psiquiatría* (2013). Respecto al TDAH:

"…cualquier forma de interrupción en clase pasó a considerarse un problema médico y el TDAH se aplicó tan a la ligera que actualmente un asombroso 10% de los niños lo padecen. Ahora, en cada clase hay por lo menos dos niños que toman medicación". (2013: 172).

Respecto al trastorno bipolar infantil:

"…se ha convertido en la burbuja más hinchada de todos los trastornos psiquiátricos, multiplicándose por cuarenta en una sola década. (…) La negligencia más atroz ha sido atiborrar de medicamentos a niños de dos y tres años para tratar un diagnóstico ridículamente prematuro de trastorno bipolar, llegando en algunos casos a causarles la muerte por sobredosis". (2013: 175 y 177).

Y concluye afirmando:

"La gente debería tener más fe en los extraordinarios efectos curativos del tiempo, la capacidad natural de recuperación, el ejercicio, el apoyo social y familiar y la psicoterapia, y mucha menos en el desequilibrio químico y las pastillas". (2013: 189).

Robert Withaker informa de lo que sigue en su libro *Anatomía de una epidemia. Medicamentos psiquiátricos y el asombroso aumento de las enfermedades mentales* (2015):

"En 1987 (…) las enfermedades mentales no eran una causa importante de discapacidad entre los niños del país [EE.UU.]. Pero el número de niños afectados por enfermedades mentales se disparó a partir de 1990 hasta 2007 (…) En el breve espacio de veinte años, el número de niños discapacitados por enfermedad mental se multiplicó por treinta y cinco". (2015: 20).

Respecto al TDAH escribe:

"El uso psiquiátrico de Ritalin (metilfenidato) empezó lentamente a aumentar durante la década de 1970, de manera que a finales de dicha década había unos 150.000 niños en EE.UU. que estaban tomando el fármaco". (2015: 265).

"El número de niños diagnosticados se elevó a casi 1 millón en 1990, y pasó a ser más del doble de esa cifra en los cinco años siguientes. Hoy, tal vez, 3,5 millones de niños estadounidenses toman un estimulante por TDAH, y los Centros para el Control de Enfermedades informaron en 2007 de que uno de cada 23 niños del país de 4 a 17 años estaba medicado". (2015: 266).

Respecto al trastorno bipolar infantil, subraya:

"Cada niño tratado con estimulantes se convierte en un poco bipolar, y el riesgo de que un niño diagnosticado de TDAH pase a tener un diagnóstico bipolar después del tratamiento con un estimulante ha sido cuantificado".

La cuantía, según distintas investigaciones, se estima en alrededor del 11%, de manera que

"…si una sociedad prescribe estimulantes a 3,5 millones de niños y adolescentes, como sucede hoy en Estados Unidos, habría que esperar de esa práctica 400.000 menores bipolares". (2015: 289).

Y concluye afirmando:

"Hace 20 años, nuestra sociedad empezó a prescribir regularmente fármacos psiquiátricos a niños y adolescentes, y ahora uno de cada 15 estadounidenses acceden a la edad adulta con una enfermedad mental grave". (2015: 300).

Hasta aquí los datos correspondientes a Estados Unidos, país de referencia en cuanto a consumo de medicamentos en la infancia y cuyos usos y costumbres en relación con este tema estamos asimilando en España de una forma rápida y eficaz.

En la I Jornada de Tratamiento psicofarmacológico en niños y adolescentes, celebrada en Madrid, según noticia aparecida en la web: www.psiquiatría.com, el 13/05/2015, el jefe de la Unidad de Trastornos Mentales de Infancia, Adolescencia y Adulto Joven de la Clínica La Luz, el doctor José Luis Pedreira Massa, afirmaba que

"...ha habido un aumento importante en el consumo de estos medicamentos en menores y no siempre está justificado; habida cuenta que el empleo inadecuado de algunos de estos fármacos puede suponer un factor de riesgo para el proceso evolutivo del menor".

Asimismo, se expusieron datos alarmantes: el 16,4 por ciento de los lactantes reciben psicótropos antes de los 9 meses de edad, que en ocho de cada 10 ocasiones son prescritos por médicos de familia y/o pediatras. Algo similar ocurre entre los cuatro meses de edad y los seis años: reciben psicofármacos el 15,7 por ciento que en su mayoría son prescritos por el médico de familia, el pediatra o incluso son proporcionados por los propios padres.

Respecto al TDAH, mencionaremos el que para nosotros constituye el libro de referencia, titulado *Volviendo a la normalidad. La invención del TDAH y del trastorno bipolar infantil*, escrito por García De Vinuesa, González Pardo y Pérez Álvarez (2015), vinculados a la universidad de Oviedo. El subtítulo condensa el contenido del libro. Se estructura en tres partes: una introducción, una segunda parte dedicada al análisis del TDAH y una tercera al trastorno bipolar infantil.

La introducción titulada "Cómo echar a perder a los niños: varios métodos", supone un inacabado debate que convendría trasladar a las aulas escolares, tal como hemos planteado en el Seminario de Conducta llevado a cabo en el colegio de Educación Especial Gloria Fuertes desde el año 2014, del que ya se ha hablado. Los cuatro ejes sobre los que pivotan estas reflexiones se anuncian de la siguiente manera: A la escuela a divertirse; Alabanzas a granel; Inflados de autoestima; y Paradojas de la felicidad.

Tras el correspondiente análisis de cada uno de ellos, los autores concluyen diciendo que:

"Lo que se ha hecho en esta introducción es un desenmascaramiento de condiciones contextuales asumidas con toda normalidad y complacencia y que pueden, sin embargo, estar contribuyendo a los problemas conductuales y emocionales de los niños, que terminan en la denominada 'McDonalización' o patologización de la infancia. Pero no solo se refiere a problemas propiamente (que no son enfermedades), sino a comportamientos del todo normales –si no se ha olvidado cómo son los niños–, que están cayendo, cada vez más, bajo el radar de la medicina, la psiquiatría y la psicología, con la connivencia de padres y profesores. De hecho, muchos comportamientos normales de los niños están nutriendo supuestos trastornos como el TDAH, el llamado trastorno bipolar infantil y otros más". (2015:44).

Después de desmenuzar y analizar aspectos variados sobre el origen, la influencia, la biología, la psiquiatría, el poder de la industria farmacéutica, la publicidad engañosa y algunos otros asuntos relacionados con la invención de estos dos trastornos, concluyen con estas palabras:

"Nuestra conclusión y planteamiento es que (el TDAH y el trastorno bipolar infantil) no son entidades 'clínicas' definidas, ni psiquiátricas ni psicológicas, sin por ello dejar de referirse, como se decía, a problemas que pueden tener los padres y profesores con los niños en el proceso educativo familiar y escolar. Pero los problemas no estarían en los niños, dentro de sus cerebros o mentes, ni encapsulados en sus genes. Si en algún sitio están esos problemas es dentro del mundo en el que viven los niños –no dentro de su cabeza–, en relación con los adultos y sus propios problemas, circunstancias y formas de vida". (2015: 324; las comillas son del original).

Y ahora contesto a su pregunta haciendo mías las palabras de Ernesto López y Miguel Costa en su clarificador libro *Los problemas psicológicos no son enfermedades. Una crítica radical de la psicopatología*, cuando anuncian y resumen el contenido de su obra:

"…este libro formula una crítica radical de la ortodoxia y de los dogmas del modelo psicopatológico, pues considera que las explicaciones que aduce este modelo son una ficción explicativa, una patología inventada, una logomaquia, que quiere decir palabra vacía de contenido que no va al fondo del asunto, porque no se han aportado evidencias de que las llamadas patologías mentales sean verdaderamente una enfermedad, porque son una parodia de la patología humana que estudian los modelos de la medicina". (2014: 27).

VA:     *—Sabemos que los descubrimientos de las neurociencias hacen un aporte muy rico a nuestra disciplina. A su entender, ¿cuáles son los conceptos o nociones aportados por ella que nosotros, los psicomotricistas, deberíamos conocer y tener en cuenta?*

ALL:     —Las neurociencias hoy están poniendo de relieve, gracias a las nuevas técnicas de observación y estudio del cerebro, que radica en esa estructura todo lo que somos: nuestras funciones cognitivas superiores, la conciencia, el sí mismo y el yo, es decir, el cerebro se postula como el gran creador que contiene la gran ilusión del mundo y de nosotros mismos.

Sin duda, que la posibilidad de contar con afilados instrumentos, desde el clásico electroencefalograma pasando por el magnetoencefalograma, la tomografía por emisión de positrones, la resonancia magnética funcional hasta la estimulación magnética transcraneal, han abierto ventanas para comprobar cómo funciona y trabaja el cerebro humano. De ahí a considerar que somos nuestro cerebro, solo hay un pequeño paso.

Sin embargo, tal como pone de relieve, entre otros, Marino Pérez a través de una crítica radical del cerebrocentrismo:

"…el cerebro no se puede tomar como creador, al menos, sin incluir en hipóstasis sustancialista y falacia mereológica (…) consistente en atribuir a las partes de un organismo los atributos aplicables a un todo. En realidad, quien piensa, razona, decide, etc., es el ser humano, la persona, no su cerebro". (Pérez, 2011: 23).

Desde este punto de vista, sostenido también por eminentes filósofos y neurocientíficos, el cerebro más que creador sería un mediador entre el sujeto y el mundo, una estructura evolutiva muy antigua ligada a los sistemas nerviosos de hace más o menos 500 millones de años cuyo cometido principal desde el inicio consistió en adaptar el organismo al medio en condiciones adecuadas para resistir y prevalecer (Damasio, 2018: 44). Y el cerebro no es nada sin el cuerpo, por lo que es necesario indagar en las relaciones tan profundas que existen entre uno porque, tal como pone de relieve Nöe:

"Solo en el contexto de la existencia encarnada de un animal situado en un entorno, que interactúa dinámicamente con objetos y situaciones, podemos entender la función del cerebro". (2010: 91).

Teniendo en cuenta toda esta concepción, la Psicomotricidad se puede beneficiar de algunas investigaciones y proposiciones concretas de las neurociencias. A nuestro modo de ver, tres aportaciones sobresalen para nuestra disciplina: (1) el estudio de las emociones y los sentimientos, (2) los avances sobre el esquema corporal y (3) la nueva concepción del sistema motor a través del descubrimiento de las neuronas espejo.

1. El estudio de las emociones y de los sentimientos nos retrotrae a la elaboración de nuestra pirámide del desarrollo humano, confeccionada junto con nuestro gran amigo desaparecido Pedro Pablo Berruezo, profesor de la Universidad de Murcia, y publicada en el artículo con dicho título en la Revista Iberoamericana de Psicomotricidad (Lá-

zaro y Berruezo, 2009). Desde entonces, se ha extendido su uso en diferentes universidades españolas y también iberoamericanas, y han acaecido distintos descubrimientos en neurociencia que, en líneas generales, realzan algunos aspectos de nuestro modelo de desarrollo, como el papel de la interocepción en el desarrollo y el vector que enunciábamos como "De la emoción a las interacciones sociales".

Y es que la neurociencia enfatiza este papel de la interocepción para la construcción de las emociones y los sentimientos. La interocepción, decíamos en el año 2009, conforma otra forma diferente de sentir; traslada al cerebro las sensaciones internas del organismo; se procesa en niveles más recónditos de la estructura cerebral (sistema límbico), mediando siempre los procesos motivacionales y emocionales. Los estados de tensión, de malestar o de bienestar son ejemplos de este tipo de sensibilidad.

Pues bien, sobre la interocepción se están produciendo en la actualidad investigaciones importantes que ponen de relieve la importancia del cuerpo en el cerebro y en la mente (Damasio, 2010; 2018; Barret, 2018). La clasificación de la sensibilidad propuesta por Sherringthon a mediados del siglo XIX se ha visto corroborada por estudios recientes y hoy se habla de mapas interoceptivos, entendiéndolos como las imágenes que tenemos en la mente sobre la condición funcional de los tejidos corporales profundos, como por ejemplo el grado de contracción-distensión de los músculos lisos; los movimientos peristálticos de los intestinos; el llenado de la vejiga de la orina; la ocupación del estómago, etc., que constituyen los parámetros del medio interno y originan las sensaciones primordiales de Damasio (2010).

De esta manera, hoy se dice que las emociones se construyen y que esta construcción se produce en un organismo que aúna el cuerpo y el cerebro. "*La estrecha relación entre cuerpo y cerebro y los detalles fisiológicos de esa relación contribuyen a la construcción de la valencia, el principal ingrediente que hay detrás de la capacidad de entender y de aprehender de los sentimientos*" (Damasio, 2018: 182).

En su último libro, Damasio profundiza en los orígenes de los sistemas nerviosos de organismos vivos dotados de consciencia y mente y señala a la homeostasis (concepto que va mucho más allá del papel tradicional que significa regulación equilibrada de los procesos vitales) como el principal impulsor de la vida de los organismos. En sus propias palabras: "*La homeostasis es el proceso imperativo, carente de reflexión o expresión, que permite a cualquier organismo vivo, pequeño o grande, resistir y prevalecer*" (2018: 44).

En este sentido, el concepto de homeostasis de Damasio presenta las características siguientes, en sus propias palabras:

"El proceso homeostático no es un simple estado de estabilidad. (…) Puede decirse que esta regulación natural se orienta hacia el futuro del organismo, y podría describirse como una inclinación a proyectarse en el tiempo mediante una regulación optimizada de la vida y la descendencia. (…) En segundo lugar, los procesos fisiológicos no se atienen, por lo general, a operaciones estrictamente prefijadas, como ocurre en un termostato. (…) Los sentimientos nos proporcionan, en cada momento, una perspectiva sobre el estado general de nuestra salud. Los grados de bienestar o malestar son los centinelas de nuestra salud. (…) En tercer lugar, (…) la homeostasis crea nuevas formas de regulación vital que tienen el mismo objetivo que la homeostasis automatizada. (…) En cuarto lugar, la esencia de la homeostasis es la gestión de la energía: obtenerla y asignarla a tareas básicas como la reparación, la defensa, el crecimiento, la procreación y el mantenimiento de la descendencia". (2018: 72).

Un paso más allá en esta concepción de las emociones va la neurocientífica Lisa Feldman Barret, quien cuestiona con una gran cantidad de investigaciones, algunas de ellas desarrolladas en su laboratorio de Interdisciplinary Affective Science Laboratory de la Northeastern University y del Massachusetts General Hospital que dirige junto a Karen Quigley, la teoría clásica de las emociones y sus dos principales principios, a saber: que las emociones son innatas, y que son universales. Alumbra así una teoría nueva, recogiendo los aportes de las últimas investigaciones en neurociencia, que bautiza como Teoría de la Emoción Construida, cuyo supuesto básico es el siguiente:

"En cada momento de vigilia, nuestro cerebro hace uso de la experiencia pasada, organizada en forma de conceptos, para guiar nuestros actos y dar significado a nuestras sensaciones. Cuando los conceptos implicados son conceptos emocionales, nuestro cerebro construye casos de emociones". (Barret, 2018: 5% del libro en e-book).

Esta nueva teoría construccionista de la emoción asume estos dos principios: que una categoría emocional como la ira o el asco carece de una huella dactilar; y que las emociones que experimentamos y percibimos no son una consecuencia inevitable de nuestros genes.

Por otra parte, la interocepción es el origen del sentir y este sentir ocurre en lo que se conoce como redes intrínsecas del cerebro cuyo descubrimiento ha jalonado los últimos diez años de la neurociencia. Así lo explica la doctora Barret:

"De hecho, la actividad intrínseca del cerebro es el origen de los sueños, la imaginación, el vagar de la mente y la ensoñación, a los que llamamos colectivamente simulación. También producen todas las sensaciones que experimentamos, incluyendo las sensaciones interoceptivas que son el origen de nuestras sensaciones agradables, desagradables, tranquilas e inquietas más básicas". (Barret, 2018: 9% del libro en e-book).

Y esta actividad intrínseca del cerebro consiste en millones y millones de predicciones incesantes. Mediante la predicción, el cerebro construye el mundo que experimentamos. Combina fragmentos del pasado y calcula la probabilidad de que cada fragmento se aplique a la situación actual, asevera Barret. Y concluye que nuestro cerebro siempre está prediciendo, y su misión más importante es predecir las necesidades energéticas del cuerpo para que nos mantengamos sanos y salvos. Estas predicciones cruciales, y el error de predicción asociado a ellas, son un ingrediente clave para construir emociones.

En resumen, así construye el cerebro las emociones, según se explicita en el capítulo 6:

"Predecimos y categorizamos. Regulamos nuestro presupuesto corporal igual que cualquier otro animal, pero envolvemos esta regulación en conceptos puramente mentales como «Alegría» o «Miedo», que construimos en el momento. Compartimos estos conceptos puramente mentales con otros adultos y los enseñamos a nuestros hijos. Construimos una clase nueva de realidad y vivimos en ella cada día, la mayor parte del tiempo sin ser conscientes de que lo hacemos". (Barret, 2018: 18% del libro en e-book).

Las explicaciones de esta obra en relación con, por ejemplo, la valencia de las emociones, la granularidad emocional, la categorización y la formación conceptual de las emociones en el desarrollo del niño, la diferencia del pensamiento de Darwin en *El origen de las especies* y en *La expresión de las emociones en el hombre y en los animales*, el esencialismo, el pensamiento poblacional, por no citar más que algunos temas, conforman un texto de lectura obligada para aquellos que estamos interesados en comprender cómo operan las emociones en el ser humano que crece.

2. El estudio del esquema corporal ya lo incluíamos en nuestra primera publicación del año 2000, cuya segunda edición vio la luz en el año 2010, en nuestra obra *Nuevas experiencias en educación psicomotriz* y explicábamos allí que históricamente tanto el concepto esquema corporal como el de imagen nacen vinculados a la neurología y a la psicología respectivamente. Fueron neurólogos (Head, Pick, Bonnier, Schilder), fundamentalmente, quienes empezaron a desentrañar un concepto que no es unívoco, que se adapta bien a las distintas concepciones de las distintas disciplinas que pretenden estudiarlo y que, desde el punto de vista educativo, constituye uno de los núcleos

centrales sobre los que pivotan distintas metodologías y diferentes prácticas. Es fundamentalmente en el siglo XIX cuando se analizan mucho más profundamente dos fenómenos que ya se conocían desde hacía tiempo: el miembro fantasma y los estados de vértigo.

Así como la noción esquema corporal está claramente vinculada a la neurología, la noción imagen corporal estaría más vinculada a lo psicológico, al aspecto libidinal del cuerpo, al sentimiento del cuerpo que se tiene. En este sentido, lo que la imagen corporal añadiría al esquema corporal sería la presencia de la mirada del otro, el aspecto relacional, el componente social sin el que cada uno de nosotros no podría ser él mismo.

La neurociencia con el conocimiento acumulado del estudio del cerebro, con su plasticidad, y con la organización y elicitación de los mapas cerebrales, ha vuelto a poner de relieve la noción de esquema corporal con investigaciones sobre el miembro fantasma y ha llegado incluso a paliar el sufrimiento que conlleva (Ramachandran y Blakeslle, 1999; Mora, 2003; Doidge, 2008). Las situaciones experimentales llevadas a cabo por Ramachandran le han conducido a entender de manera diferente el miembro fantasma y a inventar su famoso dispositivo de la caja de los espejos para visualizar el miembro fantasma a través del reflejo en un espejo conveniente colocado en el que el paciente ve reflejado su extremidad intacta y a descargar así parte del sufrimiento. Todas sus investigaciones sobre esta noción le han llevado a afirmar que:

"...nuestra imagen corporal, por muy permanente que parezca, es una construcción interna totalmente transitoria, que se puede modificar considerablemente con unos cuantos trucos sencillos. No es más que una envoltura que uno ha creado provisionalmente para poder transmitir sus genes a su descendencia". (1999: 94).

Hoy, los distintos neurocientíficos hablan de imagen corporal que engloba también la noción de esquema corporal. En su obra *El cerebro se cambia a sí mismo*, Doidge escribe:

"No necesitamos tener una parte del cuerpo para sentir dolor en ella. Nos basta con una imagen corporal generada por nuestros mapas cerebrales. Las personas que conservan todos sus miembros no suelen ser conscientes de este hecho porque sus imágenes corporales están perfectamente proyectadas en sus miembros haciendo imposible que puedan distinguir la imagen de su cuerpo del cuerpo en sí". (2008: 193).

Y el gran neurólogo Oliver Sacks en su obra *Con una sola pierna* explicaba:

"Y detrás de todas estas cuestiones de la imagen corporal (pues es posible que ésta sea la primera construcción mental y del yo que uno lleva a cabo, la que actúa como modelo para todas las demás) se hallaban las cuestiones generales relacionadas con la construcción de todas las categorías de percepción, de las estructuras (espacial y demás) en que se ubican, y otras cuestiones relativas a la memoria, la acción, la conciencia y la mente: toda una pirámide de consideraciones que emanaban de la imagen corporal". (1998: 201).

3. El descubrimiento de las neuronas espejo, a principios de la década de los años noventa, constituye la tercera aportación de la neurociencia a la Psicomotricidad. Los y las psicomotricistas, que trabajamos siempre con la empatía, con la necesidad de reconocer al otro, con la presencia, con la observación de gestos y cambios en nuestro cuerpo y en el cuerpo del otro para ponerlos en sintonía, saludamos este nuevo hallazgo. Estas neuronas demuestran que el reconocimiento de los demás, así como de sus acciones y hasta de sus intenciones, depende en primera instancia de nuestro patrimonio motor y permiten a nuestro cerebro correlacionar los movimientos observados con los nuestros y reconocer, así, su significado. Han contribuido a un profundo cambio en la concepción del sistema motor, como dicen Rizzolatti y Sinagaglia:

"…ciertos procesos generalmente considerados de orden superior y atribuidos a sistemas de tipo cognitivo, como son, por ejemplo, la percepción y el reconocimiento de los actos ajenos, la imitación y las mismas formas de comunicación gestuales o vocales, pueden remitir al sistema motor y encontrar en él su propio sustrato neural primario". (2006: 31).

Tal como apunta Iocoboni y sostiene hoy la neurociencia:

"Comprendemos los estados mentales de los otros simulándolos en el cerebro y lo logramos por medio de las neuronas espejo (…). El cerebro humano es capaz de reflejar especularmente los aspectos más profundos de la mente de los demás, aun a ínfima escala unicelular". (2009: 41).

Y de esta concepción se han derivado propuestas muy interesantes para la intervención educativa en autismo, sobre todo, a través de la Teoría del Paisaje Resaltado propuesta por Ramachandran y Oberman y la utilización del chaleco a presión (Investigación y Ciencia, enero, 2007).

La Psicomotricidad, desde nuestro punto de vista, tiene que hacer acopio de estas investigaciones de la Neurociencia, de los avances de la Psicología y sus últimas aproximaciones, sobre todo la cognitivo-conductual y la contextual, y de los logros para la intervención educativa de la modificación de conducta. Necesitamos un nuevo paradigma que, incorporando algunos aspectos de la Psicología dinámica, profundice en los siguientes aspectos:

- Los nuevos estudios sobre el inconsciente moderno que alumbren caminos para entender por qué hacemos lo que hacemos.
- Los datos sobre el sueño y la concepción científica de los sueños.
- La teoría enactiva de la percepción.
- La dimensión de la cognición corporizada.
- La mirada vuelta hacia algunas obras de los autores clásicos, en especial, la de Merleau-Ponty.

Nuestra disciplina se enfrenta a retos a los que tiene que dar respuesta sin perder de vista la globalidad de la persona: el organismo (cuerpo, cerebro y mente) actuando sobre un entorno y generando nuevos contextos.

Las fructíferas relaciones entre la Psicomotricidad y la estimulación multisensorial, la adopción de algunos elementos de la modificación de conducta y de las terapias contextuales, y el afrontamiento de los problemas derivados de la medicación en la infancia constituyen desafíos que la intervención psicomotriz debe encarar si pretende ser útil en este comienzo del siglo XXI.

Nuestra experiencia acumulada en el diseño de entornos enriquecidos (aula de Psicomotricidad y aula multisensorial), en la confección de documentos curriculares que integren estas metodologías y estas prácticas y en la profundización en los aspectos conceptuales que les dan soporte, nos conduce a confirmar el papel relevante de la Psicomotricidad para contribuir al armónico desarrollo del ser humano que crece.

**Referencias bibliográficas**

Ayres, A.J. (1998). *La integración sensorial y el niño*. México: Trillas.

Damasio, A. (1996). *El error de Descartes. La emoción, la razón y el cerebro humano*. Barcelona: Crítica.

Damasio, A. (2001). *La sensación de lo que ocurre. Cuerpo y emoción en la construcción de la conciencia*. Madrid: Debate.

Damasio, A. (2005). *En busca de Spinoza. Neurobiología de la emoción y los sentimientos*. Barcelona: Crítica.

Damasio, A. (2010). *Y el cerebro creó al hombre. ¿Cómo pudo el cerebro generar emociones, sentimientos, ideas y el yo?* Barcelona: Destino

Damasio, A. (2018). *El extraño orden de las cosas. La vida, los sentimientos y la creación de las culturas*. Barcelona: Destino.

Doidge, N. (2008). *El cerebro se cambia a sí mismo*. Madrid: Aguilar.

Feldman, L. (2018). *La vida secreta del cerebro*. Barcelona: Paidós.

Frances, A. (2013). *¿Somos todos enfermos mentales? Manifiesto contra los abusos de la psiquiatría*. Barcelona: Ariel.

García, F.; González, H. y Pérez, M. (2014). *Volviendo a la normalidad. La invención del TDAH y del trastorno bipolar infantil*. Madrid: Alianza.

Iacoboni, M. (2009). *Las neuronas espejo. Empatía, neuropolítica, autismo, imitación o de cómo entendemos a los otros*. Madrid: Katz.

Labrador, F.J. y otros (2004). *Manual de técnicas de modificación y terapia de conducta*. Madrid: Pirámide.

Lázaro, A. (2010). *Nuevas experiencias en educación psicomotriz*. Zaragoza: Mira. 2ª edición.

Lázaro, A. (2002). *Aulas Multisensoriales y de psicomotricidad*. Zaragoza: Mira.

Lázaro, A. (2018). "La asunción de nuevos retos en Psicomotricidad". *Revista Iberoamericana de Psicomotricidad y Técnicas Corporales*, 43, 57-75.

Lázaro, A.; Arnaiz, P. y Berruezo, P.P. (2006). *De la emoción de girar al placer de aprender. Implicaciones educativas de la estimulación vestibular*. Zaragoza: Mira.

Lázaro, A. y Berruezo, P.P. (2009). "La pirámide del desarrollo humano". *Revista Iberoamericana de Psicomotricidad y Técnicas Corporales*, 34, 15-42.

Le Doux, J. (1999). *El cerebro emocional*. Barcelona: Ariel/Planeta.

López, E. y Costa, M. (2014). *Los problemas psicológicos no son enfermedades. Una crítica radical de la psicopatología*. Madrid: Pirámide.

Merleau-Ponty, M. (1994). *Fenomenología de la percepción*. Barcelona: Península.

Mora, F. (2001). *El reloj de la sabiduría*. Madrid: Alianza.

Mora, F. (2003). *El sueño de la inmortalidad. Envejecimiento cerebral: dogmas y esperanzas*. Madrid: Alianza.

Mora, F. (2018). *Mitos y verdades del cerebro. Limpiar el mundo de falsedades y otras historias*. Barcelona: Paidós.

Morgado, I. (2012). *Cómo percibimos el mundo. Una exploración de la mente y los sentidos*. Barcelona: Ariel.

Morgado, I. (2015). *La fábrica de las ilusiones. Conocernos para ser mejores*. Barcelona: Ariel.

Noë, A. (2010). *Fuera de la cabeza. Por qué no somos el cerebro y otras lecciones de la biología de la consciencia*. Barcelona: Kairós.

Pérez, M. (2014). *Las terapias de tercera generación como terapias contextuales.* Madrid: Síntesis.

Pérez, M. (2011). *El mito del cerebro creador. Cuerpo, conducta y cultura.* Madrid: Alianza.

Ramachandran, V.S. y Blakeslle, S. (1999). *Fantasmas en el cerebro.* Barcelona: Debate.

Ramachandran, V.S. y Oberman, L.M. (2007). "Rotos: una teoría del autismo". *Investigación y Ciencia,* enero 2007, 23-29.

Rizzolatti, G. y Sinigaglia, C. (2006). *Las neuronas espejo. Los mecanismos de la empatía emocional.* Barcelona: Paidós.

Sacks, O. (1998). *Con una sola pierna.* Barcelona: Anagrama.

Whitaker, R. (2015). *Anatomía de una epidemia. Medicamentos psiquiátricos y el asombroso aumento de las enfermedades mentales.* Madrid: Capitán Swing.

---

*¡Gracias Alfonso y Vero!*

# Formarse como Psicomotricista Relacional

## Entrevista a Anne Lapierre

*por Josefina Sánchez Rodríguez*

Josefina Sánchez Rodríguez (js): —*¿Por qué decidiste hacerte formadora en Psicomotricidad?*

Anne Lapierre (al): —Me gustaría aclarar que cuando se habla de formación en Psicomotricidad, yo decidí quedarme solamente con la formación personal y no tratar de formar tanto en la teoría, dedicarme más a la práctica y a la supervisión. Pienso que esto fue en función del lugar que he ocupado desde el inicio de mi carrera con Bernard Aucouturier y André Lapierre. Los dos ya habían escrito varios libros en los que fundamentaban la teoría de la Psicomotricidad vivenciada, como se llamaba en ese momento, antes de mi llegada.

Por otro lado, yo llegaba de profundizar en el análisis verbal y corporal cuando nos encontramos. Los dos me delegaron un espacio más ligado a la práctica dentro de la Psicomotricidad, la posibilidad de llevar grupos de formación y profundizar en la formación personal. Desde entonces, aunque participo en congresos y en la publicación de libros, mi dedicación ha estado dirigida a la formación personal de los profesionales que quieren dedicarse a la Psicomotricidad, así como a la supervisión de su trabajo profesional. Considero que es fundamental esta dimensión de la formación donde se refleja la capacidad de saber hacer del psicomotricista.

js: —*¿Cuáles dirías que son tus bases conceptuales y empíricas?*

al: —Mis bases no están ligadas a la teoría de la Psicomotricidad clásica (Vayer, Le Boulch, Ajuriaguerra…) sino que están más conectadas con la psicología y, sobre todo, con el psicoanálisis. Después, es verdad que todo lo que encuentro me interesa y me ayuda a reflexionar en la formación que realizo, matizando, enriqueciendo o confirmando mi bagaje.

Mis bases son más analíticas que psicológicas.

Inicialmente, yo hice una formación en Francia de educadora especializada, trabajando con personas con diversidad funcional en centros especializados, como institutos médicos reeducativos, donde trabajé dos años. No me veía pasar toda una vida dentro de una institución; no aguantaba la rigidez de la institución en cuanto a la intervención con estas personas, donde todo era estructurado y no había espacio para la innovación.

También hice una formación en Canadá, en Montreal, sobre Expresión Dramática en el sentido analítico del término, referido al mundo emocional, no teatral. En este programa formativo, mi padre fue profesor invitado para dar formación en Psicomotricidad. He trabajado Gestalt y Bioenergética. Hay muchas cosas que me han servido y me sirven en la actualidad para el trabajo, tanto en Psicomotricidad Relacional como en Análisis Corporal de la Relación. Fue en esta titulación donde hice mi formación personal, más que con mi padre, porque era imposible formarse con un padre (el Edipo tiene sus límites).

JS:　*—¿Qué consideras que ha aportado a tu vida la Psicomotricidad?*

AL:　—Me ha llenado una parte importante de la vida. Me ha dado la posibilidad de vivir una cosa que para mí es fundamental, tener la posibilidad de investigar sobre la parte relacional del ser humano. Para mí, el ser humano es un monstruo que me encanta. Por esto es que nunca he podido trabajar en una institución, porque no tenía espacio para investigar en las vivencias relacionales de las personas en múltiples países; la Psicomotricidad me ha permitido encontrar otras culturas, otras formas de pensamiento, otra visión del mundo que la que tenía en mi país, en Francia.

He podido encontrar personas maravillosas, con las cuales hemos podido desarrollar proyectos de investigación y formación conjunta; compartiendo reflexiones y dudas que nos ayudan a confirmar o modificar nuestros supuestos teóricos. Participar en diferentes lugares donde me han solicitado formación personal me ha dado la posibilidad en definitiva de descubrir a personas desconocidas con las que compartir esta pasión por la Psicomotricidad y el ser humano. Relacionarme con muchas personas diferentes me ha dado la posibilidad de abrirme a cosas impensables, de encontrar preguntas para las que no tenía una respuesta clara y elaborada; de pensar en cosas en las que no había reparado. Ello me anima a investigar, reflexionar e intentar conceptualizar para poder trasmitir, compartir o debatir el sentido de mis experiencias. Así es el entusiasmo que me aporta este trabajo.

JS: *—¿En qué países haz hecho formación en Psicomotricidad relacional? ¿Cómo ves el desarrollo de esta disciplina en los países a los que vas?*

AL: —He trabajado sobre todo en Italia, España, Canarias, Argentina y Brasil. La difusión de la Psicomotricidad relacional empezó con Bernard Acouturier y André Lapierre en torno a los años 65. Yo hice el primer grupo de formación en el año 75 en Barcelona, así que hace ya 54 años que empezamos con esta batalla de formar y mostrar los efectos de la Psicomotricidad relacional. Actualmente, me siento feliz de ver que hay personas que continúan abriendo puertas y caminos para la formación e investigación en Psicomotricidad relacional, a pesar de la ausencia de sus creadores.

Veo una expansión muy grande, sobre todo actualmente en Brasil y en Canarias, donde hay demanda de psicomotricistas relacionales en el ámbito educativo y clínico. También en otros lugares y países encuentro cada vez a más profesionales que se interesan por este aspecto fundamental de la Psicomotricidad que para mí es lo Relacional, porque es en lo que yo trabajo.

Para mí el aspecto relacional es fundamental y encuentro en la actualidad cada vez a más profesionales, que no son exactamente de esta línea, pero que se muestran con mucho interés por este trabajo ligado a la simbología del material y a la dimensión relacional.

Me alegro de ver que, aunque me voy, poco a poco todo aquello que he aprendido y que he tratado de trasmitir va calando en más profesionales.

JS: *—¿Consideras que hay diferencias en función del país a la hora de formar psicomotricistas?*

AL: —Lo que puedo decir es que siento una diferencia a nivel cultural, pero son diferencias muy superficiales; hasta ahora todo el mundo nace de la misma forma, crecen dentro del vientre de una mujer que se llama "mamá". Todos los seres humanos pasan por esto, este pasaje está lleno de aspectos fundamentales, es de aquí que nace todo el desarrollo de la primera infancia, sobre todo en los dos primeros años. En cualquier país del mundo las personas necesitan ser miradas, nutridas y, sobre todo, reconocidas.

La cuestión cultural es secundaria, hay que tener en cuenta la cultura de cada país, pero no es difícil establecer una relación con cualquier ser humano.

En mis experiencias en la sala de Psicomotricidad, puedo decir que cuando me implico en una vivencia de maternaje o de regresión, cuando he podido tener a personas de otra raza en mis brazos, no veía el color de la piel o los rasgos raciales, solo se queda la presencia del ser de esa persona. No hay diferencias cuando se entra en una relación afectiva-tónico-emocional.

JS:     *—¿Cuáles son tus objetivos fundamentales en la formación?*

AL:     —Mi objetivo como formadora es poder entrar en el alma de la persona para que se pueda encontrar y ayudar. Lo fundamental para mí, es que se entienda que el niño no es un objeto de educar o salvar; antes de todo es una persona. Para mí el sentido de la formación es fundamentalmente que los profesionales puedan tomar conciencia de que un bebé de dos días tiene las mismas angustias o felicidad que una persona de 60 años; que no es cuestión de años. Es tratar de evitar todos los estereotipos conceptuales para generar la empatía. La formación es ante todo una cuestión de empatía, donde no hay recetas. En la formación en Psicomotricidad Relacional existen pautas, direccionamiento, conceptos, pero lo más importante es que es una ayuda dentro de la relación que puedo establecer con el otro, cuando parto de una relación de respeto y empatía; después puedo apoyarme en la teoría.

JS:     *—¿Es igual para ti la formación que tiene que tener un psicomotricista que se dedica a la práctica educativa o a la práctica clínica?*

AL:     —Es cierto que diferencio lo que es terapéutico-clínico de lo que es educativo. Cuando me refiero a la intervención en el ámbito educativo hacemos referencia a la intervención en Psicomotricidad como profilaxis, que supone un acercamiento al niño diferente a la terapia. Cuando intervenimos con grupos en las escuelas, solamente tenemos que contemplar que algunos niños pueden presentar cierta dificultad y tenemos que cuidarlos un poco más. Si hay un niño, por ejemplo, con autismo severo, que requiere de una implicación mayor en la relación que debemos entablar con él, probablemente debamos derivarlo a un terapeuta para una intervención más individualizada y profunda.

Italia es el lugar donde he trabajado más con las escuelas maternales o centros infantiles de cero a seis años. Cuando una maestra tenía de veinticinco a treinta niños de tres años, no podía pretender hacer el trabajo que necesitaba un niño con una discapacidad grave (autismo severo, trastornos psiquiátricos, o alto riesgo de desconexión) a la par que atendía a todo el grupo.

Una persona que se quiera dedicar a la parte clínica, después de su título de psicomotricista relacional, debe hacer una especialización que le lleve a profundizar a nivel personal y teórico sobre los contenidos que ya ha estudiado. El acompañamiento terapéutico requiere de un mayor dominio de los procesos transferenciales y la decodificación de la expresividad relacional, para poder entrar en dimensiones con una intensa carga tónica y emocional en la que se encuentra implicado tanto el terapeuta como el niño o la niña.

La formación personal básica de un psicomotricista educativo en Brasil es de dos años, más o menos 700 horas, y la formación en clínica supone un año más de formación teórico-práctica.

JS:  *—¿Cuál crees que debe ser la formación de un psicomotricista que quiera trabajar como formador o analista?*

AL:  —No es lo mismo. Para ser formador dentro de grupos de adultos, el profesional tiene que tener una formación base de psicología y de psicoanálisis, y tiene que hacer además una formación personal para poder contener a un grupo de adultos. No tiene nada que ver un grupo de niños y de adultos, tiene todo y nada que ver al mismo tiempo. Para mí es una cuestión de contención. El formador debe estar en grado de poder contener al grupo, poniendo a estos adultos en situaciones de vivencias personales.

La diferencia fundamental entre un formador de adultos en Psicomotricidad relacional y un analista, es que la base del analista está totalmente ligada al psicoanálisis. Una persona que nunca hizo Psicomotricidad Relacional puede ser analista corporal de la relación; pero una persona que quiera ser formadora de adultos tiene que ser psicomotricista previamente.

Antes de ser analista, yo empecé a trabajar con niños con André, y continué después diez años más en Italia. No sé si es fundamental que tengan experiencia en trabajar con niños. Todos los analistas que conozco han trabajado con niños dentro de la clínica. Todos los analistas que hay en Italia son psicólogos, para poder trabajar como terapeutas, si no, no podrían desarrollar su profesión.

Un analista tiene que saber controlar sus proyecciones, un psicomotricista también, pero a otro nivel. Es diferente tener en sus manos la vida de un adulto que viene a un análisis, a tener a un grupo de niños o de profesionales que quieren formarse. Los niños tienen mejores defensas que los adultos, se defienden mejor porque son menos teóricos. La gran diferencia, es que a un niño tú no le dices que tiene un problema con su madre, pero si eres analista y le dices a un adulto algo que lo lleve en una dirección errónea, lo puedes destruir.

Con un adulto utilizo el cuerpo a cuerpo, pero también la palabra. Para mí, todo lo que un psicomotricista que se forma tiene que saber está amplificado por diez en el análisis. Si como psicomotricista tengo que tener cuidado con algo en lo que he detectado que puedo ser frágil, un analista no lo hace. Cuando un profesional quiere ser analista, tiene que pasar primero por su propio análisis, es esto lo fundamental. No todo el mundo puede ser analista, tiene que tener la capacidad de elaborar sus propias dificultades y los conflictos relacionales en su vida, para poder ayudar a los demás.

JS:    *—¿Cuáles son las principales dificultades que encuentras a la hora de contar con buenos psicomotricistas?*

AL:    —No se pueden formar psicomotricistas que han aprendido la parte teórica sin poder integrarla a nivel personal. La mayor dificultad se encuentra cuando existe una dicotomía entre la cabeza, la parte intelectual y teórica, y la posibilidad empática de vivir y encontrar resonancias con el cuerpo.

JS:    *—¿Cuáles son para ti las cualidades que debe tener un buen psicomotricista?*

AL:    —Justamente lo contrario a lo anterior, un buen psicomotricista es una persona que ha conseguido integrar la teoría en sus vivencias, para quien no existe una separación entre empatía, vivencias y teoría; cuando es profesional cuenta con una teoría que está integrada y puede fluir en su intervención.

JS:    *—¿Cuál piensas que es la diferencia en la formación de los psicomotricistas relacionales respecto a otros psicomotricistas?*

AL:    —Para mí la principal diferencia radica en la utilización del cuerpo como medio de relación con el niño, desculpabilizando este cuerpo que se implica afectiva y tónicamente en la relación con el otro; sin la mirada sexualizada sobre la relación. Para el psicomotricista relacional el cuerpo a cuerpo no tiene nada que ver con la sexualidad.

En la Psicomotricidad Relacional la relación que podamos generar a través del cuerpo, del movimiento, del juego con los objetos es lo fundamental; nos situamos en un discurso que guarda relación con las vivencias emocionales del niño, muchas veces totalmente inconscientes. El uso del lenguaje solo tiene sentido cuando la palabra sirve para confirmar o dar sentido a una vivencia, pero no es nuestro instrumento fundamental. Un psicomotricista relacional no está todo el tiempo hablando sobre lo que hace, siente o dice el niño, para permitir que este encuentre una expresividad más auténtica y profunda que pasa por la vía tónica-corporal.

También es fundamental el conocimiento sobre la simbología del objeto y el uso del espacio en la sala de Psicomotricidad, cargado de la simbología que hace referencia al dentro-fuera como símbolo de una relación primaria o social.

Existen también diferencias en cuanto a nuestra mirada sobre la importancia de la intervención de una figura femenina, masculina o en pareja, teniendo en cuenta las proyecciones diferentes que cada modalidad de intervención puede generar en función de las necesidades del niño y el proceso de construcción de la identidad personal.

JS:  *—¿Alguna aportación que a ti se te ocurra añadir con respecto a tu experiencia en el saber de la Psicomotricidad?*

AL:  —Al pensar sobre mi vida y mi trayectoria profesional, me viene la idea de que nunca fui psicomotricista clásica. Nunca hice una práctica instrumental, a pesar de que conocí personalmente a autores clásicos como Vayer o Le Boulch. Qué tiene que ver el primer libro que escribí con mi padre del adulto frente al niño de cero a seis años, con la psicomotricista clásica. Todo está basado en jugar, sin la presencia de ejercicios. Cuando a mí me hablan de Psicomotricidad pienso que buscan una receta o hacen ejercicios.

Lo difícil en Psicomotricidad relacional es que existe una teoría, pero no existen recetas. Es poder fluir en la relación con el niño, jugar con él, sintiendo en cada momento que se moviliza en la relación que establezco para poderlo ayudar, a partir de lo que cada niño cuenta en el uso que hace de los materiales, del espacio y de lo que siento en su forma de establecer una relación conmigo. Para comprenderlo necesito de la teoría, pero para intervenir, necesito fluir en el juego para crear una relación afectiva tónico emocional, donde también me encuentro implicada como persona, con mis afectos y mi forma personal de hacer. Para la Psicomotricidad Relacional no existen dos sesiones idénticas, aunque se utilicen los mismos materiales porque cada grupo o niño tiene su propia historia, igual que cada psicomotricista tiene su forma propia de responder…, no se copia un modelo.

---

*¡Merci Anne, gracias Josefina!*

# Un Ejemplo profesional, ético y mi querida madre

## Entrevista a Beatriz Loureiro[2]

*por Lara Loureiro Chiminazzi*

Lara Loureiro Chiminazzi (llch): *—¿En qué país naciste? ¿En Brasil? ¿Cómo es el desarrollo de la Psicomotricidad ahí?*

Beatriz Loureiro (bl): Mi país de nacimiento es Brasil. Nací en la ciudad de São Paulo.

Brasil es un país transcontinental, enorme, y por lo tanto es muy difícil hablar en nombre de todo el país. Somos muchos graduados en Psicomotricidad, alrededor de diez mil psicomotricistas, y hay influencia de varias escuelas de formación.

En São Paulo comenzó el desarrollo de la Psicomotricidad con la Escuela Francesa, que siempre he estudiado y trabajado y con la que todavía estoy conectada. Todos los estudiantes egresados de ISPE GAE –Instituto Superior de Psicomotricidad y Educación del Grupo de Actividades Especializadas– ya han formado exactamente tres mil nueve psicomotricistas, según la última estadística realizada en julio de 2019.

llch: *—¿Cómo descubriste la Psicomotricidad y cuál es tu formación previa?*

bl: —Descubrí la Psicomotricidad en mi último año de la Universidad de Pedagogía, cuando tuve la oportunidad de hacer prácticas con la Dra. Helene Antipoff, en ese momento profesora de Psicología del desarrollo de mi universidad. Fue la creadora del primer centro de educación sobre discapacidad mental en Ibirité en la ciudad de Belo Horizonte, llamado "La granja Risario" y me presentó a Dalila Costallat de Buenos Aires, Argentina, donde fui a estudiar.

A partir de ahí, tomé varios cursos con ella, y después de graduarme de diez cursos de las habilidades que Dalila ofreció en ese momento, me indicó que fuera a estudiar a París con la Dra. Giselle Soubiran.

Dalila Costallat había estudiado previamente en París con la Dra. Giselle Soubiran y era pasante del Dr. Julián de Ajuriaguerra.

---

2 Entrevista traducida por Sebastián Buniva con la colaboración de Lara Loureiro Chiminazzi.

La Dra. Giselle Soubiran y el Dr. Julián de Ajuriaguerra fueron los creadores de la cátedra Psicomotricidad en Francia y son considerados los padres de la Psicomotricidad.

A partir de ahí, creamos juntos varios cursos y congresos con el objetivo de difundir la Psicomotricidad en Brasil.

Mi formación inicial: Pedagogía (en la Universidad Federal de Minas Gerais, 1973).

LLCH: —*¿Cuál es la justificación que sostiene su práctica psicomotriz?*

BL: —La Psicomotricidad de la Escuela Francesa se basa en los principios holísticos de la integridad corporal del ser humano en todas las etapas de su vida.

Es educativo, reeducativo y rehabilitador, buscando poder, querer y saber hacer, para que el ser humano se adapte a sus necesidades de ser feliz y sentirse amado y productivo.

LLCH: —*¿Cómo es tu trabajo en Psicomotricidad y cuál la población a la cual dirige su práctica?*

BL: —Mi audiencia se divide en 2 enfoques:
1) GAE –Grupo de Actividades Especializadas–, que atiende a pacientes de todas las edades, e ISPE –Instituto Superior de Psicomotricidad en Educación– que imparte un curso de formación a corto y largo plazo y de posgrado. Mi trabajo se encuentra actualmente en el área clínica para evaluar a los pacientes, llevar a cabo los proyectos terapéuticos para el psicomotricista de mi equipo clínico que son cinco, guiar a los padres, tutores, coordinadores y profesores de mis pacientes. Coordiné todo el trabajo clínico de GAE.
2) En ISPE, doy clases en cursos cortos y largos, en la post-graduación con la disciplina de Evaluación Psicomotora y coordino estudios de posgrado.

LLCH: —*En su opinión, ¿cuáles son las premisas fundamentales para los psicomotricistas?*

BL: —La premisa principal de Psicomotricidad, para mí, es estudiar, estudiar y estudiar. Comprender mejor al ser humano, seguir las nuevas tecnologías y estrategias que surgen. Acompañar la revolución social que enfrentamos, que como seres sociales nos encontramos y necesitamos para adaptarnos.

LLCH: —*¿Cuál es el futuro de la Psicomotricidad en Brasil?*

BL:   —La Psicomotricidad en Brasil tiene un futuro extremadamente prometedor, porque tenemos mucho que hacer, caminar y organizarnos en un país enorme, donde la población envejece y la educación y la salud tendrán que adaptarse para satisfacer el desfasaje gigante en estas áreas.

La Psicomotricidad es y será una herramienta importante en estos campos, para avalarlos, precisamente porque es una ciencia, nueva y económica para el país y que se adapta fácilmente a estas necesidades.

LLCH:   —*¿Dónde se inserta laboralmente el psicomotricista brasileño?*

BL:   —El psicomotricista brasileño se inserta en los campos de la salud y la educación, rehabilitación, educación o reeducación.

Actualmente contamos con el área clínica muy disponible y un área en la educación psicomotriz que se desarrolla cada vez más. También tenemos un gran retraso en el servicio de salud pública y educación.

Creo que como la profesión ha sido reconocida y legalizada en todo el territorio nacional, tendremos en un futuro próximo apertura a licitaciones públicas en los ámbitos de la salud y la educación.

LLCH:   —*Si pudieras dar consejos a aquellos que están entrando en la Psicomotricidad, ¿cuál sería?*

BL:   —Diría que insistan porque el futuro es prometedor en Brasil y en el mundo. Le dije a mis estudiantes hace muchos años que en diez años nadie en salud y educación podrá sobrevivir sin Psicomotricidad.

Hoy, después del reconocimiento y legalización de la ciencia en Brasil, creo que esto sucederá en cinco años. Es la ciencia del futuro, porque la Psicomotricidad piensa que el individuo es único y lo estudia en su totalidad.

---

*¡Obrigado Beatriz y Lara!*

# HUELLAS PSICOMOTORAS EN MÉXICO

## Entrevista a Begoña Suárez Riaño

*por Michelle Zarza*

MICHELLE ZARZA (MZ): —*Begoña, ¿cuál es su país natal y el nivel de desarrollo de la Psicomotricidad ahí?*

BEGOÑA SUÁREZ RIAÑO (BSR): —Soy originaria de México, un hermoso país. El nivel de desarrollo de la Psicomotricidad se delimita por parte de nuestra delegación; contamos con distintas formaciones, principalmente el posgrado en Psicomotricidad avalado por la OIPR. La maestría y algunos cursos de formación para escuelas, distintas capacitaciones.

Otros colegas tienen diferentes formaciones, a nivel de diplomados y una maestría. Lamentablemente en mi país la Psicomotricidad no es reconocida a nivel licenciatura; sin embargo, nos mantenemos en la lucha por lograrlo.

MZ:　—*Compártanos su CV o su recorrido, para observar cuál ha sido su recorrido profesional que, sabemos, es muy vasto.*

BSR:　—Soy una eterna buscadora, que traza distintos caminos para integrar la creatividad y el movimiento en los que he encontrado un profundo sentido. Me he entregado a mi vocación como docente, la cual profundicé con la licenciatura en Educación Especial. Me gradué en España como Ortofonista y Psicomotricista. En París obtuve el Máster Internacional en Psicomotricidad y Relajación, y la Especialidad en Grafomotricidad. Continúo mi formación académica en Pedagogía y Desarrollo de la Creatividad. Recibí el Título Honoris Causa por las aportaciones a escala mundial en la disciplina de la Psicomotricidad. Soy Delegada y Vicepresidente de la OIPR. Catedrática de posgrados, master y diplomados en diversas universidades. También soy autora de varios libros y artículos sobre creatividad y Psicomotricidad. Participo en congresos, cursos y talleres, tanto a nivel nacional como internacional, ya sea en América, Europa y África.

MZ:　—*¿Cuál es la relevancia de la Psicomotricidad en su país?*

BSR:   —Para hablar de la relevancia de la Psicomotricidad en México es necesario viajar con las palabras y describir brevemente de la notabilidad de la Psicomotricidad en sí y de sus diversas aplicaciones, ya que su importancia no se puede ubicar sólo en un país o determinado tipo de personas, la Psicomotricidad es el arte del servicio, es una profesión que lleva implícito un compromiso de asistencia a los demás, una luz, esperanza, caminos que se recorren, abre puertas que parecieran clausuradas o inexistentes.

Es ofrecer la posibilidad de experimentar una vida más placentera, descubrir lo que el movimiento lleva escondido. Los psicomotricistas somos testigos vivenciales de los alcances que se pueden originar a partir de un abordaje psicomotor, aún en nuestra propia vida, en muchos casos, según testimonios compartidos ésta ha sido piedra angular para experimentar un cambio en beneficio de nuestra propia rutina.

A la motricidad no podemos analizarla sólo desde el punto de vista biológico, sino que debemos asumir la repercusión que posee sobre todas las dimensiones del ser humano.

La motricidad representa un fundamento y una condición importante, no sólo para el desarrollo físico, sino también para el desarrollo intelectual y socioafectivo.

Cualquier limitación o descuido del aspecto motor tiene efectos duraderos en las demás dimensiones de la personalidad; por el contrario, si incentivamos, organizamos y dirigimos temprana y adecuadamente la actividad motriz de la persona, estimularemos el desarrollo multilateral de su personalidad.

El movimiento, cualquiera que sea su forma de presentación: tarea motora, juego, deporte, danza, o cualquier otra, constituye en nuestra área el medio o los medios pedagógicos y de salud, pero nunca será un fin.

No debemos tener tanta prisa y preocupación en conseguir ejecuciones correctas, sino que es preciso permitirle al individuo que enfrente sus propias dificultades y descubra, ayudado por nosotros, las mejores soluciones para él, lo cual redundará en beneficio de su autoafirmación.

Es un hecho que todos somos testigos de los cambios existentes en la evolución de la humanidad en los últimos años, la forma de vida ha cambiado de manera radical. La tecnología, los medios de comunicación, los alcances científicos, el intercambio cultural y cambios en los roles de géneros, sobre todo en el femenino, llevan consigo una transformación en las relaciones intra e interpersonales.

Abundando en los razonamientos expuestos, encontramos fuertes razones de índole sociológica que apuntan al deterioro de la forma de vida en un mundo globalizado. El cambio social que se observa en el planeta como consecuencia de la industrialización, la incorporación de la mujer al mundo laboral, el incremento de la expectativa de la calidad de vida, la exigencia social de un mayor grado de calificación y especialización en el trabajo, han producido una ruptura del modelo hegemónico de valores, actitudes y comportamientos, que han incidido directamente en la estructura familiar en varios sentidos.

La Psicomotricidad juega un papel muy importante en el seno de las sociedades. Mens sana in corpore sano, máxima del cómico Juvenal, de la Roma imperial, fue utilizada como lema de aspiración a la formación integral del hombre. Eso es lo que pretende toda sociedad actual con la inclusión de la Psicomotricidad. A eso aspiran todas las familias, al aprendizaje y experiencia de distintas técnicas que incorporen en su bagaje las estrategias sociales que les permitan una mejor socialización e integración en su entorno.

Es la inmediatez la que ha conquistado nuestra era, vivimos una época en la que casi todo se obtiene de manera inmediata. ¿Quién imaginaría hace sólo algunas décadas poder cocinar en unos minutos una comida?, además sin ensuciar trastos. Ahora existe una serie de variedad de alimentos listos para comer después de haber pasado por el horno de microondas. Así también gracias al internet, ya no existe la necesidad de ir al banco, en poco tiempo puedes hacer tus transacciones, pagos, etcétera. Las tan famosas relaciones cibernéticas, gente que logra relacionarse dejando a un lado el contacto visual, corporal y frente a un ordenador pueden pasar horas "chateando" con otros. Dejando a un lado el juego de la seducción, el coqueteo, el estar con el otro, época de usa y tira.

Desde un punto de vista futurista esto suena maravilloso; sin embargo, y no despreciando los beneficios que la inmediatez lleva consigo en referencia con el tiempo, quien a veces pareciera volverse nuestro peor enemigo, porque simplemente no cede, sigue su curso no importando tus necesidades, este tipo de situaciones genera sobre todo en los más pequeños y jóvenes la sensación de que la vida es así, el mínimo esfuerzo, pasiva y aletargada, hasta desechable, perdiendo sobre todo la capacidad de crear, resolver problemas y relacionarse con los otros.

A nivel educativo la Psicomotricidad con frecuencia se enfrenta a la exigencia de adelantar el proceso de aprendizaje para vender mejor, lo cual llega a ser una trampa en la que la mayoría de los padres se ven envueltos, ya que al parecer da prestigio hacer notar que los pequeños ya dominan una computadora o el proceso de lectoescritura que intentan se adquiera cada vez a más temprana edad. Nos hemos olvidado un poco del cuerpo en sí, de las necesidades de movimiento para un desarrollo óptimo a nivel emocional y cognitivo. La época de las rondas, de saltar la cuerda, jugar matatena o avioncito, parece haber quedado sepultada en un pasado. Este es uno de los espacios donde la Psicomotricidad encuentra tierra fértil para sembrar y obtener relevancia.

La educación motriz es una acción dirigida al desarrollo y control de las capacidades motrices, por lo tanto, no se puede reducir sólo a la adquisición de automatismos, por necesarios que estos puedan parecer.

El tiempo es muy mal consejero en pedagogía, no siempre "perder el tiempo" en aprendizajes que parecen alejados del objetivo señalado es realmente perderlo, sino ganarlo.

Cuando surge el fracaso en el aprendizaje, se pierde el objetivo de ser una herramienta de vida de cada ser humano y pasa a convertirse en un problema. Esta frustración se enfatiza mediante la enseñanza en la que diversas instituciones insisten en imponer reglas para acelerar el proceso pedagógico, cuando éste se puede dar de forma espontánea, sencilla, regulada, y placentera.

Conocer oportunamente los procedimientos, la organización y la planeación, es decir, establecer objetivos, experimentar numerosas actividades, crear ideas, fomentar la seguridad, seleccionar los espacios apropiados, producir nuevos estilos, así como enriquecer las vivencias, ayudarán a adecuar y modernizar los programas educativos tradicionales, para optimizar la situación de conflicto por la que pasan algunos estudiantes.

Por ello nace la Psicomotricidad, para abordar los movimientos que van de adentro hacia afuera del infante, como disciplina psicopedagógica, que organiza los recursos didácticos que se generan, para posibilitar la instrumentalización.

La Psicomotricidad surge de las ciencias psiquiátricas, psicológicas y neurológicas, en su vertiente relativa a la percepción del entorno y la creación de vínculos equilibrados, engloba el conjunto de las realizaciones motrices bajo el prisma de su relación con el psiquismo. Como disciplina psicobiológica y psicopedagógica, constituye una herramienta invaluable en el proceso evolutivo, que organiza los recursos para posibilitar la instrumentalización, que coadyuva a prevenir, detectar, adecuar, modernizar y optimizar los programas a nivel profiláctico, rehabilitatorio y pedagógico, para restablecer el equilibrio, el bienestar mental de la persona y su armonía en las relaciones intra e interpersonales (Posada, Suárez y Zarza, 2005: 4).

La historia de la Psicomotricidad queda entretejida con la historia del hombre, pero cabe resaltar el auge y desarrollo que tiene a comienzos del siglo XX, por partir de un punto concreto. Movimientos con significado y carga emocional.

En México la Psicomotricidad es una ciencia de reciente ingreso en la que profesionales de distintas áreas se especializan gracias a acuerdos con diferentes universidades y organismos nacionales e internacionales, con base en la necesidad de crear, investigar, experimentar e innovar métodos que conlleven a la concepción holística del ser humano.

En varias instituciones escolares la Psicomotricidad empieza a ocupar un lugar importante, que otorga a los niños la oportunidad de involucrarse con el movimiento y desarrollar habilidades de una manera más amena y productiva para el futuro. También el interés y curiosidad de los docentes por la materia.

En el campo terapéutico el incremento de menores con alteraciones neurológicas o sociales puede obtener una respuesta asertiva a sus necesidades. Niños y adolescentes a quienes en el pasado se les etiquetaba como "casos perdidos" pueden recuperar su autoestima y desarrollo favorable por medio de una intervención psicomotriz, con lo que se les facilita por medio de herramientas útiles a sobreponer sus limitaciones y llevar a cabo actividades de manera natural y eficiente.

Con los avances de la sociedad, los métodos de salud también evolucionan, y mientras se desarrollan se dirigen hacia un enfoque mecanicista, diseñando especialidades con el propósito de aislar, definir y tratar para enfocar el problema específicamente. Esta orientación puede ser efectiva, ya que se ha conseguido avanzar y desarrollar nuevas tecnologías, pero quizás se olvida de la persona en su globalidad y como ser integral.

La Psicomotricidad emplea la solución de problemas para mejorar la calidad de vida de la persona y lo hace desde un enfoque holístico, reconoce los desempeños en relación a la situación del espacio donde se desenvuelve la persona, promueve la comunicación y mantiene al ser en un nivel óptimo de salud y bienestar.

Dicho espacio como medio de relación es el lugar donde el yo se expresa y se comunica con los otros. Es un medio físico vivenciado por el propio cuerpo, cuya limitación son los límites físicos reales. No existe concepción del espacio sin la vivencia previa, sin la visión experimentada del contenido y del continente en movimiento realizada por uno mismo. La relación estática o móvil con los demás permite una visión compositiva descentrada de sí mismo para abarcar la totalidad. Esta visión es a la vez interna y externa, donde todos los sentidos están activos y comunicados entre sí. Existe una visión objetiva externa en la que el cuerpo propio es uno más en un contexto dinámico en el que todos y cada uno depende de los demás.

Para lograr una optimización en el desempeño terapéutico se recomienda la organización de equipos pluridisciplinarios, formados por diversos profesionales que trabajen de manera conjunta, con el fin de dar un abordaje de calidad y confiabilidad para las personas involucradas.

En el horizonte emocional nos encontramos con personas de todas edades con menor tolerancia a la frustración gracias a la inmediatez mencionada, en los pequeños en el ámbito familiar la falta de límites bien fundados y sobreprotección conllevan a una personalidad que sufre cada vez más por no ver sus deseos resueltos al momento. En muchas de las entrevistas con padres es necesario hacerles notar la importancia del establecimiento de reglas y rutinas en la vida diaria para el óptimo desarrollo de los niños. En ocasiones los padres nos cuestionan cómo educar a sus hijos, se encuentran desorientados y la voz del psicomotricista llega a ser en muchos casos juicio de realidad a la que ellos inconscientemente niegan.

Respecto al cuerpo, en la actualidad, éste parece ser objeto de consumismo y apariencia; de nuevo la inmediatez cobra importancia, tan es así que sólo hay que consultar a los médicos cirujanos la cantidad de lipoesculturismo que practican.

Por otro lado, el aumento de los trastornos de la personalidad de jóvenes que padecen anorexia o bulimia, por el hecho de copiar un estereotipo en el que fundamentan el valor de su persona, desafortunadamente va en aumento.

Esta es otra entre muchas dificultades por las que atraviesan los adolescentes en la actualidad. La Psicomotricidad, mediante diferentes vivencias a nivel de construcción del esquema e imagen corporal puede llegar a contribuir de manera significativa para asistir a este tipo de pacientes.

También nos enfrentamos a la drogadicción, o al uso de estupefacientes que ocasionan un estado de ánimo ilusorio inmediato, que cada vez se ven con mayor frecuencia y a más temprana edad; no obstante, todos estos trastornos de alguna manera pueden evitarse con un manejo óptimo de las emociones por las que transita el individuo, tan vulnerable o frágil. El fortalecimiento de la autoestima y la relación intrapersonal refiere las bases para lograr una adolescencia más equilibrada.

El estrés, considerada la enfermedad moderna, parece haberse convertido en un inquilino de la mayoría de los estilos de vida alrededor del mundo. Originado por diferentes causas, es un disparador de muchas enfermedades psicocorporales, que afecta a niños y adultos, el cual por medio de la práctica de diversas técnicas de relajación se puede disminuir o controlar y obtener una mejora del estilo de vida.

La Psicomotricidad en la tercera edad proporciona una mejor forma de vivir para aquellos que hasta hace unas décadas parecían olvidados. Todas las enfermedades crónicas a las que este sector de la población se enfrenta, así como el deterioro corporal propio de la edad encuentran en el movimiento la reconquista de su cuerpo, vitalidad y dignificación de su persona.

La Psicomotricidad es patrimonio de todos. Existe cierta tendencia a reservar la Psicomotricidad para los especialistas, se trataría de un saber específico, exclusivo de un cuerpo que lo administra y maneja.

Una de las mayores relevancias de la Psicomotricidad en México es el apoyo de ustedes por medio de este libro *El saber de la Psicomotricidad en primera persona*, ya que muestra su interés en progresar con esta labor en nuestro país, y el compromiso de difundir, así como hacer crecer esta intención. Tocar puertas, sobrepasar los diversos inconvenientes que se puedan presentar en el camino, porque los cambios siempre implican cierto temor y dudas.

El contar con psicomotricistas comprometidos y llenos de sueños y metas por conquistar para mejora de la sociedad es motivo para seguir adelante con este proyecto que inició hace 34 años, mismo que se ha desarrollado en medio de obstáculos, logros, sorpresas, satisfacciones, alegrías, amistades y conquistas.

MZ:  —*¿Qué le motivó a la práctica psicomotriz?*

BSR:  —Realmente ha sido un regalo, ya que me pintó de movimiento. Muchas cosas en la vida pasan por un proceso que es complicado, que es difícil, tienes que aprender y saber pensar cómo le voy a hacer para enfrentarlo y es ahí donde cualquier cosa que vale la pena, es importante reflexionar, concentrarse, tener disciplina para lograrlo, pero sobre todo aplica el cómo disfrutarlo.

Uno de los motivos que me sedujo, que me atrapó para involucrarme en la Psicomotricidad fue cuando, en los inicios de mi práctica psicomotriz, llegó a mi consultorio una adolescente de quince años que presentaba alteraciones hormonales, por lo que el médico le tuvo que aplicar testosterona, lo cual provocó cambios en su persona, principalmente en el tono de la voz, que se percibía masculina, así como en su comportamiento social, ya que mostraba actitudes varoniles, y esto ocasionaba el rechazo y burla de sus compañeros que ignoraban el proceso por el que ella transitaba.

Invité a la madre a que me diera la oportunidad de, además de practicar la terapia logopédica, aventurarnos juntas durante tres meses en un abordaje psicomotor, en el cual se programaron diversos ejercicios como manejo del enojo, expresión no verbal, la mirada, empatía tónica, frustración-aceptación y relajación, basados en un intenso diálogo tónico entre ambas. Al término de este periodo, nos sentíamos satisfechas y sorprendidas ya que comenzaron a notarse los primeros cambios relevantes en la adolescente.

Descubrí y comprobé la eficacia de una intervención psicomotriz, y esto me invitó a seguir investigando y fundamentando más mi proceso profesional en este campo. El toque psicomotor en esta adolescente dejó huella en ella y en mí, la emoción que embargó el proceso que vivimos, ser testigo de lo que esta adolescente manifestaba al observar sus cambios ha sido una de las experiencias más gratificantes en mi vida como terapeuta.

Sin darme cuenta esta fue la semilla que me motivó a compartir con otros profesionales la práctica de la Psicomotricidad, para lograr la mejora de vida de muchos pacientes que requieren apoyo en dicha área, lo cual ha permitido que hasta ahora, en gran parte de la República Mexicana, profesionales se dediquen a practicar técnicas psicomotrices dentro de su radio de acción, en los ámbitos de educación, salud, arte y vida diaria.

Contemplo que se requiere de tenacidad especial para ser psicomotricista, modificar nuestra percepción a través de los ojos, buscar la armonía de los sentidos para construir la identidad psicomotriz, es decir nuestras huellas no se desvanecen en las personas que "tocamos".

Gracias a la difusión en diferentes institutos, universidades y centros de salud, lo cual se refleja en más de ocho mil personas que han tenido algún acercamiento con la profesión, en relación a la base de datos de la Delegación Mexicana en Psicomotricidad y Relajación, con vínculos con diversas Instituciones, entre las que se destacan, la Universidad Nacional Autónoma de México (UNAM), la Universidad Iberoamericana (UIA) y la Universidad de Monterrey (UDEM).

Lo anterior se ha logrado en gran parte por el apoyo y la distinción de pertenecer a la Organización Internacional en Psicomotricidad y

Relajación (OIPR), la cual ha colaborado en mayor medida al avance de la práctica psicomotriz en México. Hemos tenido el privilegio de contar con la presencia de distinguidos psicomotricistas, reconocidos a escala internacional, ha sido motor para seguir creciendo, siendo un eje fundamental en la consolidación de la profesión, al compartir sus investigaciones y experiencias, y al mismo tiempo enriquecer mediante la retroalimentación con los profesionales en nuestro país los alcances de esta ciencia.

MZ:    *—¿Cuáles considera que son las prioridades estratégicas de la Psicomotricidad?*

BSR:    —Las siguientes:

- Consolidar una nueva cultura de la Psicomotricidad con aplicación para todas las personas, hacer énfasis en estrategias a favor de programas científicos, en su aplicación en diversos campos como el educativo, reeducativo y terapéutico.
- Propiciar aprendizajes en ambientes que favorezcan el desarrollo afectivo y psicomotor, reconociendo y estimulando las capacidades de la persona.
- Vincular más a la familia como agente educador y socializador, propiciando la reflexión y comprensión de su papel en el desarrollo de la infancia. La familia es mediadora activa entre el individuo y la sociedad. Es de suma importancia afirmar que es en el núcleo familiar, de acuerdo con sus posibilidades y limitaciones, donde se facilitan o limitan los procesos de desarrollo que afectan a sus integrantes. Si sus acciones son adecuadas, los resultados favorecen a la propia sociedad.
- Fortalecimiento del conocimiento científico sobre la infancia, su familia y comunidad a través de la investigación.
- Aproximación a las nuevas tecnologías con predominio de los criterios pedagógicos y terapéuticos.
- Búsqueda del mediador de excelencia para la intervención. Optar por estrategias que permitan una selección y formación inicial rigurosas de este personal, así como darle posibilidades de constante evolución y actualización profesional.

Tomando en cuenta las prioridades anteriores, se propone el siguiente modelo psicomotor: el propósito es proporcionar diversas destrezas motoras con la finalidad de estimular, favorecer, y guiar gradualmente el desarrollo de los aprendizajes, mediante la vivencia y la interiorización de los procesos.

El fin es presentar a la Psicomotricidad como una modalidad de comunicación, aprendizaje, expresión y creatividad que puede enseñarse como un sistema diferente para propiciar una permanencia en el aprovechamiento de la persona y fomentar un aprendizaje significativo.

A medida que el programa avance, los pequeños van exteriorizando sus inquietudes y se expresan, aportan iniciativas, sugieren nuevos ejercicios, para cumplir los objetivos planteados.

Es necesario que el psicomotricista nunca desmaye en su labor, por lo que es indispensable que celebre, estimule, apruebe, felicite, ayude y reconozca el trabajo con el fin de aligerar el ambiente y aliviar las tensiones.

El modelo propuesto es extenso; no obstante, a continuación, se presentan algunas de las modalidades para que el desarrollo del proceso de la Psicomotricidad sea eficaz:

Aunado a las características del modelo del abordaje psicomotor, es necesario tomar en cuenta diversos elementos, factores, componentes, mecanismos, fases, condiciones y estados del progreso para optimizar la estrategia de enseñanza.

Los principales elementos del proceso motor son: la maduración general del sistema nervioso, el desarrollo psicomotor general y los factores que intervienen, como el desarrollo de la motricidad, del triple plano, de lenguaje, la función simbólica, las sensaciones, las emociones y las exigencias del entorno.

Por lo tanto, la actividad psicomotora debe coordinarse, organizarse, precisarse y consolidarse, para lo cual es necesario conocer las fases de su desarrollo.

Es pertinente recapitular que la Psicomotricidad ofrece una concepción del cuerpo que sintetiza lo motor, lo afectivo, lo verbal y lo cognitivo. Estos elementos llevan al cuerpo a la elaboración del gesto, convirtiéndolo en el lugar de la creación, de la expresión, de la relación; aspectos íntimamente vinculados con el quehacer artístico.

El niño y la niña precisan expresarse en el plano del movimiento. El cuerpo en movimiento será el instrumento directo de conocimiento, de "aprendizaje" para el "aprendizaje", es decir para crear un punto de enlace entre movimiento, lenguaje, pensamiento, desde la manipulación, la representación, la interiorización, la comunicación, y la conceptualización, tal y como lo refiere Le Boulch (1995: 222-223).

Lo que interesa no es que el trabajo sea excelente, sino que responda a las intenciones que el niño haya hecho suyas. Estos propósitos deben venir de una experiencia personal, de una observación propia de las vivencias de los demás.

Algunos modelos adultos aniquilan la creatividad, debido a que proponen formas estáticas, cuando la gestualidad es la trayectoria, y por tanto dinamismo. Todo lo que sea dinámico no puede aprenderse más que a través del movimiento.

Resulta trascendental respetar el ritmo de desarrollo del niño, al impulsar la experimentación y abrir las puertas a la expresión; esto se logrará mediante la disponibilidad corporal ejercida por el educador.

La escuela maternal va demasiado aprisa hacia los procesos del aprendizaje y la abstracción verbal sin haber buscado antes un apoyo, lo suficientemente pronto y durante el suficiente tiempo, de una integración motriz de la vivencia.

Las instituciones pedagógicas especulan que todo aprendizaje debe estar basado en el esfuerzo cognitivo, se olvida que existe una metodología didáctica psicomotriz, cuyo contenido es preventivo y relevante hacia la optimización de la persona.

No por utilizar eficazmente las tecnologías informáticas propias de esta época el niño desarrolla su proceso de aprendizaje. Por el contrario, se pueden crear deformaciones y sobre todo actitudes complacientes de los adultos que tienden a destacar la habilidad en el teclado y en el control de los videojuegos, soslayando la Psicomotricidad.

A lo largo de la historia se han realizado investigaciones importantes que sin duda alguna han aportado elementos valiosos sobre la legibilidad y los esfuerzos destinados a la actualización en técnicas de aprendizaje. Dichos estudios e investigaciones indican que se requiere: identificar, analizar, planear, así como abordar las vivencias mediante cuestionamientos con los alumnos: ¿por qué?, ¿para qué?, ¿qué?, ¿cuándo?, ¿cómo?, ¿dónde?, ¿con qué?, ¿de qué forma? Pero, cabe preguntarse, ¿de qué manera se descubre cómo abordarlos?

Los interrogantes son un hecho cotidiano, las vivencias transcurren mecánicamente y otras se muestran novedosas, pero... ¿en qué forma nos enriquecen?

Si se mira hacia atrás en el tiempo se pueden ver diferentes momentos de la vida: aventuras divertidas, éxitos, decisiones importantes. Todas estas experiencias se incorporan a nuestra propia historia. Algunas vivencias dejan historias alentadoras y otras pueden desanimar, o pueden bloquear el desarrollo de habilidades, por ejemplo, un maestro que descalifica y desalienta con sus comentarios la incipiente creación gráfica de un alumno.

Se puede dar origen a experiencias maravillosas si se crean conscientemente las condiciones ideales: buscar espacios armónicos, detectar y aprovechar las oportunidades, actuar con entusiasmo.

El niño necesita tener experiencias diversas para darle variedad y riqueza a su vida, y qué mejor que sean con su propio cuerpo. La intención que se asienta en lo que se proyecta es la clave para llenar la vida diaria del pequeño de posibilidades continuas de aprendizaje y de descubrimiento.

Finalmente, es importante concluir que uno de los grandes desafíos en la intervención es transmitir a los niños el potencial de sus movimientos, que les permitan descubrir nuevas experiencias, valores e ideas ya que ello influirá de manera definitiva durante toda su vida.

MZ:     —*¿Cuál es la postura nocional de IRAPSIR en la que se articula la práctica psicomotriz?*

BSR:     —En las neurociencias, ya que la Psicomotricidad engloba el conjunto de las realizaciones motrices bajo el prisma de su relación con el psiquismo. Con un enfoque en la corriente terapéutica o rehabilitadora según los planteamientos de la publicación del Diario Oficial Francés realizada en Francia en el año de 1960, firmada por Soubiran, Cahen, Trillar, Galifret-Granjon, Stambak, García-Badaraco y Gobineau; asimismo en los principios de la psicocinética planteada por Le Boulch. Al ser una práctica multidisciplinaria se hace necesaria una visión ecléctica en el planteamiento de la misma.

MZ:     —*Cuéntanos cuáles son las áreas de intervención en IRAPSIR.*

BSR:     —IRAPSIR, delegación en México de la OIPR, con sede en Francia, es la única entidad en nuestro país autorizada para desarrollar el programa establecido por dicho organismo.

Por lo que las áreas de intervención son la clínica en sus distintas vertientes (preventiva, educativa, reeducativa y terapéutica, desde la estimulación temprana en bebés con o sin dificultades en el desarrollo hasta el abordaje clínico con adultos mayores).

IRAPSIR, como lugar de formación e intervención psicopedagógica y clínica plantea su acción y sus objetivos sobre cuatro ejes característicos:

1. formación de profesionales;
2. habilitación práctica sobre la base, por un lado, de la propia actividad de intervención psicoterapéutica y psicopedagógica del Instituto, y por otro en el seno de la propia actividad formativa

sobre los propios alumnos, mediante la participación directa y personal en sesiones dirigidas por el profesorado de IRAPSIR;
3. investigación continua, y
4. difusión de los trabajos, reflexiones y resultados obtenidos.

A todo esto, hay que añadir la privilegiada situación actual de IRAPSIR en el plano internacional, a través de su pertenencia y presencia activa en la OIPR y su aportación creciente de profesorado a la Universidad de Verano de París, último tramo formativo para la obtención del posgrado en Psicomotricidad.

Se presenta, por lo tanto, un Instituto que en la actualidad ya está articulando estas cuatro facetas, no sólo en lo que se refiere a impartir los conocimientos necesarios para la titulación del psicomotricista, sino con la proyección de una formación continuada y la actualización permanente de los profesionales.

En 1996 concluyó la primera promoción de especialistas en esta área, los cuales que en su mayoría están actualmente laborando en distintas instituciones en el área de la Psicomotricidad en el país. A la fecha han sido diez generaciones del posgrado en Psicomotricidad; igualmente se han impartido diversas especialidades y la maestría en Psicomotricidad y Relajación; uno de los más importantes resultados es el contar con cincuenta generaciones de psicomotricistas dentro del territorio nacional en convenio con diversas universidades, aunado al primer congreso mundial en Psicomotricidad en América, celebrado en la Universidad Iberoamericana León. No obstante, estas formaciones no satisfacen la gran demanda que el país exige.

Se imparten terapias en las Especialidades de Logopedia, Audición, Psicomotricidad, Relajación, Aprendizaje y Pedagogía Terapéutica, en sesiones tanto individuales como colectivas, a bebés, niños, adolescentes, adultos y adultos mayores.

Con base en el extracto del decreto N° 88-659 del 6 de mayo de 1988 del Ministerio de la Salud de Francia, relativo a la intervención en ciertos actos de la reeducación psicomotriz, y base de actuación de la profesión, IRAPSIR ofrece:

1° balance psicomotor;
2° educación precoz y estimulación psicomotriz;
3° reeducación de los trastornos del desarrollo psicomotor o de los desórdenes psicomotores siguientes, a través de técnicas de relajación dinámicas, de educación gestual, de expresión corporal o plástica y por actividades rítmicas, del juego, del equilibrio y de la coordinación, y

4º contribución mediante técnicas de abordaje corporal, al tratamiento de deficiencias intelectuales, de trastornos caracteriales o de la personalidad, de los trastornos de las regulaciones emocionales y relacionales y de trastornos de la representación del cuerpo tanto de origen psíquico como físico.

MZ:     —*Platícanos más de IRAPSIR.*

BSR:     —Somos una comunidad educativo-terapéutica integrada por profesionales en el ámbito de la pedagogía, rehabilitación, lenguaje, psicomotricidad, arte. Con una meta en común: favorecer el estilo de vida con calidez rodeada de un ambiente agradable y adecuado.

Participamos un grupo de profesionales con amplia experiencia en el ámbito terapéutico, gran profesionalismo, sensibilidad, altamente especializados, convencidos de nuestro compromiso, y un gran sentido de la responsabilidad que nos coloca a la vanguardia de la investigación, diagnóstico, terapéutica y docencia de los trastornos psicomotores, lingüísticos y de aprendizaje.

IRAPSIR desarrolla tres actividades: abordaje clínico integral desde temprana edad hasta la adultez, especialización en Psicomotricidad y vínculos con instituciones y asociaciones internacionales:

Abordaje clínico integral:

- diagnostica y trata problemas de aprendizaje, lenguaje y psicomotricidad;
- plantea e instrumenta programas específicos para personas con capacidades especiales;
- administra instrucciones pedagógico-clínicas de distinto nivel;
- investiga las estrategias fundamentales para cada caso en particular;
- propicia la coterapia, la aproximación con la familia para conocer y comprender la problemática;
- comunica, informa mediante entrevistas la evolución del caso;
- elabora el seguimiento a nivel multidisciplinario con los profesionales inmersos en el caso;
- favorece la comunicación significativa y creativa;
- proporciona las herramientas necesarias para que se adquiera seguridad y confianza;
- desarrolla proyectos para que se fortalezca la autoestima y disponibilidad cognoscitiva;
- brinda el espacio óptimo para buscar la felicidad;
- pretende la superación de la problemática.

Especialización en Psicomotricidad:

Se plantea una formación en psicomotricidad fundamentada en:
- excelencia académica probada con programas supervisados por un equipo internacional de expertos, con evaluaciones en el extranjero, mediante un comité científico internacional;
- óptimo currículum de materias, programas de estudio estructurados y respaldados por especialistas nacionales e internacionales;
- novedosos métodos y técnicas de investigación aplicados por un equipo de profesionales;
- preparación sólida, profunda, con base en un método científico alcanzando una elevada disciplina mental, instrumentos todos muy aptos para indagar, adquirir y transmitir la vivencia, es por esto que se ha creado un programa de estudio con todas las características de calidad en los aspectos de la formación integral de la persona, sintiendo la responsabilidad de construir hoy el mundo del mañana, formar, enseñar, crear, vivenciar, rehabilitar, reeducar.

Vínculos institucionales:

Se plantean convenios y acuerdos que favorezcan:
- beneficios de la Psicomotricidad en el desarrollo integral de la persona;
- servicio Social y prácticas pedagógicas nacional e internacional;
- sensibilizar y desarrollar en los estudiantes la conciencia en los problemas y necesidades de la sociedad;
- protocolo de colaboración;
- convenios;
- capacitación en el ámbito psicomotriz;
- asegurar el desarrollo de la formación;
- formas de colaboración científico-cultural;
- intercambios;
- publicaciones;
- proyectos en común;
- organización conjunta.

¿Cuál es nuestra trayectoria? Desde 1985 se crea el Instituto de Rehabilitación, Arte y Psicomotricidad Ribadetorre (IRAPSIR), con la misión de promover en diferentes niveles y en múltiples formas la intervención terapéutica, desde nivel temprano hasta la adultez en cuanto a las problemáticas psicomotoras, lingüísticas y de aprendizaje de manera integral. Está comprometido con una visión holística, de la salud mental, promoviendo la rehabilitación.

En 1989 se instaura la Formación en Psicomotricidad a través de la Delegación Mexicana de la Organización Internacional en Psicomotricidad y Relajación, se promueven maestrías, diplomados, posgrados, cursos, seminarios, talleres, congreso mundial en Psicomotricidad, especialidades en grafomotricidad y relajación, igualmente se han creado diversos convenios y acuerdos con universidades, asociaciones e instituciones con diversos países de Europa y América.

A través de estos años hemos disfrutado enormemente el reto y continuamos investigando nuevas formas y mejores técnicas.

Buscamos que nuestra recompensa se encuentre en el esfuerzo, no en el resultado, tal como lo menciona Gandhi. Es por ello que revalorizamos la capacidad de esfuerzo en todo ser humano para obtener mayor comprensión y capacidad de abstracción. Creemos que cada ser humano es único, con sus virtudes y capacidades que lo hacen especial. Buscamos la comunicación total: llenar de luz e iluminar el alrededor.

¿Cuáles son nuestros propósitos?

- proporcionar a estudiantes y profesionales en un esfuerzo en conjunto y congruente, los elementos y estrategias académico formativas que les permitan un mejor desarrollo en el ámbito de la Psicomotricidad;
- propiciar especial énfasis y atención específica en el ser humano en todas las etapas de la vida;
- brindar una formación teórico práctica para establecer la relación de los diversos elementos que integra la Psicomotricidad, para participar en los ámbitos educativo, reeducativo y terapéutico, considerando que este campo de trabajo se apoya en las neurociencias;
- ofrecer herramientas necesarias para llevar a cabo un óptimo trabajo psicomotor, para obtener un nivel de autoconocimiento y superación personal a través de diversas vivencias psicomotoras, con el fin de alcanzar un óptimo desempeño en el ámbito terapéutico;
- efectuar diversas alianzas con instituciones, con el fin de reconocer la profesión del psicomotricista en nuestro país.

¿Cuál es nuestra misión? Promover los aportes de la Psicomotricidad en diferentes niveles y de múltiples formas con gran profesionalismo para ser aplicados en beneficio tanto en el abordaje clínico en bebés, niños, adolescentes y adultos, como en el ámbito educativo y en la formación académica en diversos profesionales, con el fin de lograr el equilibrio psico-afectivo-motor de la persona.

¿Cuál es nuestra visión? Concientizar a profesionistas sobre la importancia y el beneficio que tiene la Psicomotricidad en nuestro país, mediante planes estratégicos y gran diversidad de herramientas y así lograr disminuir los trastornos motores que padece gran parte de nuestra población.

Ser una institución líder en la Psicomotricidad, formadora de estudiantes y profesionales que sean suficientemente hábiles para tomar los retos que propone el ámbito de la Psicomotricidad.

¿Cuál es nuestra filosofía? Se fundamenta en un marco de valores caracterizados por la honestidad, la responsabilidad, el respeto, la confianza, la esperanza, la generosidad y el servicio. Con un enfoque de trabajo multidisciplinario que lo conforman profesionistas provenientes del área de neurociencias y ciencias sociales (psicomotricistas, terapeutas de lenguaje, neurólogos, psicólogos, etc.).

El hombre para realizar lo que siente, precisa dejar la mecanización, liberar los impulsos innovadores para expresarse en la acción de día a día. Vivir su tiempo interior, orgánico su imagen integral como totalidad del ser. "Comenzar a ser feliz ahora desplegando las alas de la existencia".

MZ:    *—¿Qué ha representado para ti, ser delegada en México de la OIPR?*

BSR:    —Representar a la OIPR es un compromiso que adquirí y del cual me siento sumamente orgullosa y agradecida por la confianza depositada en mí. Continúo promoviendo la capacitación, porque estoy convencida que se puede llegar a tocar el alma del otro a través de lo que la Psicomotricidad envuelve.

Una institución que valora profundamente lo logrado en estos años, que busca la calidad en su desempeño, estrategias y dedicación, teniendo en consideración los esfuerzos por responder en una forma tanto oportuna como efectiva a los nuevos desafíos y tendencias.

Durante 34 años, IRAPSIR ha alcanzado un desarrollo de la Psicomotricidad como quizás nunca imaginé. Ha producido un gran crecimiento institucional y un cambio significativo de las perspectivas pedagógicas y científicas que hoy siguen en discusión y constante evolución contando siempre con la colaboración francesa y el apoyo incondicional del director y profesorado del Institut Supérieur de Rééducation Psychomotrice en París.

IRAPSIR ha seguido trabajando en la incorporación de diplomados en diversas universidades del país, del mismo modo, colaborando con instituciones nacionales, promoviendo la capacitación en comunidades. Dotados de una gran sensibilidad en los procesos de cambio, de tecnología, y con el deseo de seguir adelante, buscando el reconocimiento de la profesión en México.

MZ:     *—Ha sido importante para ti, el trabajo comunitario, es decir, el incluir e invitar a otros profesionales a colaborar en los esfuerzos para continuar con la promoción de la Psicomotricidad a nivel internacional, no sólo en lo formativo, sino en el campo de la investigación y tantos más… háblanos acerca de ello.*

BSR:    —Estoy comprometida en atender necesidades reales del sistema educativo y sanitario. Desde 1985 iniciamos en México el trabajo con niños, jóvenes, normalistas y universitarios, un reto supremo lleno de descubrimientos y con muy buenos resultados.

Los jóvenes están ávidos de herramientas flexibles que los ayude a adaptarse a los vertiginosos cambios en educación y las ambivalencias sociales, culturales, políticas y económicas que se viven en nuestro país. Gracias a todos, los jóvenes hoy maestros, directores, funcionarios, emprendedores y profesionales que confían en nuestro trabajo, mis compañeros de equipo y todos los que no se ven que se involucran para hacer posible la experiencia de innovación psicomotriz.

Todo crece gracias a un ingrediente fundamental, la pasión; sin pasión nunca hubiera podido hacer realidad los sueños, para librar los obstáculos, los errores y sin sabores que también forman parte de los logros.

A nivel internacional se han pretendido mostrar las más novedosas aportaciones de la Psicomotricidad y la relajación a la clínica y a la estimulación pedagógica, a través de ponencias originales expuestas por profesionales de prestigio, tanto nacionales como internacionales, lo que ha permitido el estudio profundo de la temática tratada con enfoques variados en cuanto a neurología, antropología, psicología, psiquiatría, sociología, psicomotricidad, entre otros. Desde 1994 los estudiantes de México en IRAPSIR se han beneficiado de los aportes de estudiosos en el tema, provenientes de diversos países, entre los que destacan: Jean Le Boulch, Vítor Da Fonseca, Raymond Murcia, Nuria Franc, Pascal Bourger, René Essioux, Pedro Pablo Berruezo y Adelantado, Lone Frimodt, Félix Fernández, Alfonso Lázaro, Franco Boscaini, Alexandrine Saint-Cast, Esteban Levin, Fabián Mariotti, Juan Antonio García, Alain Pinsolle, Marco Urago, Gérard Tupinier, Rui Martins, Veronique Defiolles, Emilio Lome, Juan Mila, Christine

Nelson, Paul Fernández, Klaus Miedzinski, Pablo Bottini, quienes en su mayoría tuvieron la oportunidad de descubrir nuestro país.

Cabe destacar que en marzo de 2001 se realizó el Homenaje en vida al Dr. Jean Le Boulch y en octubre de 2005 al Dr. Jean Bergès, a manos de Marika B. De Bergès.

Asimismo se han beneficiado comunidades nacionales e internacionales, en específico la República de Camerún, así como intercambios con los alumnos de la formación en Psicomotricidad, que al día de hoy cuenta con el reconocimiento oficial de la profesión.

Es importante señalar que en el año 1997 se crea la Asociación en Psicomotricidad y Relajación en México, A. C. (APREM), sin fines de lucro, como la esencia del no caminar sólo hacía unos objetivos genéricos, sino establecer criterios y lineamientos teórico-prácticos para la certificación, conocimiento, investigación, desarrollo y actividades relacionadas con la Psicomotricidad. Así como la formalización de espacios, en torno a la legalización y legitimación del quehacer psicomotor en sus diferentes ámbitos de inserción, en instituciones y/o personas que reciben los servicios y constituyen su campo profesional efectivo, con una actitud abierta y de escucha frente a las problemáticas respecto al ejercicio de la práctica psicomotriz en México.

**Referencias bibliográficas**

Le Boulch, J. (1995). *Mouvement et Dèveloppement de la Personne*. París: Vigot. Collection Essentiel.

Suárez, B. (2005). *La relevancia de la psicomotricidad en México*. Congreso Mundial de Psicomotricidad: Cuerpo, acción y representación en los albores del siglo XXI. Innovaciones psicomotoras en salud, educación y familia. Octubre, 2005. México: Universidad Iberoamericana, León. Gto.-IRAPSIR.

---

*¡Gracias Begoña y Michelle!*

# Pensar la Psicomotricidad, traspasando fronteras...

---

## Entrevista a Cori Camps

*por Natividad Castellani*

Natividad Castellani (NC): —*Usted parte teniendo de base la profesión de psicóloga, siendo hoy Dra. en Psicología, ¿qué la llevó a adentrarse en la Psicomotricidad? Según tengo entendido fue alrededor del año 1980... ¿Cómo conoció esta disciplina en aquella época?, ¿de la mano de quién?*

Cori Camps (CC): —Terminé la licenciatura en Psicología en el año 1981, y me doctoré en Psicología en el año 1987. El año 1988 aprobé un concurso oposición a Profesora Titular de Universidad del área de Psicología Evolutiva y de la Educación, en la entonces División VII de la Universidad de Barcelona (centro universitario de Tarragona) y posteriormente Universidad Rovira i Virgili (URV) (Tarragona), ejerciendo desde entonces como profesora titular y funcionaria en la Facultad de Ciencias de la Educación y Psicología (FCEP) de dicha universidad. Más adelante explico un poco más en detalle este proceso, ya que pienso que es ilustrativo de mi dedicación a la Psicomotricidad.

¿Cómo conocí la Psicomotricidad? Al licenciarme, me contrataron como psicóloga en un gabinete psicopedagógico, en el cual me encargaba de reeducaciones a niños con dificultades de aprendizaje y conducta en una escuela. Se trataba de una reeducación de tipo instrumental, era difícil que los niños y niñas estuviesen atentos. En general eran niños muy movidos, con déficit de atención, dificultades en el control de sus emociones y problemas de relación. Por casualidad, llegó a mis manos, a través de un amigo que estudiaba Bellas Artes, el libro *Simbología del movimiento*, de Lapierre y Aucouturier. Aquél libro me abrió los ojos y me maravilló. Todavía hoy creo que es un libro de lectura imprescindible para educadores, psicólogos y, evidentemente, psicomotricistas. Yo conocía por mi formación una intervención de tipo instrumental, basada en el déficit y con una perspectiva de normalización del desarrollo. Entonces propuse al gabinete psicopedagógico dedicar una buena parte de la sesión al juego, introducir técnicas de relajación y terminar con los cuadernillos y otros materiales de reeducación. El cambio con los niños fue espectacular, tanto a nivel de aprendizajes como, especialmente, a nivel emocional y relacional.

Paralelamente, obtuve una beca en la Universidad para realizar la tesis doctoral. Dicha beca pasó luego a ser de dedicación exclusiva, por lo que tuve de dejar mi trabajo profesional fuera de la universidad. A través del contrato como becaria impartí ya algunas horas de docencia y al año siguiente gané una plaza de ayudante en la universidad, también en dedicación exclusiva. En ese momento, además de docencia en la licenciatura de Psicología, impartí una asignatura de Psicomotricidad en un Plan Especial de adaptación para educadoras de educación infantil. Cuál fue mi sorpresa cuando, al hablar yo de Lapierre y Aucouturier, una de las alumnas (Mercè Rota, a partir de entonces también amiga) me comentó que Bernard Aucouturier venía periódicamente a Barcelona (yo vivo a unos 100 km) y que existía una formación en Psicomotricidad. A partir de ese momento estuve formándome en Psicomotricidad, a través de la Escuela de Expresión y Psicomotricidad de Barcelona, con distintos cursos, conferencias, seminarios, y evidentemente durante años sin perderme un solo seminario o curso impartido por Aucouturier. De esa época quiero destacar como docentes de dicha escuela a Josep Rota o Katty Homar.

Paralelamente, una vez obtenida la plaza de profesora titular de universidad con dedicación exclusiva, seguí estudiando, cursando otras formaciones e investigando en el ámbito de la Psicomotricidad y de los pilares de esta disciplina, a nivel de la psicología evolutiva, la psicopatología, el psicoanálisis, otras técnicas corporales, etc, y profundizando cada vez más en el estudio de los distintos autores en los cuales se ha sustentado nuestra disciplina. Ello me han permitido a lo largo de los años fundamentar la práctica de la Psicomotricidad a nivel de desarrollo psíquico a través del cuerpo y el movimiento, y la importancia de la relación tónico-emocional, la acción, el movimiento, las sensaciones y el juego en el desarrollo corporal y psíquico del niño y en la construcción de su identidad.

Mi trayectoria profesional, pero también de crecimiento personal, está íntimamente vinculada al trabajo y amistad con mis queridas compañeras, Inés Tomás y Lola García, con las que he compartido mi vida profesional, a nivel de docencia, práctica profesional e investigación, pero también un profundo afecto y amistad. Con nuestra estimada Inés pudimos profundizar en los caminos del psicoanálisis, fundamentando la relación del cuerpo y el inconsciente. Lola nos adentró en un conocimiento profundo del desarrollo del niño y la importancia del vínculo en las primeras edades, y también en metodologías de innovación docente, que incorporamos a nuestra docencia. Nuestro camino profesional compartido nos llevó a iniciar el año 2000 el Posgrado y, desde 2006, el "Máster Internacional en Educación y Terapia Psicomotriz", en la URV. No puedo más que estar agradecida y orgullosa de nuestro afecto, amistad y recorrido profesional. Actualmente, llevo la coordinación del Máster con Fabiana Sánchez y Celia Camps.

Puesto que en el camino profesional no caminamos solos, quiero mencionar también aquí a los colegas y compañeros de profesión que a lo largo de los años hemos compartido congresos, seminarios, investigaciones y con los que hemos podido enriquecernos y seguir aportando conjuntamente a la profesión de psicomotricista. Mención especial a los profesores Juan Mila y Mariela Peceli, de la Universidad de la República (Uruguay), colegas de profesión y amigos a los que nos unen lazos profundos de afecto, con los que realizamos una investigación sobre la formación corporal y personal del psicomotricista que publicamos en el libro *El psicomotricista en su cuerpo. De lo sensoriomotor a la transformación psíquica*. Sin olvidar todos los aprendizajes y el afecto con los compañeros psicomotricistas de ambos lados del Atlántico, entre ellos, Miguel Llorca, Fina Sánchez, Maite Labarga, Pedro Pablo Berruezo, Pablo Bottini, Miguel Sassano, Joaquín Serrabona, Marcela Hernández, Gabriela Guzman, con los cuales pudimos descubrir, compartir y construir nuevos relatos y experiencias en Psicomotricidad.

NC:  *—¿Cómo vincula Ud. hoy sus dos profesiones? ¿Puede combinar estrategias entre ellas?, ¿cuáles?, ¿cómo?*

CC:  —Tal como he mencionado en la pregunta anterior, mi profesión es Profesora Titular de Universidad (Universidad Rovira i Virgili) con dedicación exclusiva. Por ello, tuve que renunciar a mi práctica profesional fuera de la universidad. Pero desde hace muchos años, a través de convenios de colaboración con escuelas ordinarias, escuelas de educación especial y asociaciones de padres de niños con dificultades, he podido compaginar mi actividad docente y de investigación con la actividad de transferencia actuando como psicomotricista tanto a nivel educativo como terapéutico en la sala de Psicomotricidad de mi facultad (FCEP), a la cual acuden grupos de niños, tanto para la práctica educativa como de ayuda y terapia psicomotriz. Estas sesiones de Psicomotricidad están vinculadas a asignaturas que imparto de Psicomotricidad en el grado de psicología y especialmente a las sesiones de terapia psicomotriz con grupos de niños con distintos tipos de dificultad (déficit cognitivo, TEA, Asperger, etc.), prácticas que se desarrollan en el seno del Máster en educación y terapia psicomotriz, que he mencionado en el apartado anterior. Esto me ha permitido mantener durante todos esos años, de manera simultánea, el contacto con los niños y la práctica profesional, la actividad docente y la investigación, tres ámbitos profundamente interrelacionados que me han enriquecido: una práctica sólidamente asentada en el estudio profundo del desarrollo psicológico, la psicopatología, el inconsciente…, una investigación y una docencia conectadas con la práctica profesional. No podría concebir en estos momentos mi trabajo sin la interrelación entre estos tres pilares. Y quiero mencionar otro pilar que yo diría que transcurre transversalmente a todos ellos: la formación personal. Además de mi propio recorrido a nivel de formación y terapia personal, la experiencia desde el año 2000, que continua en la actualidad, como docente de los grupos de formación personal del Master en Psicomotricidad (URV), primero con Inés, una edición con Lola, y actualmente con Fabiana, y que me ayudan a seguir aprendiendo, escuchando y escuchándome, y haciendo consciente proyecciones, bloqueos, defensas que me permiten seguir transformándome en mi práctica como docente y en la intervención psicomotriz con los niños.

NC:    *—Ud. escribió muchos artículos muy interesantes, entre ellos uno acerca de la piel, el tacto, el tocar y ser tocado; en ese escrito Ud. refiere: "A través del tacto se pretende hacer surgir las palabras, para ayudar a acceder al registro simbólico"; ¿considera que el contacto corporal, el tocar, es la técnica de la Psicomotricidad como es la palabra a la psicología? ¿El psicomotricista debe aprender a tocar y ser tocado?*

CC:    —Yo diría que lo que sería equivalente a la palabra en psicología, sería el tono en Psicomotricidad. Conceptos como empatía tónica, disponibilidad, contención, diálogo tónico, ajuste tónico, transformación, médium maleable, etc., remiten a la importancia del tono en Psicomotricidad, tanto para poder hacer una lectura tónica de la expresividad psicomotriz del otro, como para poder ajustarnos a él desde nuestra disponibilidad tónica, y de nuestra propia escucha. Pero no podemos olvidar que el tono y la piel están íntimamente relacionados, no puedo tocar la piel sin que se movilice el tono, desde la vida intrauterina los contactos a través de la piel inciden en el tono, el tacto nos remite a sensaciones que no implican sólo la sensibilidad de la piel, sino que está unido también al tono muscular (sensaciones de contacto y presión). El papel de la piel y el tacto es fundamental en el desarrollo de la persona.

En mi artículo me refiero a la importancia del tacto, pero también hago referencia a que en ocasiones la ausencia de tacto va a ser la respuesta más ajustada. Hay que partir siempre de la escucha del otro y ajustarnos a él, y en ocasiones lo ajustado será un tacto de contención, en otras un tocar que tranquilice, en otras un tocar que ponga límites, en otras, un tocar que permita la comunicación profunda… y, en otras, el no tocar.

Respondiendo a su pregunta: ciertamente, el psicomotricista debe aprender a tocar y ser tocado. En relación al tacto, es necesario tener en cuenta la cultura de la persona con la que interactuamos, los distintos modos de utilizar el tacto y el contacto según la etapa del ciclo vital, la no utilización del tacto como fuente de excitación sexual, y el tener presente que el tocar implica siempre una reciprocidad. Todo ello nos lleva a la necesidad de una formación corporal del psicomotricista que le ayude a reconocer las distintas formas de tocar, y qué le pasa a él cuando es tocado, el reconocimiento de la reciprocidad al tocar, toda la gama de sentimientos y emociones que se desencadenan de forma inconsciente a través del trabajo corporal sobre el tacto.

El psicomotricista va a utilizar el tacto como un potente mediador de comunicación, pero necesita una formación específica para poder intervenir sin riesgos. El tocar en Psicomotricidad debe ser siempre como sostén, no como interacción pulsional ni fuente de excitación. Va a ser fundamental el rol de paraexcitación del terapeuta en relación al tocar. En el artículo que menciona recojo algunos testimonios de alumnos del máster, reflejados en sus memorias, sobre cómo, a partir de una misma propuesta, las vivencias, recuerdos, emociones, sensaciones… que aparecen, son distintas en cada uno, en función de su propia historia. La piel y el tacto participan inevitablemente en nuestro trabajo como psicomotricistas. A través del tacto como mediador podemos ayudar a construir, reconstruir o reactualizar el Yo-piel. Ello es un privilegio, pero también implica una gran responsabilidad y un gran riesgo, precisamente por la posibilidad de acceder a las emociones más primitivas, a las angustias más arcaicas, lo que conlleva el peligro de confundir al otro si el encuadre no es claro. Por ello es imprescindible un trabajo personal sobre nuestro propio Yo-Piel, sobre nuestra vivencia del tacto y el contacto, que nos va a remitir a nuestra propia historia.

NC:     *—¿Cuál es la postura teórica en la cual fundamenta su práctica e investigaciones? ¿Siempre fue la misma, fue mutando en el tiempo o se considera ecléctica? ¿Dónde y desde dónde desempeña hoy su intervención psicomotriz?*

CC:     —Mi marco de referencia teórico sobre el que fundamento mi práctica, mi docencia y mi investigación es la línea dinámica de la Psicomotricidad, y más concretamente, la práctica psicomotriz de Bernard Aucouturier. Y también con aportaciones de otros autores de la vertiente dinámica de la Psicomotricidad, o del ámbito la psicología, la neurociencia, etc.

Mi postura teórica fue siempre la misma, enriquecida con otras aportaciones, pero siempre desde el mismo marco conceptual.

En relación a su pregunta sobre dónde y desde dónde desempeño hoy mi intervención psicomotriz, tal como he mencionado anteriormente, mi desempeño de la intervención psicomotriz es en el marco universitario (URV), a través de proyectos de transferencia e investigación, en la sala de Psicomotricidad de nuestra Facultad (FCEP).

NC:     *—He leído en libros y revistas de Psicomotricidad, varios capítulos/ artículos suyos, algunos en torno a la intervención psicomotriz, otros en relación a la formación del psicomotricista. ¿Usted cree que ambas temáticas van de la mano, es decir, no se puede hablar de intervención psicomotriz sin hablar de la formación del psicomotricista y viceversa?; ¿o bien son dos temáticas que se pueden separar?*

CC:     —Creo que no se puede hablar de intervención psicomotriz sin hablar de la formación del psicomotricista y viceversa. Concebimos tres vertientes de la formación: formación teórica, práctica y personal, profundamente interrelacionadas.

En mis publicaciones y publicaciones compartidas, me refiero de forma especial a la formación personal: no es posible ser un buen psicomotricista sin una formación personal sólida y un proceso continuo de autoconocimiento y de trabajo personal. La formación corporal y personal se dirige a construir el rol del psicomotricista, dotándolo de herramientas para entender al otro en su expresividad tónico-emocional, para decodificar y dar sentido a las señales del cuerpo, del gesto y del hacer del otro.

Sin una sólida formación no es posible una buena intervención psicomotriz y la propia intervención permitirá seguir construyendo nuestro quehacer profesional. Me parece imprescindible el proceso de formación continua, tanto a nivel de formación teórica, leyendo y profundizando en estudios, investigaciones, nuevas publicaciones, para enriquecer la propia práctica, y para fundamentarla, y también un proceso de formación corporal y personal, para poder descubrir puntos ciegos sobre el propio trabajo, bloqueos, resistencias, que interferirían en nuestra intervención.

NC: *—¿En qué ámbito se siente Ud. más cómoda o satisfecha profesionalmente hablando?, ¿en la educación, en la clínica o en ambas? ¿Por qué?*

CC: —Me siento cómoda y satisfecha en las dos vertientes, pero por vinculación a la docencia en grado y especialmente en el máster de Psicomotricidad, he estado más dedicada a la vertiente clínica, a la ayuda psicomotriz con niños con dificultad, algunos de ellos con trastornos muy graves del desarrollo, y con los cuales a través de la terapia psicomotriz es posible acceder a un nivel arcaico de comunicación. Creo que la Psicomotricidad es una técnica de intervención que permite conectar con el niño a nivel profundo, accediendo allí donde se encuentra su desarrollo, ajustándonos a su ritmo, a sus potencialidades, y acompañándolo hacia un mayor bienestar. En mi actividad investigadora he estado también más centrada en la clínica y la terapia, con proyectos de investigación, entre otros, sobre autismo.

NC: *—En Argentina hoy, la Psicomotricidad es una carrera de grado-universitaria; en España, puntualmente en Tarragona, ¿cuál es el recorrido académico que se debe realizar para ser psicomotricista?*

CC: —En España no está regulada todavía la profesión de psicomotricista, a pesar que hay psicomotricistas trabajando en instituciones educativas y clínicas, y a lo largo de todo el ciclo vital. Pero sólo en ocasiones son contratados como psicomotricistas, normalmente lo son como psicólogos, fisioterapeutas… que, además de su formación de grado, tienen formación específica de postgrado en Psicomotricidad.

En algunas ocasiones sí que son contratados como psicomotricistas. Y encontramos numerosos psicomotricistas en gabinetes psicopedagógicos.

La formación reconocida en Psicomotricidad se realiza en las Universidades, como título propios de Postgrado o Máster de la Universidad. Muchas universidades tienen formación de postgrado o máster en Psicomotricidad. Concretamente, en nuestro caso, en la Universidad Rovira i Virgili (FCEP) impartimos, como he mencionado antes, el Máster en Educación y Terapia Psicomotriz (de 60 créditos ECTS) y el Postgrado en Educación Psicomotriz y Desarrollo Psicológico (30 créditos ECTS), que se vienen realizando desde el curso 2000-2001, y que mantiene la estructura de formación en estas tres vertientes: formación teórica, formación práctica y formación personal.

Tanto desde las universidades como desde las asociaciones y la Federación de psicomotricistas estamos llevando a cabo distintas acciones para el reconocimiento de la profesión de psicomotricista.

NC:     *—Hoy se está hablando más acerca de la intervención de la Psicomotricidad en el campo adulto. ¿Por qué cree que nos llevó tantos años como disciplina científica en poder reconocer los aportes que nuestra intervención tiene en este grupo etario? ¿Qué reflexión tiene usted acerca de esto?*

CC:     —En el caso de España, creo que ha sido debido a que la Psicomotricidad se introdujo básicamente desde la vertiente educativa, centrada al principio en la educación psicomotriz y progresivamente hacia la terapia. Autores como Aucouturier, que han tenido una gran influencia en la formación de los psicomotricistas en España, centran su práctica en la infancia. Pero es evidente que la Psicomotricidad puede hacer grandes aportes en el campo adulto, puesto que trabaja con la globalidad de la persona y sabemos que cuerpo y psiquismo están profundamente interrelacionados. Desde la Psicomotricidad partimos del trabajo con el cuerpo para acceder a la globalidad de la persona, y a partir de sensaciones, movimiento, emociones… la persona se da cuenta de aspectos de su historia, de su modo de relación, de sus mecanismos de defensa, de sus resistencias, de su dificultad para descentrarse hacia el otro, de patrones repetitivos, etc. Afortunadamente, la Psicomotricidad está avanzando en este ámbito. Quiero aprovechar para recordar aquí y felicitar especialmente por su trabajo a los profesores Juan Mila y Alejandra Papandrea, por la reciente publicación de sus libros sobre la Psicomotricidad en el campo adulto.

NC:     *—Para alguien que se está adentrando en la Psicomotricidad, ¿qué autores no deben faltar en la lectura, para poder comprender el hacer de un psicomotricista? ¿Qué nos recomendaría y por qué?*

CC:     —Es difícil mencionar aquí todos los autores. Cada vez hay más bibliografía que permite a nuestra profesión arraigarse y crecer. Imposible aquí nombrarlos todos. Pero, para destacar algunos de ellos, creo que hay autores imprescindibles para comprender el hacer de un psicomotricista: desde André Lapierre, o Bernard Aucouturier, a autores como Miguel Llorca, Josefina Sánchez, Juan Mila, Miguel

Sassano, Pablo Bottini, Pilar Arnaiz, Marta Rabadan, Catherine Potel, Daniel Calmels, Joaquín Serrabona, Josep Rota.

Y creo que también es necesario releer autores que están en el origen de la Psicomotricidad y que sus trabajos dotan de sentido y significado a la misma. Me refiero, entre otros, a: Wallon, Ajuriaguerra, Winnicott, Dolto, Anzieu, Bowlby, Cyrulnik, Stern. También el ámbito de la neurociencia.

NC: *—¿Cómo ve la Psicomotricidad de cara al futuro?*

CC: —Creo que es un ámbito de futuro, tiene un gran reto, veo su enorme eficacia como técnica de intervención a lo largo del ciclo vital (desde el embarazo hasta la tercera edad), como técnica a nivel preventivo, educativo y terapéutico, favorecedor de los aprendizajes escolares y del desarrollo global del niño, como intervención en personas con discapacidad y con distintos trastornos, como crecimiento personal.

Creo que debe consolidarse como una técnica que tiene una especificidad y que permite el abordaje de la persona en su totalidad.

Pero siendo crítica, creo que hay un trabajo pendiente: resignificar a nivel profundo nuestro propio trabajo, a través de la investigación y de una relectura y fundamentación de nuestra práctica. Esto dará fuerza y reconocimiento a la profesión.

NC: *—Ud. recién mencionó, que la Psicomotricidad "debe consolidarse como una técnica…", me quedo pensando en ello y me cuestiono, ¿la Psicomotricidad es una técnica, una disciplina, una práctica?*

CC: —En relación a tu pregunta, considero a la Psicomotricidad una disciplina, que tiene unos fundamentos científicos y que cuenta con unas técnicas específicas según el nivel de edad, el grupo, etc. Es decir, la técnica es una parte de la disciplina.

NC: *—¿Qué le diría a quien elija ejercer la Psicomotricidad como profesión? ¿Hay algo más que Ud. considere importante y que no haya preguntado, para agregar?*

CC: —Le diría que es una profesión que atrapa y apasiona, y añadiría: que humaniza la sociedad. La Psicomotricidad puede ayudar a un mayor bienestar de las personas, a construir su propia identidad, a ampliar la escucha y el respeto hacia el otro y puede incidir también a nivel sociocomunitario.

---

*¡Gracias Cori y Natividad!*

# Recorrido histórico, evolución y situación actual de la Psicomotricidad como disciplina en Brasil, junto a una de sus hacedoras

## Entrevista a Dayse Campos De Souza[3]

*por Marcela Carta*

Marcela Carta (MC): —*¿La Psicomotricidad en Brasil es una formación de grado, de posgrado, u otra? ¿Se desempeñan en salud, en educación, en algún otro ámbito? En enero de 2019 se reglamentó la profesión: ¿Cuánto tiempo trabajaron para conseguirlo? ¿Qué beneficio les permite ahora este importante logro? ¿En qué los beneficia esta ley?*

Dayse Campos De Souza (DC): —En el área de Psicomotricidad, tenemos varios cursos de capacitación y posgrado en Brasil y, durante un período de once años, tuvimos un curso de pregrado que especificaremos más adelante.

A principios de julio de 1989, en la ciudad de Río de Janeiro, el Instituto Brasileño de Medicina y Rehabilitación (IBMR), ofreció un curso de graduados de cuatro años, con la aprobación del Ministerio de Educación y Cultura (MEC), que, extendido por once años, permitió la graduación de varios psicomotricistas. Posteriormente, Laureate International Universities Network se hizo cargo de la gestión de IBMR, cerrando algunos cursos, incluido el título universitario en Psicomotricidad. A pesar de este revés, hoy hay un buen número de profesionales graduados en Psicomotricidad, lo que nos fortaleció para la lucha por la regulación de la profesión. Contamos con numerosos cursos de especialización, postgrados, distribuidos en varios estados brasileños. Además, tenemos diez formaciones activas, algunas bien conocidas en todo el país. Los profesores son personas preparadas por teóricos extranjeros a quienes, después de completar los cursos, se les permitió continuar trabajando en Brasil. Destacamos lo siguiente: Aucouturier Práctica psicomotriz: Espaço Nectar, profesor Bernard Aucouturier; Formación en Psicomotricidad relacional, profesor André Lapierre; y Formación en Sociopsicomotri-

---

3    Entrevista traducida por Sebastián Buniva, Marcela Carta y Dayse Campos.

cidad "Ramain-Thiers", profesora Mademoiselle Ramain. Las siguientes formaciones fueron desarrolladas por los mismos formadores que, al final de sus cursos, con vastas experiencias, decidieron crear sus propios métodos de trabajo, que son: Formación en TransPsicomotricidad Educativa y Clínica; Formación en Psicomotricidad AGATHON; Formación en Psicomotricidad Sistémica; Formación en Psicomotricidad Heurística; Formación en Psicomotricidad CURUMIM y en Psicomotricidad AIÓN.

La sistematización y difusión de varias líneas de enfoque psicomotor en cursos de capacitación específicos, la magnitud de numerosos cursos de especialización generalista y los numerosos congresos y seminarios regionales y nacionales promovidos por la Asociación Brasileña de Psicomotricidad (ABP), en colaboración con diversas instituciones, dedicados a la práctica y el progreso de esta ciencia, nos están fortaleciendo a cada momento.

Observando los resultados obtenidos por psicomotricistas en las culturas más diversas de nuestro país, creemos en su crecimiento, porque hoy tenemos innumerables equipos múltiples o interdisciplinarios en las áreas de salud, educación y/o asistencia social, dispersos en todos los estados brasileños que ya tienen profesionales de Psicomotricidad en su personal profesional.

En Brasil, ya hemos visto un buen reconocimiento de la Psicomotricidad y sus métodos, con una reflexión positiva sobre la demanda de sus formas de intervención en las áreas sociales, educativas y de rehabilitación, de modo que en la actualidad, por ejemplo, el Ministerio Público, a través de mandatos judiciales, otorga a los usuarios de seguros de salud el derecho a beneficiarse de la Psicomotricidad como parte de las terapias que conforman la atención para las personas con discapacidades físicas, sensoriales y mentales, así como para aquellos que sufren algún tipo de síndrome o trastorno.

En el campo de la educación hay muchas leyes municipales, proyectos de ley y resoluciones que reconocen la Psicomotricidad como parte integral de los planes de estudio de los jardines de infancia en guarderías y escuelas, así como en el trabajo preventivo y de seguimiento con niños discapacitados.

De hecho, la regulación de la profesión de psicomotricista en Brasil tuvo lugar el 3 de enero de 2019, con la llegada de la Ley N° 13.794, después de una lucha de treinta y ocho años. Todavía estamos radiantes, pero conscientes de que se deben hacer muchos ajustes, como estructurar los consejos a nivel federal y estatal, estructurar cursos de graduados y producir trabajo de divulgación en el área misma, ya que es un país de dimensiones continentales… todavía encontramos sectores que no conocen bien el desempeño de la Psicomotricidad.

La regulación de la profesión se ha vuelto muy importante para todos los psicomotricistas brasileños porque, a partir de este reconocimiento, pueden llamarse prácticas psicomotrices de facto y ejercer su actividad sin perjuicio del uso del recurso por parte de otros profesionales regulados. Además, también estábamos registrados en la Clasificación de Ocupaciones de Brasil (CBO), un documento oficial que retrata la realidad de las profesiones del mercado laboral brasileño. Por lo tanto, hoy los profesionales de la Psicomotricidad brasileña pueden participar en licitaciones públicas y actuar en cualquier sector público o privado de nuestro país.

Con la regulación de la profesión del psicomotricista, ganamos más libertad de acción, somos respetados ante los profesionales en otras áreas, actuamos con mayor confianza y nos sentimos seguros al presentar propuestas de trabajo en las áreas de educación, salud y social, en consultorios y en cualquier otra actividad psicomotriz en la que se exprese la necesidad de nuestra acción profesional.

MC:    *—Siendo usted Lic. en Psicología, ¿qué fue lo que le interesó de la Psicomotricidad? Sabemos que trabajó veintiocho años como psicomotricista en consultorio particular. ¿Ejerció también la Psicología? ¿Cómo se conjugan estas dos profesiones?*

DC:    —Conocí la Psicomotricidad en los años 70, cuando la estudié, como asignatura, en el curso de Psicología, en la Fundación Mineira de la Educación y la Cultura (FUMEC), en Belo Horizonte. Pronto me identifiqué mucho con el contenido de la Psicomotricidad. Al finalizar el curso de Psicología, comencé mi trabajo en Psicoterapia Infantil y, en paralelo, estaba buscando capacitación y estudios de posgrado en Psicomotricidad.

En 1982, salí de la ciudad de Belo Horizonte / MG, para vivir en la ciudad de Fortaleza, en el Estado de Ceará, región noreste del país, donde no se hablaba de habilidades psicomotoras. Con el conocimiento que tenía y al recibir a muchos niños con dificultades de aprendizaje en mi consultorio, me preparé para comenzar a trabajar en terapia psicomotriz, lo que se tradujo en momentos muy ricos, dado que era un área no conocida en el noreste de Brasil. Entonces, puedo decir que me convertí en pionera de la Psicomotricidad en el Estado de Ceará. Siempre buscando más conocimiento en el área, me dediqué, durante algunos años, a la formación del cuerpo, hasta que llegó el momento de la necesidad de expansión. Comencé con la fundación del Capítulo Cearense de la Sociedad Brasileña de Psicomotricidad (SBP), hoy llamada Asociación Brasileña de Psicomotricidad (ABP). Asumí la presidencia del ABP por dos períodos. Presidí congresos. Y a partir de entonces, me involucré totalmente con la Psicomotricidad, formando grupos de estudio, cursos, seminarios, congresos, invitando a profesionales de otros estados e incluso países de América Latina y Europa a eventos científicos, siempre con el objetivo del crecimiento de la ciencia en nuestra región.

De hecho, trabajé pocos años con psicoterapia infantil, especialmente después de mudarme al noreste del país, cuando gran parte de mis pacientes eran niños con dificultades de aprendizaje. Noté que, en el trabajo en el área psicomotora, mientras jugaba con el movimiento corporal, con objetivos definidos, buscando satisfacer los deseos y necesidades de los niños, los resultados se manifestaban de manera más segura. Cabe señalar aquí que la psicología todavía está muy presente en todo mi trabajo en educación psicomotriz con niños pequeños o en la formación de docentes, en instituciones escolares, realizando la integración familiar en la escuela. También entiendo que la Psicología, como formación inicial, fue muy importante para mi ingreso al trabajo psicomotor, ciertamente debido a las dificultades que experimenté hace cuarenta años, cuando comencé Psicomotricidad de manera mecanicista, en un momento en que también estaba estudiando con Dalila Costallat. Pensando en términos de conocimiento y tratamiento del tema, me doy cuenta que la Psicología va de la mano con la Psicomotricidad, aunque con diferentes técnicas, pero que pueden contribuir al tratamiento y la cura de diferentes diagnósticos. Hay casos en los que la Psicomotricidad puede proporcionar resultados más rápidos, especialmente cuando se trata de la estimulación del niño pequeño o incluso el tratamiento de niños con trastornos del aprendizaje, causados por dificultades corporales. En Psicomotricidad existe una interrelación con algunas áreas de la Psicología, como ayudar en el proceso de desarrollo del ser y/o en el proceso terapéutico, con el psicoanálisis, que guía la estructuración del tema.

Desde mi punto de vista práctico, dada la capacitación disponible en Brasil y la falta de graduación en Psicomotricidad, me doy cuenta que el psicólogo, al tomar los cursos de posgrado en Psicomotricidad, adquiere una mayor comprensión y profundización de la ciencia, en comparación con otros profesionales de educación y salud.

MC:    *—Ha tenido usted una formación con referentes muy diferentes e importantes. ¿Qué le han dejado cada uno? ¿Siente usted que alguno de ellos ha marcado su estilo profesional?*

DC:  —De hecho, mi gran promotora en Psicomotricidad fue Susana Veloso Cabral quien, después de su formación en París-Francia, al llegar a Belo Horizonte, se deleitó con el curso al que había asistido y expuso todos los beneficios que la ciencia podría proporcionarles. Logró contagiar a varias personas, especialmente a mí. A día de hoy, existe un vínculo psicomotor muy fuerte que nos une, contribuyendo a una amistad siempre fortalecida. Después de graduarme en psicología, ingresé a un curso de capacitación en Psicomotricidad, con una duración de 300 hs/a. En ese momento, además de Susana, estudié a otros autores, teóricos básicos, para activar mi formación inicial, como Vitor da Fonseca, Suzanne Masson, Jean-Claude Coste, Le Boulch, André Lapierre, Bernard Aucouturier, Francoise Desobeau, y más tarde Esteban Levin, Pilar Anaiz Sánchez y más. Durante este período, hice entrenamiento corporal en Psicomotricidad relacional con André Lapierre y sus entrenadores aquí en Brasil. Siempre sigo buscando más conocimiento, leyendo e intercambiando experiencias en cursos, seminarios y congresos en Psicomotricidad, en Brasil y en el extranjero, porque entendemos que nunca debemos dejar de estudiar.

Como no hay títulos en otros estados brasileños ofrecidos en Río de Janeiro durante algunos años, y viviendo lejos de las áreas de mayor rendimiento psicomotor, siempre trato de promover cursos con profesionales de otros estados y países, fortaleciendo la Psicomotricidad en el noreste de Brasil Así, en 1997, lanzamos el primer curso de posgrado en Psicomotricidad, de la Universidad de Fortaleza (Unifor), en el que también participé como estudiante, con el objetivo de obtener el certificado académico en el área.

Trabajé con terapia psicomotora, bajo la supervisión de amigos profesionales con más experiencia que yo. Siempre creé oportunidades para participar en cursos con diferentes teóricos y esto reforzó mi creencia en la relación con la Psicomotricidad. El entrenamiento personal en el área de Psicomotricidad relacional me ayudó mucho a cambiar la forma de trabajo, pasar del aspecto mecanicista a un aspecto más libre y espontáneo, reduciendo la direccionalidad.

Entonces, aquí está el hito de mi vida profesional, es decir, el cambio de postura. Por lo tanto, traté de observar más el tema, proporcionándole momentos más largos, permitiéndole expresar sus deseos de movimiento, verbalización y permitiendo el espacio libre de acción entre los objetos, las personas y el psicomotricista.

Sin prisa, me hice más fuerte y me identifiqué cada vez más con la nueva forma de actuar en la terapia psicomotriz y, posteriormente, en la educación psicomotriz. Durante este período, me enriquecí en cursos y seminarios con profesionales invitados, que mostraron su conocimiento de diversas técnicas en Psicomotricidad. Me identifiqué mucho, y todavía tengo un afecto especial, con Susana Veloso Cabral, la gran maestra brasileña en Psicomotricidad. Solo puedo mencionar las contribuciones de Esteban Levin, las varias veces que estuvo en Fortaleza, impartiendo cursos y seminarios y lanzando sus libros –el primero de ellos fue *Clínica Psychomotora*–, de quien recibí, en 1997, la invitación para reunirme en su clínica en Argentina en el momento en que Juan Mila presidía el 1er Congreso de Atención Temprana en Uruguay. Luego, Juan abrió un espacio para una mesa redonda para presentar nuestro trabajo sobre Terapia psicomotriz, en el que presentamos el estudio de caso con un niño de ocho años, a quien llamamos Peter. Era, debe señalarse, un niño inteligente con dificultades de aprendizaje. Al año siguiente, presidí en Fortaleza el VII° Congreso Brasileño de Psicomotricidad, promovido por la Asociación Brasileña de Psicomotricidad y con la participación de varios extranjeros invitados: Francoise Desobeau, Victor Da Fonseca, Nuria Franch, Esteban Levin, Franco Boscaini y Juan Mila. Durante el congreso, por iniciativa del Prof. Juan Mila, fue fundada Red Latinoamericana de Universidades con Capacitación en Psicomotricidad (RED FORTALEZA). Este nombre por el deseo de fortalecer la Psicomotricidad y también por estar en la ciudad de Fortaleza.

En 1999, recibí una invitación de Franco Boscaini para asistir a un congreso en Verona, Italia. Luego, en el mismo año, estuve en el Congreso en Barcelona, España, por invitación de Nuria Franch. Como puede ver, desde fines del siglo XX, mis contactos nacionales e internacionales se han intensificado y hoy somos un grupo maravilloso de profesionales psicomotricistas, con oportunidades para intercambiar experiencias. Me gustaría mencionar aquí algunos nombres de relaciones anteriores, por los cuales tengo una gran admiración, como: Juan Mila, Pablo Bottini, Miguel Sassano, Miguel Llorca, Josefina Sánchez, Nuria Franch, Franco Boscaini. Me gustaría señalar que en los últimos años nuestros contactos con otros colegas latinoamericanos y europeos se han vuelto más frecuentes y con muchos de ellos, incluida nuestra entrevistadora Claudia Marcela Carta, hablamos casi a diario.

MC:    *—¿Cómo ve a la Psicomotricidad desde cuando usted se inició, a nuestros días? ¿Ha habido cambios? ¿En qué cree que ha evolucionado? ¿Hacia dónde tendría que avanzar la Psicomotricidad en estos tiempos? ¿En qué debería evolucionar la Psicomotricidad hoy?*

DC:     —La Psicomotricidad en sus comienzos en Brasil fue muy diferente a la actual. Los docentes que recibieron capacitación en Psicomotricidad en las escuelas francesas (Morizot, 1984) introdujeron, en los años 50 y 60 y en la ciudad de Río de Janeiro, algunos ejercicios de motricidad en el esquema de reeducación psicomotriz, orientados a la orientación espacial, al ritmo. y coordinación motora.

En Porto Alegre, en 1950, el servicio de educación especial se creó dentro del Departamento de Educación del Estado y se insertó en la atención de la Ortopedia Mental y la Educación Física.

En São Paulo, al mismo tiempo, Hain Gruspun, psiquiatra, y A. Lefevre, neurólogo, enfatizaron el movimiento hacia los procesos terapéuticos del niño excepcional. Y a fines de la década de 1950, Gruspun ya indicó ejercicios psicomotores para casos de dificultades de aprendizaje debido a una lesión cerebral mínima, caracterizada como trastornos psiconeurológicos.

En Belo Horizonte, el trabajo de reeducación psicomotora se implementó en 1965 en el Instituto Brasileño E. Claparede, Instituto Pedagógico, y en 1968, en la Clínica de Psicología Aplicada a la Psique. Como se puede ver, la Psicomotricidad llegó a Brasil en cuatro estados distintos, traída por profesionales de diferentes orígenes, a saber: Río de Janeiro, por logopedistas/logopedas; Rio Grande do Sul, por los educadores físicos; São Paulo, por psiquiatra y neurólogo; y Minas Gerais por psicólogos.

De hecho, la Psicomotricidad se extendió en Brasil desde 1968, a través de cursos y disciplinas de Psicomotricidad en universidades de varios estados, llevados a cabo por profesionales con enfoques instrumentalistas que aplicaron ejercicios de coordinación visual motora, ritmo, orientación y estructuración espacial, organización, esquema corporal, lateralidad, entre otros. Al principio, ingresaron a escuelas especializadas para trabajar con personas con discapacidad.

La primera formación sistematizada que tuvo lugar en la ciudad de Río de Janeiro, en 1970, fue la señorita Ramain, que la trajo de Francia. Posteriormente, los cursos de capacitación comenzaron bajo la dirección de los franceses Françoise Desobeau, André Lapierre y Bernard Aucouturier.

Desobeau trabajó con un enfoque relativamente nuevo y revolucionario, basado en una actividad espontánea que acompaña al paciente en sus exploraciones, permitiéndole percibir el mundo y ponerse en él, experimentando diferentes niveles de desarrollo sensorio motor, psicomotor y tónico-emocional. Lapierre se ocupó del autoconocimiento, en vista de un enfoque psicomotor relacional que valora el movimiento espontáneo y la parte fantasmática del mundo interno de cada individuo. Aucouturier presentó un marco teórico-práctico específico, centrado en la acción espontánea del niño y en la unificación de aspectos cognitivos, afectivos y sociales.

Ha habido un gran crecimiento de la Psicomotricidad, desde que llegó a Brasil hasta el momento presente. Hay evoluciones y cambios de paradigmas de un eje mecanicista a un eje sistémico. Además, ahora se reconoce la presencia de Psicomotricistas en equipos interdisciplinarios, tanto en el ámbito terapéutico como educativo y social. La gama de Psicomotricidad se ha ampliado, atendiendo desde bebés hasta ancianos, en prevención y terapia, individual y grupal, demostrando ser efectiva para facilitar el desarrollo, reparar vacíos intersubjetivos y lidiar con la retrogénesis, trabajando en hospitales, instituciones escolares, servicios sociales, clínicas, empresas, y contemplando, con estudios muy actuales, un fantástico intercambio con profesionales de todo el mundo.

Creo que la mayor evolución de la Psicomotricidad, en los tiempos actuales, ocurre en el área preventiva, tanto en las instituciones escolares, en la estimulación de los niños pequeños, desde la guardería, como en la relación de la familia con la escuela, desde la integración de padres, hijos y escuelas, como en salud y asistencia social en ancianos.

MC:    *—¿Qué satisfacciones le ha dado la Psicomotricidad? ¿Tiene alguna experiencia que la haya marcado positivamente? ¿Encontró algún obstáculo como psicomotricista? ¿Qué mensaje le dejaría a los profesionales y a las personas que estudian Psicomotricidad hoy?*

DC:    —Siempre he tenido muchas satisfacciones con los resultados de la Psicomotricidad, inicialmente en el consultorio, con las respuestas de los padres con respecto al crecimiento de sus hijos. En cada agradecimiento, sintiéndome más fuerte y creyendo estar en el camino correcto, aunque en un momento de muchas preocupaciones, porque no había Psicomotricidad en la región donde trabajaba. Hasta el día de hoy, siento una gran satisfacción al encontrarme a mis antiguos pacientes y verlos triunfar en sus profesiones plenamente realizadas. Muchos han entrado en el campo de la medicina. Otros son abogados, maestros y otras profesiones notables. Entiendo este escenario porque gran parte de mi asistencia fue con niños inteligentes, que tenían dificultades de aprendizaje. En ese momento, aún a fines del siglo XX y principios del XXI, en la ciudad donde vivía, los niños fueron criados de manera sobreprotectora, a veces por padres que, debido a que pasaban poco tiempo con sus hijos, pensaban que tenían que ser permisivos. A veces para los cuidadores (las niñeras) que creían que eran niños criados sin estimulación.

También tuve una gran alegría con el trabajo de prevención, educación psicomotriz en las escuelas, porque, a partir de las dificultades que percibí en la consulta, pude profundizar mis estudios sobre el tema, buscando teóricos como Cabral, que ya trabajaba en el área, Desobeau, Aucouturier, Lapierre y otros. Con el tiempo, a principios del siglo XXI, desarrollé un proyecto para una escuela privada en Fortaleza, cuando comencé con los niños de la guardería (dos años y medio a tres años y medio) un trabajo semanal en sesiones de experiencias psicomotoras (talleres). Cada dos semanas, implementé reuniones con los maestros, aplicando la teoría del desarrollo infantil y la formación corporal. Mensualmente me reunía con los asistentes administrativos de la institución, aquellos que tenían contactos con estos niños. Y cada dos meses mantenía una reunión con sus padres, también haciendo uso del movimiento psicomotor. Al final del año terminamos el trabajo con un taller con padres, niños y maestros.

Este trabajo sirvió como una oportunidad para la disertación de mi maestría, que luego se convirtió en un libro con el título *Psicomotricidad: Integración de padres e hijos*. Considero este trabajo como mi mayor hito en el rendimiento psicomotor, porque obtuve excelentes resultados y también me despertó para trabajar con familias en las escuelas de la primera infancia. Hay una observación muy interesante para hacer. Durante el desarrollo de las sesiones de educación psicomotora, me di cuenta de la presencia de niños con mayores dificultades; luego llamaba a sus padres para conversar sobre el hecho percibido. Estos niños fueron referidos para un tratamiento específico con psicólogos, psiquiatras y otros profesionales; al final del año, al final del trabajo, estos niños mostraron una evolución positiva, acompañando a los demás en el grupo.

Al mismo tiempo que comencé este trabajo, recibí la invitación para desarrollar el proyecto de un curso de posgrado en Psicomotricidad por la Universidad Estatal de Ceará (UECE). Acepté, preparé el proyecto e inserté, entre las materias teóricas requeridas para el área, aquellas de entrenamiento corporal y pasantías supervisadas en educación psicomotora. Y este fue el comienzo de nuestro trabajo de prevención en el año 2000, en el Estado de Ceará. A partir de ese momento, estaba dividiendo mi trabajo en el consultorio y la universidad; y en 2012 abandoné el consultorio y comencé a trabajar más en cursos de posgrado: coordinación, aula, supervisión de pasantías y defensas de monografías. También sigo viendo instituciones escolares con formación docente de jardín de infantes y trabajos de integración familiar y escolar, proyecto creado por mí, en 2017, en la ciudad de Caucaia.

En cuanto al desempeño de mi trabajo, nunca enfrenté ningún obstáculo. Por el contrario, siempre han sido muy elogiados, incluso en una organización no gubernamental llamada Instituto da Primeira Infância (IPREDE), en Fortaleza, donde desarrollamos proyectos para diversos cuidados, que involucran a niños pequeños y familias. Creamos cursos vocacionales para ayudar a las familias, y en todos ellos los profesionales brindaron la experiencia de talleres de Psicomotricidad con padres con el objetivo de mejorar la autoestima y el equilibrio, incluso como un acompañamiento del adulto al desarrollo de sus propios hijos. La única preocupación que a veces se produjo fue la falta de reconocimiento de profesionales de otras áreas que a menudo no valoraban nuestro trabajo, dado que era una profesión no reconocida. También somos muy útiles para las madres que, con una mejor autoestima, buscarían trabajo externo.

En resumen, comencé mi trabajo en el área psicomotriz en 1980 y, hasta el momento, estoy muy feliz por todo lo que he hecho. Recuerdo muy bien las dificultades iniciales, los miedos, las ansiedades y el deseo de buenos resultados, ciertamente porque todo comenzó por sí solo. Pero mi deseo y mi lucha siempre han sido más fuertes que cualquier obstáculo que pueda suceder. "Siempre tuve puesta la camiseta de la Psicomotricidad". Creo en el buen trabajo realizado, con disponibilidad, conciencia y responsabilidad.

Hoy les digo a mis alumnos y personas que expresan interés en el área: lo primero es tener el deseo, conocer bien y gustar; el segundo paso es estudiar intensamente, porque es una ciencia que todavía es adolescente, que tiene mucho que estructurar teóricamente, pero que tiene grandes investigadores que ayudan en este fortalecimiento; así que estudien mucho, ya que también pueden ayudar en este crecimiento. Y eso es muy gratificante cuando vemos el resultado de nuestras batallas, que siempre queda expuesta y a la vista. La investigación en la perspectiva disciplinaria y transdisciplinaria es fundamental para la formación y práctica del terapeuta en Psicomotricidad.

MC:     *—¿Apuesta como psicomotricista al trabajo interdisciplinario? ¿Qué les aporta la Psicomotricidad a los otros campos disciplinares? ¿Con qué se identifica usted hoy: con Psicomotricidad para bebés, para niños, para adultos o para adultos mayores?*

DC:    —Sí, creo en la importancia de la interdisciplinariedad, especialmente en la educación, donde estoy más activa en los últimos tiempos. En la educación de la primera infancia, con niños pequeños, trabajando con maestros y estudiantes, cuando interactuamos con las artes, la música y otras manifestaciones humanas, si asociamos estas interacciones con la Psicomotricidad, siempre obtenemos buenos resultados, esto acompañado del placer de los niños en este movimiento. Creo que estas son formas de tratar el conocimiento globalmente, rompiendo los límites de cada disciplina. A menudo, la adopción de este procedimiento alienta al niño a confiar en el contenido que se está abordando.

En las escuelas brasileñas, estamos trabajando en las Bases Curriculares Nacionales Comunes (BNCC), experimentando un excelente momento para, junto con los profesionales de la escuela, lograr la mejor adaptación al plan de estudios requerido. Para el profesor, en este caso, con la facilitación de la Psicomotricidad, trabajando las bases por el movimiento psicomotor, los contenidos se han absorbido mejor, porque este movimiento expande el campo de aprendizaje del niño, por el placer de jugar, vivir, participar, explorar, expresarse y conocerse, acciones que, estrictamente hablando, terminan en los derechos de aprendizaje y desarrollo del niño.

De hecho, comencé a trabajar con niños y adolescentes en tratamientos terapéuticos. Hoy, aunque solo bajo la supervisión de la pasantía de Educación Psicomotriz, he estado trabajando mucho con maestros de niños pequeños, jardines de infantes y educación de la primera infancia, así como con el proyecto de Integración de la Familia y la Escuela, algo que me entusiasma mucho por ver resultados maravillosos. Padres a quienes no les gustaba ir a las escuelas de sus hijos, y hoy se convirtieron en socios. Vale la pena señalar que comencé a trabajar en 2017 y, como ha sido el caso con todo el trabajo que he hecho, ha estado funcionando. Por lo tanto, estoy feliz por lo que sigo haciendo en el área psicomotriz.

MC:    —*¿Cómo ve el futuro de la Psicomotricidad en Brasil? ¿Cómo ve la Psicomotricidad en estos tiempos tecnológicos, de pantallas, de hiperconectividad, de virtualidad? ¿Qué nos aportaría la Psicomotricidad en estos tiempos apurados, y de muchos juegos virtuales y sin cuerpo?*

DC:    —Veo con buenas perspectivas, lo que no resta valor a la certeza de que, por ejemplo, llevará mucho tiempo completar el proceso de creación de consejos representativos, como siempre ha sido el funcionamiento de todas las demás profesiones que se regularán aquí en Brasil, donde, al ser un país de grandes extensiones, casi un continente, todo lleva más tiempo.

En estos tiempos tecnológicos, entiendo que el cuerpo está siendo olvidado, incluso negado muchas veces, y el desarrollo del niño pequeño sigue en peligro. Veo la necesidad del despertar psicomotor en las escuelas y en la orientación a los padres, porque lo que se observa es que los niños dejaron de jugar correctamente y las familias dejaron a sus hijos para jugar en los dispositivos, porque es más pacífico para todos. Es muy común aquí encontrar familias con niños de meses y/o de pocos años que acceden a su teléfono celular para jugar o jugar mientras los padres vibran con la inteligencia o el ingenio de sus hijos. A menudo duele el corazón ver esta imagen, esta realidad crucial. También lo hacen las personas mayores y mayores con problemas de postura que principalmente causan dolor de espalda.

Entonces creo que el campo psicomotor está abierto. Esto significa que tendremos mucho que hacer para ayudar a estas personas y al mismo tiempo hacer mucho trabajo de sensibilización. Es necesario crear movimientos, todavía no sé cómo, alertar a los padres.

MC:   —*¿Qué más le gustaría comentarnos, que no hayamos preguntado?*

DC:   —Sí, hay dos situaciones para señalar. En primer lugar, me gustaría destacar las formaciones brasileñas ya mencionadas en la primera respuesta de esta entrevista. Creo que son un punto de referencia diferente de otros países y que, en el futuro, a medida que se actualicen con sus graduaciones, deberían seguir siendo un área más específica, ofreciendo al paciente la oportunidad de elegir cómo les gustaría ser atendidos. Doy algunos ejemplos en forma de preguntas. ¿Preferiría el paciente buscar habilidades psicomotoras relacionales? ¿O preferirías a Ramain Thiers? ¿O Bernard Aucouturier? Y así sucesivamente, con los más interesados la libertad de elección, porque todas estas formas de actuar tienen el mismo objetivo, que es ayudar al paciente. Entiendo que la Psicomotricidad tiene su base teórica, aunque tenemos, al mismo tiempo, diferentes formas de atravesar las formaciones para finalmente llegar a un denominador común. Siempre debe recordarse que las personas también son diferentes y que esta postura facilita el crecimiento de todos.

Un segundo punto a destacar se refiere a mis actuaciones, que siempre ocurrieron a partir de resultados positivos, que me motivaron a buscar siempre documentarlas. Cito algunos ejemplos. La primera actuación en Educación de la primera infancia generó el libro titulado *Psicomotricidad, integración de padres e hijos y escuela*, en 2000.

Luego, el servicio en Itarema, cerca de Fortaleza, con capacitación y evaluación docente y derivación de niños discapacitados, culminó en la edición del libro *Educação Inclusiva um sonho possível*, en 2004. Más tarde, el trabajo en IPREDE, un instituto para la primera infancia, que duró aproximadamente nueve años, hizo posible la producción del libro *Psicomotricidade: uma visão sobre a infância no IPREDE*, en 2014. Finalmente, el libro *Psicomotricidade: Pensamentos e Produções Ibero-Americanas*, el resultado del 1er Congreso Internacional da Red Fortaleza, en 2015, con participación de Juan Mila y Ceres Fassarella. Actualmente me estoy preparando para escribir un poco sobre el trabajo de Integración Familiar y Escolar, que comenzó en la ciudad. de Caucaia.

Mi deseo aquí es notificarte que mis acciones psicomotoras siempre han terminado con éxito y con la idea de continuar luchando. Por lo tanto, siempre intenté documentarlos. Y así, sigo buscando todas las posibilidades que se me presentan en todo el vasto país en el que vivimos y que indica una pluralidad cultural que se manifiesta en todas las áreas de nuestras vidas, incluidas las producciones académicas y la forma en que construimos la educación. Actualmente estoy lanzando un curso de posgrado en el Centro Universitario (UNEC), en la ciudad de Caratinga, Estado de Minas Gerais, por la necesidad de preparar a más profesionales para trabajar en la región.

A menudo, nuestros logros se retrasan por la extensión de nuestro país a aproximadamente 209,3 millones de habitantes, divididos en 27 unidades federativas, 26 estados y un distrito federal. Bien podría ser un continente.

---

*¡Obrigado Dayse, gracias Marcela!*

# El pensamiento y la práctica psicomotriz en el contexto del Paradigma de la Complejidad

## Entrevista a Eduardo Costa[4]
### por Pablo Bottini

**A nivel general:**

PABLO BOTTINI (PB): —*¿Por favor, podrías decirme en qué país y ciudad es que vives y desarrollas tu actividad profesional?*

EDUARDO COSTA (EC): —He estado practicando Psicomotricidad clínica y educativa en Brasil, principalmente en Río de Janeiro, sin embargo, también actúo en las ciudades de Belo Horizonte, São Paulo, Goiânia y Fortaleza.

PB:   —*¿En qué campos profesionales desarrollas en la actualidad la práctica de la Psicomotricidad?*

EC:   —Actualmente me dedico principalmente a la formación de psico-motricistas en el enfoque de la TransPsicomotricidad Educativa y Clínica. Psicomotricidad que tiene sus bases epistemológicas en el Pensamiento Complejo, especialmente desde las premisas de Edgar Morin y la Transdisciplinariedad propuesta por Basarab Nicolescu. Trabajo en un consultorio en la clínica de niños y adultos, tanto in-dividualmente como en grupo, realizo consultoría en instituciones y supervisión de profesionales de Psicomotricidad que trabajan en educación y clínica, tanto en persona como en línea. También he combinado las instalaciones de TransPsicomotricidad con el mo-vimiento Masculinidades, ayudando a los hombres a deconstruir la masculinidad tóxica y las instituciones que desean revisar sus acciones sobre la salud y las necesidades de los hombres en la empresa.

PB:   —*¿Qué tipo de estudios se requieren en tu país para poder realizar un ejercicio profesional de manera legal (habilitación de organismos oficiales) en tu país?*

---

4   Entrevista traducida por Sebastián Buniva con colaboración de Pablo Bottini.

EC:     —En Brasil, la formación de psicomotricistas, desde la década de los setenta, se lleva a cabo a través de estudios y formaciones de posgrado, y ha habido un título que no ha estado formando clases durante algunos años. Es importante aclarar el funcionamiento de lo que llamamos "entrenamiento psicomotor", ya que es bastante diferente a otros países.

Para los brasileños, la trayectoria de alguien interesado en convertirse en psicomotricista es, al menos hasta ahora, necesariamente a través de la obtención de un título universitario, generalmente en las áreas de salud o educación y luego ingresar a un título de posgrado y/o de las formaciones reconocidas por la Asociación Brasileña de Psicomotricidad.

Personalmente, creemos que solo los estudiantes de posgrado no pueden profundizar los temas centrales del desarrollo de habilidades para ser un profesional ético y técnicamente capaz. Solo las Formaciones, con toda la carga de trabajo dedicada solo a un enfoque y principalmente al trabajo personal, son el campo favorable para la constitución de este profesional que utiliza su propia corporeidad como instrumento y fuente de comprensión del otro.

En estos procesos de capacitación, que varían de 1 a 2 años para la capacitación en práctica educativa y un año más para la capacitación clínica, el trípode de capacitación personal-teórico-técnica se respeta a través de reuniones presenciales, impartidas por profesionales experimentados que crean una línea de trabajo o referencias en sus enfoques.

La Asociación Brasileña de Psicomotricidad (BPA), en ausencia hasta este año de protección legal para la profesión, ha estado llevando a cabo desde su creación en 1980 un proceso de titulación donde se solicita un expediente de cada solicitante, con prueba de la carga de trabajo teórica, experiencia y práctica o práctica reconocida en Psicomotricidad atestiguada por profesionales adecuados. Hasta nuestros días, en ausencia de reconocimiento profesional, la aceptación como miembro de pleno derecho de la BPA era equivalente a la validación de que el socio es un psicomotricista competente y respaldado por la asociación para trabajar en territorio nacional, según los criterios acordados en clase.

Con la legalización de la profesión en enero de 2019, estamos en un período de transición hasta que se requiera la graduación como la única forma de capacitar a los psicomotricistas. Creemos que en el futuro, por lo tanto, como el ejemplo de la carrera del psicólogo, las diferentes formaciones que hoy permiten a los profesionales trabajar, se convertirán en líneas de experiencia como Psicoanálisis, Gestalt, Terapia conductual y Psicología.

PB: *—¿Qué nivel de reconocimiento tiene la Psicomotricidad en tu país?*

EC: —La profesión de psicomotricista acaba de ser reconocida en Brasil. La Ley 13794/2019, firmada el 3 de enero de 2019, respalda nuestra práctica que está registrada en la Clasificación de Ocupaciones de Brasil con el código 2239-15. Sin embargo, queda mucho por construir, mejorando el logro de la regulación. Aún no se ha constituido un consejo federal o regional, un hecho que todavía nos deja frágiles ante cualquier lucha por los derechos, sin una organización de clase más allá de la Asociación Brasileña de Psicomotricidad.

PB: *—¿En qué campos del quehacer profesional es reconocida la práctica psicomotriz?*

EC: —Las áreas de educación y salud conocen el poder del trabajo psicomotor, pero todavía necesitamos expandir las fronteras. Encontramos más profesionales psicomotricistas que trabajan en el área de educación de la primera infancia que en clínicas, al menos en Río de Janeiro y São Paulo. Hemos sido testigos de una expansión en la presencia de psicomotricistas que se ocupan de la primera infancia en centros de desarrollo, casas de juego y otros espacios relacionados con el cuidado de los niños, que surgió en medio del fenómeno de la necesidad de las familias de dejarlos al cuidado de esas organizaciones, por la inmensa violencia que se da en los espacios públicos, que limita a los ciudadanos en su uso.

Ha sido interesante observar la fuerza de los espacios psicomotrices para suavizar la debilidad de los lazos, que en investigaciones recientes apuntan a una alarmante fragilidad de los vínculos, incluso entre los padres y los niños.

## A nivel personal:

PB: *—¿Qué estudios de base y qué título/s has obtenido? (títulos previos al de psicomotricista)*

EC: —Mi título fue en Fonoudiología, y durante el curso me encontré con la práctica psicomotriz y sus posibilidades a través de queridos maestros que también realizaron acciones y capacitación en Psicomotricidad como Lenita Vianna, Tania Cozzi, Maria Thereza Alves, Rogeria Guida, Iza Pereira de Mattos, Regina Morizot, Carlos Alberto de Mattos Ferreira, Beatriz Saboya, entre otros. Soy Doctor y Máster en Ciencias: Salud Infantil del Instituto Fernandes Figueira de la Fundación Oswaldo Cruz (FIOCRUZ) - Ministerio de Salud.

PB:	—*¿Cómo y por qué llegaste a la práctica de la Psicomotricidad?*

EC:	—Debido a que no estaba satisfecho con el aspecto de la Fonoudiología clásica, al conocer la Psicomotricidad, a través de las disciplinas del plan de estudios, me enamoré de la expansión que se reveló en sus proposiciones y su forma de entender las materias.

La riqueza de los discursos no verbales y el uso del propio cuerpo como instrumento de intervención me llevaron a sumergirme en la larga trayectoria que forma un psicomotricista. Esto me trajo el deseo de comunicación y la relación de ayuda con los niños de la incursión de Patología del Habla, y pude darme cuenta en el campo psicomotor de inmensas posibilidades para lograr mis objetivos en el juego libre, sin imponer nada al grupo o sujeto con el que estaba trabajando.

También descubrí que muchos problemas de lenguaje, voz y aprendizaje fueron resueltos por la práctica psicomotriz, a veces mucho más rápido que el uso de las técnicas que aprendiera en la licenciatura.

PB:	—*¿Qué título o acreditación tienes para poder ejercer la práctica de la Psicomotricidad en la actualidad?*

EC:	—Tengo certificación en los procesos formativos con el grupo de Psicomotricidad Relacional, la Práctica Psicomotora Aucouturier (Educativa y Clínica) y soy reconocido por la Asociación Brasileña de Psicomotricidad como socio pleno y capacitador en TransPsicomotricidad Educativa y Clínica.

PB:	—*¿Cómo puedes describirnos tu recorrido personal/profesional para llegar a la Psicomotricidad?*

EC:	—Fue en la pasantía de Fonoudiología, en la década de 1980, cuando comencé mis prácticas psicomotoras, bajo la supervisión de psicomotricistas experimentados, Rogéria Guida e Iza Pereira de Mattos, aplicados a los problemas del habla, el lenguaje y el aprendizaje. A partir de ahí fui dirigiendo mis estudios y trabajos personales para convertirme en psicomotricista.

Me interesé en las formaciones con los franceses que vinieron a Brasil y en la primera oportunidad, poco después de mi graduación, comencé mi viaje formativo más profundo.

La primera inversión fue en el Grupo de formación psicomotriz relacional (1988-1995), que venía de Europa cada seis meses para quedarse con nosotros durante una semana. Allí fui recibido por primera vez por el psicomotricista italiano Mauro Vecchiatto, un encuentro fantástico, decisivo en mi vida y en la construcción de una identidad unificada, y poco después por Anne y André Lapierre de Francia y Víctor García de España, así como momentos puntuales, estructurando presencias en mi camino personal y profesional.

Paralelamente, algunos encuentros con Françoise Desobeau me permitieron un nuevo salto, sus propuestas lúdicas seguidas de una profunda relajación, impactaron mi cuerpo y ayudaron a acceder a capas más sutiles de mi constitución.

Finalmente, la convivencia con Bernard Aucouturier, en Formación en Aucouturier Práctica Psicomotriz (PPA) Educativa y Clínica (1999). Gran maestro que también me llevó a lugares personales e intersubjetivos de suma importancia en mi caminata como sujeto, educador, terapeuta, padre, abuelo, compañero.

Sin embargo, faltaba algo, incluso con tantos viajes. La búsqueda persistente de una comprensión funcional o psicoanalítica, o incluso la combinación de ambas, de las situaciones presentadas por niños y adultos en proceso, me pareció insuficiente. Fue entonces cuando descubrí el pensamiento complejo y la transdisciplinariedad mientras cursaba mi maestría en ciencias y salud infantil en el Instituto Fernandes Figueira de Fiocruz, del Ministerio de Salud, en Río de Janeiro, de 1996 a 1998.

Esta larga experiencia culminó con el nacimiento del enfoque psicomotor que creé en 2000, inicialmente, en colaboración con colegas de la Universidad Estatal de Río de Janeiro (UERJ), y he estado conduciendo individualmente, como coordinador general, desde 2015: Capacitación en TransPsicomotricidad educativa y clínica, donde reconectamos los enfoques expresivos libres en Psicomotricidad de Lapierre, Aucouturier y Desobeau, con la transdisciplinariedad del pensamiento complejo de Nicolescu y Morin.

PB:    *—Es bien claro que tú tienes una postura propia y diferenciada acerca de la Psicomotricidad y su práctica, a la que das en llamar TRANSPSICO-MOTRICIDAD… ¿Cuáles son los principios nocionales que sustentan dicha postura?*

EC:    —TransPsicomotricidad abarca el prefijo "Trans", que significa lo que es "entre, a través y más allá" y busca, a través del reconocimiento de lo incompleto de todas las disciplinas, reconectar la Psicomotricidad con el conocimiento que ha sido excluido de la academia y formulaciones anteriores, de teoría y prácticas psicomotoras.

A pesar de su vocación transdisciplinaria, en Psicomotricidad no había buscado la teorización y la profundización científica necesarias para asumir el pensamiento, la investigación y la acción transdisciplinarios.

Después de un largo curso de aprendizaje de las referencias internacionales y nacionales en el área, pude ver la fragilidad de las premisas teóricas en las que se apoyaban nuestras prácticas, principalmente de la lectura psicoanalítica, que trajo ganancias importantes, pero aún insuficientes para la constitución de bases epistemológicas sólidas.

Al finalizar el máster en Ciencias: Salud Infantil en el Instituto Fernandes Figueira de FIOCRUZ, completado en 1998, pude abordar el Pensamiento Complejo, desarrollado desde 1960 por Edgar Morin y la conceptualización de la Transdisciplinariedad por Basarab Nicolescu. En ellos, encontré reflexiones fundamentales que convergieron con mis valores y principios, señalando una forma de reparar las brechas y suavizar las debilidades que percibí en el ejercicio y teorizar en Psicomotricidad.

Morin, nos invita al reconocimiento del "complexus", el tejido que nos conecta con todo y con todos, desde hilos biológicos, políticos, culturales, económicos, psíquicos, entre otros, entretejidos en cada singularidad y con las otras expresiones múltiples. Reconociendo que los sujetos y los fenómenos forman una red que afecta de manera retroactiva el devenir, nos enfrenta a desafíos más consistentes con la crisis planetaria y el intenso sufrimiento de la humanidad.

Habiendo asumido la complejidad como un hecho y dándonos cuenta de que las premisas del pensamiento complejo y la transdisciplinariedad eran referencias fundamentales para un denso apoyo teórico-metodológico, construimos, la Prof. Martha Lovisaro y yo, en 2000, una propuesta formativa en la Universidad Estatal de Río de Janeiro, ofrecida inicialmente por el Instituto de Educación Física y Deportes y luego por la Facultad de Educación: Capacitación en TransPsicomotricidad Educativa y Clínica. Pero antes de que comenzara el curso, nos enteramos del trabajo de Morin: las siete necesidades de conocimiento para la educación del futuro, editado en el mismo año por la UNESCO, que señalaba siete lagunas en la realidad de las escuelas y la educación en general, que finalmente frustraron los objetivos, y objetivos más nobles de la educación, que deben ser reconocidos para dar paso a una acción coherente hacia una reforma profunda de la educación.

Tal trabajo, la síntesis de una gran reunión con pensadores del mundo en diversas áreas del conocimiento, se nos mostró como un conjunto de principios, que traducidos a un lenguaje psicomotor, podría invitar a los sujetos involucrados en los procesos educativos:

estudiantes, educadores, auxiliares, asistentes, padres, la comunidad circundante, revisando principios y complejizando la mirada a través de lo vivido en el cuerpo.

Tomamos los siete saberes como Principios TransPsicomotor es que nos permiten guiar a los sujetos con los que trabajamos a sentir y pensar cada pregunta planteada por Morin: la *ceguera del conocimiento*, lo que lleva a la realización de nuestra tendencia hacia el error y la ilusión, ya que toda percepción es una traducción filtrada por nuestra historia y valores; los *Principios del Conocimiento Relevante*, que nos llevan a la reconexión necesaria del conocimiento; la *Condición Humana*, que siempre se compone de sabiduría y locura, orden y caos, que es fundamental para valorar la multiplicidad de existencias y su sagrado derecho a la vida y expresión en el mundo; la *Identidad terrenal*, que nos hace reconocer el papel de cada ciudadano planetario en la defensa del medio ambiente y una vida sostenible; el *pánico de enfrentar las incertidumbres* que nos rodean también debe superarse, con ingenio, maleabilidad y estrategias impulsadas por islas de certeza que podamos tener; la *difícil comprensión de la enseñanza*, con sus numerosos obstáculos a superar para crear comunión y comunicación con los demás y, finalmente, la *ética indispensable*, específicamente la ética del género humano, la antropoética, centrada en la tríada individuo / sociedad / especie, reconociendo las bases de respeto y convivencia para habitar la "casa común", origen etimológico del término.

El TransPsicomotricista Educativo, después de 24 meses de capacitación teórica, personal (casi el 50% del proceso) y técnica, realizada en reuniones mensuales que ocupan todo el fin de semana, puede acercarse de manera preventiva y educativa desde la pareja embarazada hasta los ancianos, siempre haciendo uso de los principios transpsicomotores, los símbolos de objetos y espacios y la libre expresión indispensable como escenario de sus intervenciones, siempre con el objetivo de desarrollar plenamente los temas involucrados, en todos los grupos de edad así como la equidad de género, la libertad religiosa en el ejercicio de la transreligión, el surgimiento de una sociedad verdaderamente inclusiva y autosustentable donde todos puedan ejercer una ciudadanía plena y crítica.

Sobre la base de estos principios, los símbolos de los objetos y las múltiples expresiones plásticas presentadas por la educación artística, creamos propuestas que se adaptan a cada audiencia, desde el bebé hasta los ancianos, siempre en el camino de la libre expresión, donde cada sujeto puede elegir y actuar su cartografía en el tiempo y el espacio de cada encuentro, en la elaboración de sus fantasmas corporales a partir de los juegos de tranquilidad que pueden ocurrir en la relación de confianza con el TransPsicomotricista. Incluso invitando a uno de los siete principios a vivir, siempre estamos abiertos a las necesidades del grupo y las individualidades, respetando plenamente la expresión original del deseo del niño o adulto, trabajado desde los límites del entorno donde nadie hiere o hiere a otros, no destruye materiales o espacio. Estamos muy contentos de tener profesionales en TransPsicomotricidad que forman parte de los equipos de varias escuelas líderes en Río de Janeiro, donde hacemos nuestra propuesta con todos los grupos que conforman las instituciones: niños, maestros, personal, padres y la comunidad circundante.

La supervisión y la terapia personal son bases de referencia éticas para la implementación de acciones coherentes y consistentes en TransPsicomotricidad.

Para el ejercicio clínico, el TransPsicomotricista educativo lleva a cabo otros doce meses de curso de capacitación, donde profundizará algunos temas y calificará en los temas específicos de la psicoterapia psicomotora individual o grupal, centrándose principalmente en niños y adolescentes.

En TransPsicomotricidad Clínica, abogamos desde la misma base epistemológica, el enfoque del "Terapeuta Único" como una acción clínica transdisciplinaria, donde el sujeto y su familia son recibidos exclusivamente por el clínico, con la tarea de realizar consultas con profesionales de otras áreas, si es necesario, evitando que el propósito/ paciente/cliente se divida en muchos servicios diferentes.

En la clínica, los principios están presentes tanto en la comprensión de lo que se trate como en las actitudes profesionales hacia el niño / adolescente y su familia. Sin embargo, las sesiones siguen la asociación libre no verbal de la libre expresión en presencia de objetos, sin planificar cada reunión basada en cada principio, como en la educación. Se sigue el discurso del paciente, generalmente en la relación individual con el terapeuta en TransPsicomotricidad, en función de sus elecciones y las estrategias elegidas por el clínico, respaldadas por el conocimiento del caso y las acciones del sujeto en ese momento. La expresión plástica también tiene su lugar asegurado en el proceso, ya que permite una expansión del autodescubrimiento y también ayuda en la organización psíquica.

Una vez más, la supervisión y la terapia personal son condiciones de ejercicio profesional ético.

Desde 2015 asumí la coordinación general de Capacitación en TransPsicomotricidad Educativa y Clínica, dejando la UERJ y la asociación original y formando nuevas alianzas con SINPRO-RIO entre otras instituciones que han acogido y respaldado nuestra capacitación en Río de Janeiro, Belo Horizonte, São Paulo, Goiânia y Fortaleza. En esta ocasión, invité a la educadora de educación y arte Transpsicomotricista Fabienne Bruce para que fuera entrenadora, colaborando con el acompañamiento de cada aprendiz en su proceso, en colaboración conmigo, y hemos realizado varios movimientos para la promoción y expansión de TransPsicomotricidad y Psicomotricidad en general.

PB: —*¿Quieres aportar algo más en relación con lo ya preguntado en este breve cuestionario que consideres de interés para transmitir a los futuros lectores de este texto?*

EC: —Quizás mencionando la organización de los tres libros que publicamos: *TransPsicomotricidad: Psicomotricidad basada en pensamiento complejo y transdisciplinario* en 2013; *Cuerpo desbordante: informes de la práctica transpsicomotriz educativa y clínica*, en 2017 en portugués por la editorial WAK, de Río de Janeiro, Brasil y ahora *Conexiones de psicomotricidad: TransPsicomotricidad: entre educación y más allá y la clínica* en 2019 por Corpora Ediciones de Argentina, en portugués y español.

PB: —*Eduardo, ¡desde ya muchas gracias por tu interés y participación en esta compilación de saberes y experiencias acerca de la Psicomotricidad, su práctica y sus nociones primordiales!*

*Tus palabras serán de gran ayuda al conocimiento y desarrollo profesional de los interesados.*

---

*¡Obrigado Eduardo, gracias Pablo!*

# La Psicomotricidad en Italia

## Entrevista a Franco Boscaini
### por Tommaso Lavagnoli

TOMMASO LAVAGNOLI (TL): —*¿Dónde nació el trabajo psicomotor y dónde lo practicas? ¿Cuál es actualmente el nivel de desarrollo y reconocimiento de la Psicomotricidad en Italia?*

FRANCO BOSCAINI (FB): —Nací en Verona (Italia), 1948. Actualmente ejerzo mi profesión de psicomotricista en el ámbito preferentemente de la clínica en la edad evolutiva desde 1972. Al mismo tiempo propongo formación psicomotriz y por lo tanto soy Director del CISERPP que brinda muchos tipos de formación, en particular la Escuela profesional de tres años y el Master Universitario internacional Bienal de Psicomotricidad, el Ciclo sobre dos años de Relajación y el certificado en Grafomotricidad.

Presente la Psicomotricidad en Italia desde el 1970, gracias a unos Institutos privados, se han formado al menos 10.000 psicomotricistas con formaciones diferentes sobre 1, 2 y 3 años. A partir del 2004 existen una doble formación: una cerca las Escuelas privadas que ofrecen un título no reconocido, pero según una ley los psicomotricistas pueden trabajar en el ámbito preventivo educativo y socio-sanitario en todas las edades, y el título universitario de terapista de la neuro y de la Psicomotricidad de la edad evolutiva que trabaja exclusivamente en el ámbito sanitario desde el nacimiento hasta los catorce años. Dos formaciones totalmente diferentes, la primera más psicomotora mientras tras la segunda tiene una filosofía más rehabilitadora y sintomática.

TL: —*¿Cuál es tu profesión de base? ¿Cómo, cuándo y por qué empezaste a profesar el trabajo de conductor psicomotor? ¿Cuál fue tu carrera profesional?*

FB: —Inicié como fisioterapeuta, pero de inmediato en 1972 comencé a trabajar con personas con discapacidad, niños débiles mentales, con Parálisis Cerebral Infantil o con problemas comportamentales y psicomotores. No me gustaba la fisioterapia y tenía conciencia que el trabajo exclusivo sobre la motricidad instrumental era demasiado limitado sin ninguna consideración del aspecto psíquico del movimiento como el aspecto emocional y relacional. Mi preocupación no era solo el limitado conocimiento ofrecido de las patologías según una actitud multidisciplinar, sino sobre todo la insuficiencia de instrumentos y métodos para comprender mejor las problemáticas de los niños de los que me ocupaba en mi trabajo terapéutico.

Tenía la impresión de que buena parte de las problemáticas de los niños no era fruto solo de lo orgánico, sino de la comparecencia de otras variables psicológicas, relacionales, ambientales y educativas. Por lo tanto, después de recibir el diploma de fisioterapeuta quise profundizar la temática corporal y la patología. En 1975 obtuve la licenciatura en Psicología en la Universidad de Padua, después en 1976 el diploma de logopeda y al final el diploma de terapista ocupacional.

En el mismo tiempo, a partir del 1972, participé de muchos seminarios de formación psicomotriz con varios autores (Picq y Vayer, Lapierre y Aucouturier, Le Boulch, etc.). Constaté que las propuestas de esos autores son útiles e interesantes, que me ofrecían mucho, pero lo percibía todavía insuficiente para la comprensión de los problemas de mis niños en terapia. Fue una experiencia que me permitió de comprender la necesidad de una nueva pedagogía corporal y que el aprendizaje cognitivo tiene sus bases en la experiencia corporal. Otro aspecto interesante resultó ser la importancia de la formación corporal para poder ejercer la Psicomotricidad. Y al final una primera intuición de lo que es el dialogo tónico. Pero tengo conciencia que son propuestas psicomotoras de tipo pedagógico que no me permitían comprender el aspecto de la patología y su dimensión clínica y terapéutica.

Entonces, considerando incompleta la formación psicomotriz de estos autores franceses, luego de mi participación en el V° Congreso Mundial de Psicomotricidad en 1982, propuse mi primera intervención oficial. Aquí tuve la oportunidad de conocer Soubiran, Ajuriaguerra y Bergès que me ayudaron a aclarar mis dudas. Por lo tanto decidí continuar mi formación en París.

Era mi gran oportunidad para comprender exactamente el núcleo central de la Psicomotricidad, por la cual el cuerpo es por un lado la base sobre la cual se construye toda la personalidad y por el otro lado el cuerpo no solo como instrumento sino mediador de expresión y de comunicación con sí mismo y con el mundo. En particular en la Escuela del ISRP de Madame Giselle Soubiran comprendí la importancia de la formación corporal, el sentido exacto de dialogo tónico, el valor multidimensional del movimiento en cuanto metamotricidad. Y sobre todo comprendí que el espacio de la Psicomotricidad es sobre todo la clínica con su objeto de estudio que son las patologías psicomotoras y no cualquier patología. Pude ver entonces el valor también de su dimensión preventiva que no puede ser separada de la clínica y que no coincide con la pedagogía. Comprendí el valor y la necesidad de los instrumentos de evaluación como la diferencia de los métodos de intervención, así como que no se debe confundir la Psicomotricidad como disciplina y profesión con la Psicomotricidad como método o especialización.

Finalmente, con una larga formación en París, continué también como docente en Italia, donde inicio una propuesta de formación convencido que se trata de una profesión específica. Por lo tanto, después haber creado el CISERPP en el 1979, decidí abrir en Verona, Italia, una Escuela de tres años para crear la nueva profesión de psicomotricista. Un año significativo dado que hoy se cumplen los 40 años que celebramos con el X° Congreso Mundial de Psicomotricidad del 29 de octubre al 1 de noviembre.

TL:  *—¿Cuáles son las bases con las que trabaja y articula su trabajo de psicomotricista?*

FB:  —Una formación teórica y práctica basada en la noción de la interacción constante mente-cuerpo, teniendo en cuenta las más importantes y actuales teorías neuropsicológicas, psicológicas, psicodinámicas y corporales de las mejores investigaciones. El núcleo central es la consideración del cuerpo como lugar de emociones, mediador de la relación con el otro, fundamento, organizador y expresión del diálogo tónico. En particular es importante considerar la noción de globalidad psicomotora por la cual las funciones psicomotoras están y actúan siempre en integración entre ellas.

Una cosa importante es que la formación para construir la Psicomotricidad como disciplina y ciencia autónoma debe estar basada en un cuerpo teórico coherente y completo. Eso significa que no se debe confundir la Psicomotricidad como disciplina y profesión con un método que es solo una parte de la misma.

TL:  *—¿Cuáles son las áreas de intervención en la profesión psicomotora (terapéutica, clínica, educativa, salud, formación profesional, niños, adolescentes, adultos, tercera edad …)?*

FB:  —Como ya he dicho, en Italia existen dos profesiones: el terapista de la neuro y de la Psicomotricidad de la edad evolutiva de formación universitaria y el psicomotricista de formación privada. El primero se forma en las universidades con una preparación sobre todo funcional y trabaja solo en la edad evolutiva. El segundo, el psicomotricista, se prepara en las Escuelas privadas con una formación verdaderamente psicomotriz. El psicomotricista, al contrario, se propone en todas las edades y situaciones de intervención.

El psicomotricista trabaja sea en el ámbito terapéutico sea en la prevención y educación; el primero se realiza en varios tipos, para niños, adolescentes, adultos y ancianos, a nivel institucional o liberal, el segundo se propone mucho en las escuelas maternas o primarias-secundarias en grupo; pero en grupo también preventivo en liberal. Se propone también formación a los otros profesionales de salud, de educación y también padres.

TL:     *—¿Cuáles son las estrategias y habilidades específicas para llevar a cabo la práctica psicomotriz?*

FB:     —El psicomotricista considera el cuerpo propio y del paciente como medio de expresión y mediador de la relación como punto de partida para poder enseguida integrarlo con los aspectos instrumentales y cognitivos. Utiliza diferentes estrategias directivas o menos según la edad y la problemática de la persona, según la intervención individual o grupal. Sus habilidades especificas es la escucha tónico-emocional, la empatía corporal, la gestión de la dimensión espacial y temporal de la sesión.

Naturalmente en la base de todo este trabajo está la creación de un cuadro de trabajo claro y seguro que permite al individuo de poder expresarse.

TL:     *—¿Cuál es el proceso para convertirse en un Psicomotricista en Italia?*

FB:     —Más allá de la carrera universitaria, para mi limitada, las escuelas privadas de Psicomotricidad proponen formaciones no homogéneas y con contenidos de estudios diferentes. Hay escuelas que preparan sobre un método y no efectivamente sobre una profesión. Hay universidades que preparan con un año de master en Psicomotricidad educativa, pero yo no acuerdo; hay escuelas que preparan sobre un método en dos años, e igualmente no acuerdo; hay escuelas, las que son representadas en la OIPR, en particular la escuela del CISERPP de Verona, que preparan en tres años siguiendo los programa de la escuela francesa de París.

Creemos que la autonomía profesional es posible solo con una formación sólida y equilibrada entre disciplinas médicas y psicológicas como con una consiguiente formación continua.

TL:	—*¿Qué importancia tiene la cooperación internacional para el desarrollo y el reconocimiento de la profesión del psicomotricista?*

FB:	—Me parece una cuestión fundamental aumentar la colaboración internacional porque esto permite confrontarse sobre los contenidos teóricos y las técnicas, ayuda al desarrollo de la profesión y sustenta el proceso de reconocimiento de la profesión a nivel institucional. Y sobre todo poner al día el estado de la investigación en el campo especifico de la Psicomotricidad.

TL:	—*¿Cuál es el futuro de la Psicomotricidad en Italia? ¿Cuáles son las áreas de intervención? ¿Cuál es el reconocimiento profesional?*

FB:	—Yo creo en un gran desarrollo de la Psicomotricidad gracias, sobre todo, a la convicción de los directores de las escuelas privadas, en particular la del CISERPP de Verona, que desde al 1987 es la Delegada Nacional presente en la OIPR. Hay escuelas y asociaciones que creen que la Psicomotricidad solo sirve en la primera infancia, pero la mayoría se abre a todas las posibilidades de ayuda a la persona. Eso me parece, junto a una fuerte formación, demostrar la competencia profesional y pretender su reconocimiento.

El futuro de la Psicomotricidad está todavía ligado a la investigación, la capacidad del psicomotricista de saber leer las necesidades de una sociedad siempre en evolución, a su creatividad de saber proponerse en nuevas situaciones sabiendo aumentar su saber y adaptar sus metodologías y técnicas según el momento y el lugar como la cultura de una institución o población.

---

*¡Grazie Franco y Tommaso!*

# La Psicomotricidad francesa

---

## Entrevista a Gerard Hermant

*por Juan Mila*

Juan Mila (jm): —*¿Cómo conoció la Psicomotricidad?*

Gerard Hermant (gh): —En 1970 había poca gente que conocía la Psicomotricidad. Yo era sensible al medio de salud por mi hermana enfermera. Ella había visto una publicidad de la nueva formación de psicomotricista. Entonces, encontré a la señora Giselle Soubiran por primera vez en París.

jm: —*¿Qué fue lo que lo decidió ser Psicomotricista?*

gh: —Fue la Sra. Giselle Soubiran que me explicó lo que significaba ese concepto. A mí me gusto mucho la idea ser psicomotricista y abrir una vía nueva. De hecho entré en la tercera promoción del Instituto Superior de Relajación y Psicomotricidad de Paris (ISRP).

jm: —*¿A qué persona o personas reconoce como sus maestros en Psicomotricidad?*

gh: —Sin duda à Giselle Soubiran y Julián de Ajuriaguerra. Fui alumno de Giselle y trabajé con ella en la formación de los alumnos de Psicomotricidad del ISRP.

Me encontré muchas veces Julián de Ajuriaguerra y fui la persona que permitió su invitación a la Real Academia de Medicina de España en el ocasión del IV Congreso Internacional de Psicomotricidad de Madrid en 1980.

Es increíble imaginarse que la Psicomotricidad había permitido a un personaje tan genial ser invitado por la Real Academia de Medicina. ¡Eso es también la Psicomotricidad!

jm: —*¿Por qué se sostiene que la Psicomotricidad es de origen francés?*

gh: —¡No lo diría así! ¡Si lo digo, no sería exacto y escucharía a mi amigo Juan Mila hablar de colonización francesa porque es un *leitmotiv* para él!

Las primeras formaciones aparecieron en Alemania y Suiza alemana. Escribí un artículo en 2008, perfectamente traducido al español por nuestro amigo, lamentablemente desaparecido, Pedro Pablo Berruezo y Adelantado que fue publicado en la revista electrónica: *Revista Iberoamericana de Técnicas Corporales y Psicomotricidad*, sobre el nacimiento de la Psicomotricidad. El lector puede consultar el texto original.

Pero puedo afirmar que el concepto de profesión de salud y de formación en universidades públicas y privadas con el fin de formar especialistas del tratamiento de los trastornos psicomotores viene de Francia y especialmente de Giselle Soubiran y su equipo. Es la Federación Francesa de Psicomotricidad quien ha obtenido en 1974 el primer diploma de estado (título) de Psicomotricidad en el mundo.

JM:     —*¿Cómo visualiza Ud. la expansión que ha tenido la Psicomotricidad desde sus inicios hasta la actualidad?*

GH:     —La evolución del campo de la profesión es considerable. Adjunto un cuadro de las posibilidades de intervención del psicomotricista antes de 1968 y ahora.

Es increíble imaginar que en 50 años una profesión ha podido desarrollarse de esta manera.

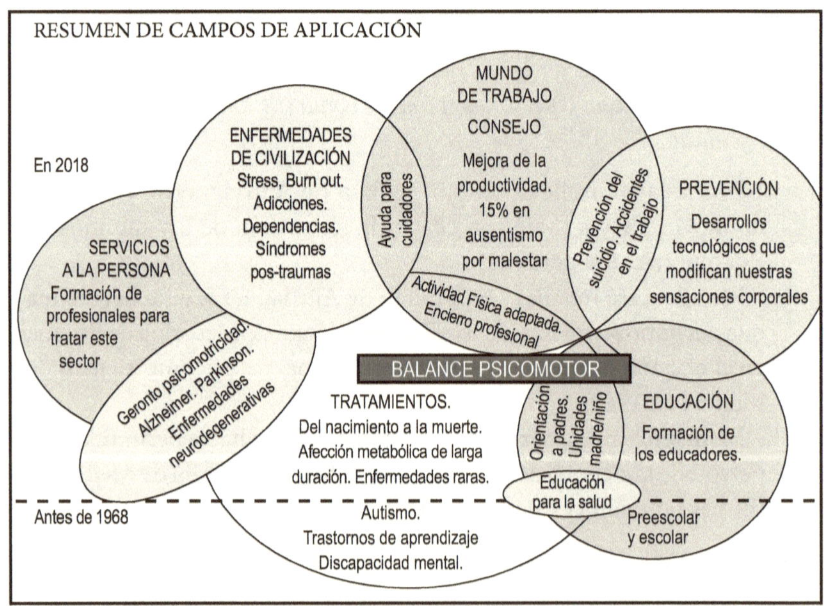


JM:     —*¿Cuál es el futuro profesional de la Psicomotricidad? ¿Cuáles son las nuevas posibilidades de expansión del perfil profesional del Psicomotricista?*

GH:  —No soy adivino. Sin embargo, sé que tenemos una profesión adaptable. Por ejemplo ayer estaba en el Ministerio de Salud adonde se realizó el lanzamiento de una operación para los mil primeros días del niño. El Ministro había invitado a la Federación porque a él le aparece que la Psicomotricidad es ineludible. Los psicomotricistas son los únicos reeducadores que conocen el desarrollo psicomotor.

Las enfermedades de civilización, por ejemplo, las adicciones a las pantallas crecen cada día y provocan daños graves. El estrés postraumático está creciendo.

Hay tantas causas y cosas que justifican un porvenir muy importante para la profesión.

JM:  —*¿Es posible un mayor desarrollo académico de la Psicomotricidad, con creación de formaciones de Doctorado?*

GH:  —Sí, naturalmente, pero ahora y hasta hoy el desarrollo correspondió más a dar repuestas a diferentes necesidades que a una investigación. Ella viene después para probar lo que algunos pioneros habían imaginado.

JM:  —*Conocemos su trabajo de colaboración a la expansión de la Psicomotricidad en Latinoamérica, Asia y África. ¿Puede relatarnos su experiencia?*

GH:  —Eso viene de Giselle Soubiran. Como lo saben, ella hablaba perfectamente el castellano. Antes de la creación del ISRP, recibió muchos alumnos de América latina en el Hospital Henri Rousselle con Ajuriaguerra, especialmente Dalila de Costallat y María Antonieta Rebollo.

Enseguida fue invitada en muchos países del continente. Ella me había dicho de su interés de trabajar con todos los países con una cultura y una relación al cuerpo bastante similar a la nuestra.

En 1979, ella y yo hemos creado la Organización Internacional de Psicomotricidad y Relajación (OIPR) con la idea de ayudar a los diferentes países en la creación de una profesión similar a la que habíamos obtenido en Francia. Es el origen de la transformación de los congresos, de la creación de delegación nacionales de la OIPR y del intercambio.

Desafortunadamente, en algunos países había personalidades que no querían que ayudáramos a la creación de una profesión reconocida por los poderes públicos porque eso implicaba programa oficial, ponentes de la facultad y renuncia a la supremacía de un método.

¡El programa oficial de Francia no habla de método de ninguna persona, ni siquiera del método de Giselle Soubiran, ni una palabra de una persona en el programa!

Me pone triste el ver que la Psicomotricidad no es reconocida en algunos países de América latina, así como en España.

En África, la formación se desarrolla poco a poco. El problema viene de la pobreza y de la falta de recursos. Ayudamos como podemos, pero es muy difícil. Los países del Magreb han trabajado muy bien sobre el reconocimiento de la profesión. En África subsahariana, Camerún, Gabón y Senegal tienen formaciones y en Camerún existe el reconocimiento.

En Asia trabajamos desde hace cinco años a una difusión en China. El problema de China es totalmente diferente. Ellos no han venido para descubrir la Psicomotricidad, pero tienen una serie de problemas colosales con una población que se envejece de manera increíble. En 2040 China tendrá 450 millones de personas de más de sesenta años y 45 millones de Alzheimer. Ni estructura, ni profesionales formados: ¿qué hacer en un país donde la estructura familiar está mutando tanto?

Es por ello que la Psicomotricidad interesa, y sobre todo es una sensibilización que interesa al país. Tenemos que hablar de otros países como el Líbano y Kazakistán. El Líbano cuenta con una formación de alta calidad con un nivel de Máster en la Facultad de Medicina. Kazakistán se encuentra en una etapa en la que descubre la Psicomotricidad.

Además, hay países de Europa como Dinamarca, Alemania, Holanda, Suiza, Portugal, España donde encontramos numerosos psicomotricistas, pero con estatutos muy diferente de un país al otro.

Todavía tenemos que trabajar mucho para acabar con una Psicomotricidad internacionalmente reconocida y este libro es un instrumento muy importante.

Tengo que felicitar a todos mis colegas y agradecer por su participación a esta obra. Gracias a toda(o)s

---

*¡Merci Gerard, gracias Juan!*

# EL JUEGO Y LA NARRATIVA EN PSICOMOTRICIDAD

## Entrevista a Joaquín Serrabona Más

*por María Angélica Familume*

MARÍA ANGÉLICA FAMILUME (MAF): —*Sabemos que eres español, nos gustaría preguntarte tu lugar de nacimiento.*

JOAQUÍN SERRABONA MÁS (JSM): —Buenos días, si efectivamente soy español y nací en Madrid, aunque a los diez años nos trasladamos a Barcelona que es donde resido desde entonces.

MAF: —*¿Dónde realizas tu práctica profesional?*

JSM: —Trabajo en la provincia de Barcelona, donde doy clases en Educación y Psicología en la Universidad Ramon Llull, además de coordinar desde hace veinticuatro años la formación de Postgrado en Psicomotricidad de dicha universidad. Además, realizo mi práctica profesional como psicólogo clínico y psicomotricista en L'ESPAI que tiene dos sedes, una en la misma ciudad de Barcelona y otra en Sant Cugat de Vallés, que es una bonita localidad muy cerca de Barcelona.

MAF: —*¿Cuál es tu formación académica? Ya sea de grado, especializaciones, otros.*

JSM: —Yo soy doctor en Psicología. Psicólogo clínico. Psicoterapeuta Europeo. Máster en terapia familiar por la Universidad de Barcelona. También he cursado varios Másters y postgrados relacionados siempre con la infancia y adolescencia (y sus familias) que es mi principal campo de acción.

MAF: —*Nos gustaría conocer tu recorrido educacional y profesional. ¿Qué te fue despertando cada formación adquirida?*

JSM: —La verdad es que empecé desde el mundo de la actividad física, en concreto como entrenador de Baloncesto cuando tenía dieciocho años. Enseguida me interesó el movimiento como eje de la formación de la persona. Eso me impulsó a estudiar Psicología, lo que me permitió conectar cada vez más los dos conceptos que inicialmente sustentan la Psico-motricidad. Pero claro, eso fue en los inicios; mi evolución tanto formativa, teórica y práctica ha ido evolucionando, integrando el movimiento como continente y contenido de mi actuación educativa y terapéutica. Un momento profesional muy significativo para mí fue empezar a trabajar, al poco tiempo de finalizar mis estudios, en el Centro Terapéutico Bellaire que atendía a niños con psicosis y autismo. Fue una experiencia excitante y muy provechosa en especial gracias al saber hacer de los profesionales del centro de los que aprendí mucho y desde luego de los niños que atendí desde un abordaje psicomotriz, en quienes poco a poco veía más potencialidades educativas y terapéuticas. Después de tres años de grata experiencia, recibí la oferta de trabajar en otro centro público de Educación Especial, y aunque me costó mucho la decisión opté por cambiar de centro ya que reunía más condiciones prácticas y atendía a una mayor variedad de dificultades. Después de algún tiempo (cinco años) de trabajo psicomotriz en dicho centro, nos propusieron realizar un plan de integración de los niños/as en centros ordinarios, por lo que diseñamos un proyecto de actuación psicomotriz que implementamos en las escuelas públicas de Terrassa, en un principio para atender a los niños con dificultades del desarrollo integrados en las escuelas. Pero posteriormente el proyecto se amplió a una dimensión preventiva, lo que nos permitió trabajar con los grupos clases, realizando una intervención integral donde se buscaba tres objetivos básicos: actuación directa con los grupos (con presencia directa del tutor/a), formación del profesorado en el ámbito psicomotriz y realización de una programación psicomotriz que permitiese integrar dicha disciplina dentro del proyecto educativo del centro. Fueron años muy laboriosos e intensos, que me permitieron profundizar en el marco psicomotriz en que nos movemos.

Por esas fechas (1995), empezamos a organizar y a coordinar la formación de postgrado Especialista en Psicomotricidad en la Universidad Ramon Llull y que actualmente, como he mencionado anteriormente, estamos por la 24° edición. Dicha formación nos ha obligado a ir construyendo los conceptos teóricos prácticos que enmarcan la Psicomotricidad de Integración (PMI). Dicha teoría psicomotriz se ha ido formulando en contacto con la práctica y en la reflexión con los profesores y alumnos que han ido participando en todos estos años y a los que agradezco su implicación y experiencia que sin duda me ha enriquecido mucho.

MAF:  —*¿Cuándo has comenzado a interesarte por la Psicomotricidad y por qué?*

jsm:    —Como he comentado anteriormente, empecé desde la actividad física, pero di un giro hacia la Psicomotricidad gracias a la Escuela Municipal de Expresión que durante muchos años fue vanguardia en Barcelona en la impartición de la formación psicomotriz, especialmente desde la práctica psicomotriz de Aucouturier y que yo cursé en un master de tres años de duración. Pero no fue la única formación que me adentró en el mundo psicomotriz, también autores como Lapierre, o incluso LeBouch me abrieron las puertas de la dimensión psicomotriz.

maf:    —*¿Desde qué teoría te posicionas en el ejercicio de tu profesión?*

jsm:    —Nosotros proponemos una definición que recoge las principales nociones relacionadas con la Psicomotricidad:

"La psicomotricidad es una disciplina educativa/reeducativa/terapéutica, concebida como diálogo, que actúa sobre la totalidad del ser humano a través de las sensaciones, movimientos y juegos y su posterior representación, con la finalidad de que el individuo establezca una relación positiva consigo mismo, con los objetos, con el espacio-tiempo y con los demás, mediante métodos activos de mediación principalmente corporal". (Serrabona Mas, 2016: 16).

Esto supone que tenemos una orientación integradora que hemos dado en llamar Psicomotricidad de Integración (PMI). La Psicomotricidad de Integración intenta llegar a un punto de encuentro de los elementos teóricos y práxicos, compatibles de las diferentes orientaciones psicomotrices y que se ajuste a la realidad del niño y su contexto (familia, escuela...).

Intentamos ante todo ver cómo se manifiesta el niño y el psicomotricista durante la sesión, y partiendo de esta práctica hemos reflexionado sobre la naturaleza de este diálogo educativo o terapéutico.

La Psicomotricidad de Integración pretende integrar en el trabajo psicomotriz la totalidad de las dimensiones de la persona y de los aspectos del movimiento; e integrar complementariamente, las características propias de los dos sujetos que participan: psicomotricista y paciente o alumno. Partiendo de observar y repensar al niño, al psicomotricista y a todo el conjunto del fenómeno social construimos el mapa psicomotriz, estableciendo sus finalidades, objetivos, contenidos, y las pautas de actuación (metodología).

Es a partir de querer ofrecer al sujeto una intervención que favorezca su desarrollo integral, es decir en todas las dimensiones de su persona, que iniciamos este recorrido teórico-práctico que es la Psicomotricidad de Integración.

Evidentemente, la Psicomotricidad de Integración no es la suma de diversos conceptos de otras corrientes, nosotros valoramos y recogemos, como es lógico, aquellos planteamientos que permiten dar respuesta a nuestros postulados principales:

1) trabajar en la dimensión motriz;
2) trabajar sobre la totalidad del sujeto;
3) buscar un equilibrio sistemático sobre las dimensiones de la persona;
4) concebir la educación psicomotriz como un diálogo;
5) favorecer el placer motriz primitivo y el placer por el control motriz, y
6) potenciar la capacidad representativa, especialmente verbal.

Partiendo de estos presupuestos recogemos, criticamos, adaptamos y, por qué no, creamos una forma de hacer que nos ha permitido dar respuesta al proceso madurativo del niño/a y adolescentes principalmente.

MAF: —*¿Te interesa investigar sobre la sexualidad del paciente? Tomando la sexualidad como formadora de la personalidad del individuo, no solo en su genitalidad.*

JSM: —No es un tema central de mi trabajo, aunque evidentemente el proceso de diferenciación y de construcción de la propia imagen conlleva resolver las diversas situaciones que esta búsqueda de la propia identidad comporta. Ejemplos hay muchos, desde la práctica cotidiana que me han permitido ver cómo evoluciona el sujeto desde una perspectiva de género.

MAF: —*¿Con qué universo (tipo) de personas trabajas? ¿Edades, género, normalidades, anormalidades, patologías?*

JSM: —Mi campo de acción es principalmente la infancia y la adolescencia, es decir trabajo desde un abordaje psicomotriz para ayudar en las dificultades del desarrollo. Lo que supone trabajar con un amplio espectro de dificultades y situaciones. Evidentemente el abordaje psicomotriz, tal como lo concebimos en L'ESPAI de psicomotricidad, da respuesta a dificultades en la dimensión motriz, cognitiva, conativa, afectiva y relacional. Así nos encontramos trabajando con niños con múltiples dificultades algunas formando parte de un trastorno específico y diagnosticado y otras más globales que la Psicomotricidad puede abordar de manera no invasiva.

MAF: —*Cuándo trabajas con familias, ¿desde qué teoría psicológica las abordas?*

JSM:    —Mi formación inicialmente era de orientación dinámica, que he ido enriqueciendo (creo) desde otros modelos, especialmente sistémico y constructivista. Trabajo mucho desde la terapia narrativa que considero complementa mucho nuestra intervención psicomotriz.

MAF:    —*Como terapeuta familiar ¿incluyes a toda la familia en las sesiones o lo haces en forma individual con cada integrante?*

JSM:    —Yo suelo trabajar en pequeño grupo. Le doy mucho valor al trabajo entre iguales. Como decía White, los otros pacientes se convierten en terapeutas sin título, pero desde luego muy eficaces si el grupo es complementario y positivo. Conseguir un grupo adecuado es una de las principales labores del psicomotricista.

Con relación a la familia, trabajo con ellos desde diversos planos.

a)  Dentro de la sala, sólo si es un trabajo individual y generalmente si son muy pequeños, aunque es verdad que tenemos proyectos de trabajo en familia donde participan varios niños/as y progenitores, como "La tribu" que tiene como objetivos específicos: fomentar el vínculo entre los niños y sus familias; favorecer momentos de juego compartido entre madres/padres y sus hijos/ hijas por la vía corporal; explorar nuevas posibilidades de comunicación entre padres/madres y niños y favorecer la relación y la creación de redes con otras familias.

b)  Fuera de la sala de Psicomotricidad creamos grupos de ayuda a la crianza, donde intervienen padres del grupo de niños que trabajamos. También realizamos, cuando las características madurativas y de personalidad lo permiten, sesiones de familia desde un modelo sistémico que complementan el trabajo con el paciente, siendo en muchos casos un elemento terapéutico fundamental.

MAF:    —*¿Utilizas el juego como instrumento en la integración familiar? ¿Qué observas en estas sesiones? ¿Qué otras técnicas o instrumentos utilizas?*

JSM:    —Sí, el juego es el elemento fundamental en las sesiones psicomotrices. Un juego donde tanto el placer primitivo como el de dominio están presentes. Un juego de placer compartido que dinamiza la sesión. Evidentemente, en el juego surgen conflictos y es en esos conflictos donde ayudamos a los sujetos a gestionarlos de forma más eficaz.

En la sala, en función del grupo, los juegos de seguridad profunda, de maternaje, sensomotrices, de habilidades, simbólicos… van fluyendo y nos permiten trabajar las relaciones con uno mismo y con el entorno.

MAF:   —*¿Quieres agregar algo más a lo solicitado y que te parezca adecuado o importante mencionar?*

JSM:   —Los nuevos conocimientos en neurociencias o en psicología del desarrollo refuerzan nuestros posicionamientos psicomotrices, por lo que es necesario que profundicemos en estos terrenos, para enriquecer nuestra disciplina psicomotriz. Nos queda mucho camino por andar, un camino (por suerte) infinito, pero ahora que hemos recorrido un buen trecho es el momento de acelerar el paso, para que la Psicomotricidad se consolide como una disciplina que ayude al bienestar de las personas.

**Referencias bibliográficas**

Serrabona, J. (2016). *Abordaje psicomotriz de las dificultades del desarrollo.* Barcelona: Ed. Horsori.

---

*¡Gracias Joaquín y María Angélica!*

# La Psicomotricidad que avanza y se expande

## Entrevista a Juan Mila

### por Soledad Vázquez

Soledad Vázquez (sv): —*Conociendo su vasta carrera profesional, ¿cómo llega a formarse en Psicomotricidad?, ¿cómo describiría su trayectoria de formación?*

Juan Mila (jm): —La formación disciplinar y profesional de un psicomotricista, por definición no debería concluir nunca. Jamás tendremos las respuestas a todos los interrogantes que la práctica cotidiana nos plantea.

Nosotros hemos descripto y hemos escrito que la formación del psicomotricista debe descansar sobre cinco pilares que se articulan y coadyuvan entre sí. Estos pilares son: una sólida formación teórica, experiencia técnico profesional, supervisión clínica, Formación corporal específica del psicomotricista y psicoterapia del psicomotricista.

La formación corporal, la supervisión y la psicoterapia son para mis espacios imprescindibles del resguardo psíquico del psicomotricista.

Hace muchos años, cuando ingresé a la docencia universitaria de la Psicomotricidad, en la Universidad de la República, ganamos el llamado a aspirante a varios cargos docentes, siete integrantes de las dos primeras generaciones de Psicomotricistas del Uruguay. A mí me tocó trabajar en el Servicio de Neuropediatría de la Facultad de Medicina en el Hospital de Clínicas. La Profesora Directora del Servicio, la Dra. Rebollo, me dijo "Mila, usted va a trabajar con adolescentes", yo le respondí "Profesora, usted sabe que en Psicomotricidad no se trabaja con adolescentes", su respuesta fue inapelable: "Mila, usted va a trabajar con adolescentes".

¡Mi angustia fue mayúscula, yo en esa época era un adolescente! Tenía que trabajar en tratamientos psicomotrices de adolescentes y no sabía qué hacer. Lo hablé con la persona que había sido nuestra profesora de psiquiatría infantil, la Dra. Aída Ascher y ella muy amablemente se ofreció a observar mis sesiones con los adolescentes.

Luego de la primera sesión me dijo, "Juan es evidente que no sabes nada de adolescentes, y que no sabes trabajar con adolescentes… tenés que formarte y tenés que supervisar".

Ella me supervisó durante todo ese año, fue realmente un privilegio y por su indicación comencé un grupo de estudios sobre adolescencia con la psicoanalista Mercedes Freire de Garbarino.

Luego seguí supervisando mi trabajo con psicoanalistas, con Carlos Katchinovsky y luego con el Dr. Prego Silva y con este último también tuvimos un grupo de estudios durante varios años con varias compañeras de las dos primeras generaciones.

Esos aprendizajes fueron duros, pero buenísimos, hoy soy supervisor clínico de muchos compañeros, pero no he dejado de supervisar mi material clínico, he estado en psicoterapia psicoanalítica en el pasado, hoy desde hace unos años estoy en psicoterapia psicoanalítica.

Soy Formador de la Formación Corporal de diferentes grupos de compañeros en distintos países, pero no dejo de realizar mi propia formación corporal y talleres de las diversas líneas cada vez que se presenta la oportunidad.

Pongo por escrito las reflexiones que me surgen de mi trabajo para ordenarme y comunicar el mismo, pero soy un lector permanente de todo lo que se publica de Psicomotricidad.

Mi trabajo académico me permite realizar tutorías de trabajo de grado, tutorías de tesis de postgrado, intervenir como miembro de tribunales de maestrandos y doctorandos, evaluar proyectos de investigación, evaluar programas y proyectos de políticas públicas y todo ello me continúa formando. La formación no finaliza jamás.

SV:     —*¿Cuáles considera usted los aspectos más importantes de la formación de un psicomotricista?, ¿Son éstos contemplados por las propuestas académicas disponibles?*

JM:     —Hemos trabajado mucho durante años con el objetivo de realizar de la mejor forma posible la formación profesional de los psicomotricistas del Uruguay desde la Facultad de Medicina de la Universidad de la República (Udelar). Entendemos que la formación de los psicomotricistas necesariamente debe ser universitaria.

Desde la inicial formación de grado, que comenzó en el año 1978, muchas han sido las modificaciones conceptuales que han transformado el perfil disciplinar y profesional de los psicomotricistas del Uruguay. En su origen la formación universitaria de los psicomotricistas del Uruguay se inició basada en la traducción literal de los programas de estudios franceses.

En esa primera etapa la Psicomotricidad se ocupaba en forma exclusiva de la atención de las dificultades del desarrollo infantil, de las dificultades de aprendizaje en la Infancia y especialmente en la Primera Infancia. Y la actividad clínica se desarrollaba en el ámbito sanitario en forma exclusiva en equipos interdisciplinarios clínicos a nivel hospitalario y a nivel de los consultorios privados.

En mi línea de investigación de tesis doctoral he desarrollado los cuatro cambios de paradigma en la formación universitaria de grado en el Uruguay.[5]

En el año 1988, acompañando las transformaciones conceptuales de la formación de los recursos humanos de Salud de la Facultad de Medicina de la Udelar, comienza lo que se visualiza como el primer cambio de paradigma en la formación de los psicomotricistas a incorporar la formación a nivel de la Atención Primaria de la Salud (APS). Esta concepción nos acompaña hasta nuestros días y de su inicial trabajo a nivel de la Primera Infancia hoy son identificables acciones, a nivel de la formación de grado y postgrado de los psicomotricistas, que están dirigidas a las diferentes etapas de la vida.

El segundo de paradigma en la formación universitaria de los psicomotricistas fue a principios de los años noventa la incorporación de la formación en Educación Psicomotriz. La Educación Psicomotriz es también, sin dudas, una acción y una estrategia de APS, en tanto que es una acción de prevención, educación y promoción de la educación, del cuidado y de la salud a nivel del desarrollo infantil y de la crianza.

Desde el año 1994 hemos sostenido y se desarrolla el Programa de Educación Psicomotriz en Jardines Públicos del Uruguay, dependientes del Consejo de Educación Inicial y Primaria (CEIP) de la Administración Nacional de Educación Pública (ANEP), mediante convenio entre la Licenciatura de Psicomotricidad de la Facultad de Medicina Udelar y CEIP.ANEP.[6]

En este marco, trabajan los profesores de la Licenciatura de Psicomotricidad, integrados a los equipos docentes de cinco Centros de Educación Inicial Públicos y se forman los psicomotricistas en Educación Psicomotriz, en las diferentes opciones de intervención en educación, destinadas a casi dos mil niños y niñas durante todo el año lectivo.

---

5   Disponible en: [https://digitum.um.es/digitum/bitstream/10201/61659/1/Tesis%20MILA%20DEMARCHI%20.pdf].

6   Para más información puede consultarse el sitio: [https://psicomotricidade.com.br/programa-de-educacion-psicomotriz-en-jardines-publicos-del-uruguay/].

El impacto social de esta acción tiene diferentes indicadores, uno de ellos es la enorme cantidad de niños, niñas y familias que han recibido las acciones de educación psicomotriz, otro indicador es la importancia de la formación interdisciplinaria de grado y post grado de recursos humanos para el cuidado y la educación en Primera Infancia.

Por otro lado, desde la instalación hace casi tres décadas de este trabajo, quedó definitivamente legitimado que la Educación Psicomotriz solo puede ser realizada por los psicomotricistas que se forman específicamente para tal fin.

Un tercer cambio de paradigma en la formación universitaria de los psicomotricistas fue la incorporación a partir del año 1997 de la formación corporal específica del psicomotricista. En dicho año creamos el Grupo de Docencia e Investigación en la Formación del Rol del Psicomotricista a través de su propio trabajo corporal.

La Psicomotricidad se interesó desde siempre por el cuerpo y por los sufrimientos a nivel corporal, pero han sido pocas las producciones e investigaciones académicas sobre el cuerpo del psicomotricista.

Nuestro grupo de investigación, en forma conjunta con el grupo de trabajo del Máster de Educación y Terapia Psicomotriz de la Universidad Rovira i Virgili de Tarragona, Barcelona, llevó adelante una investigación sobre las competencias corporales específicas que debe adquirir un psicomotricista. En la misma se describieron dichas competencias, se establecieron los indicadores y la forma de evaluación, representando esta investigación un trabajo pionero en esta línea de investigación.

Un cuarto cambio de paradigma fue sin dudas las acciones de formación e investigación iniciadas a partir del año 2000 a nivel del proceso de envejecimiento y vejez saludable y de la gerontopsicomotricidad. Estos trabajos se consolidaron en el momento de la creación, en el año 2010, de la Carrera de Especialista en Gerontopsicomotricidad (Carrera de postgrado para Psicomotricistas) en la Escuela de Graduados de la Facultad de Medicina, Udelar.[7]

Queda entonces, en este recorrido, plasmada la transformación conceptual de la Psicomotricidad y su campo de acción profesional inicial, restringido a la infancia, a la actual concepción de que las acciones del Psicomotricista en el ámbito preventivo, educativo y clínico se pueden realizar a través de intervenciones especializadas con personas en todo el espectro de edades y a lo largo de toda la vida.

---

7     Disponible en: [http://gerontopsicomotricidad.com/wp-content/uploads/2015/01/Programa_gerontopsicomotricidad.pdf].

Quedan muchas áreas por consolidar, por ejemplo, a nivel de las intervenciones con adolescentes e intervenciones a nivel del campo adulto, así como en el campo del mundo del trabajo, a nivel de cuidados paliativos pediátricos y de adultos.

En la Escuela de Graduados (postgrados) de la Facultad de Medicina se abren muchas posibilidades de plantear cursos de formación profesional continua, de Maestrías, Doctorales y Especializaciones Profesionales en los próximos años.

sv:   *—¿Cuáles son los ámbitos de desarrollo que desempeña actualmente, y sus principales áreas de interés?*

jm:   —Durante muchos años me he dedicado a la docencia universitaria de grado y postgrado, a nivel de la enseñanza, de la investigación, de la extensión y de la asistencia directa a personas desde la Psicomotricidad. Me apasiona la enseñanza de la Psicomotricidad, contemplando las diferentes áreas que he mencionado.

Tanto la investigación de tesis que realicé a nivel de maestría, como la investigación a nivel tesis doctoral tuvieron como tema la enseñanza de la Psicomotricidad y específicamente la enseñanza y el aprendizaje de las competencias corporales de los psicomotricistas.

La formación corporal de los psicomotricistas es y ha sido mi línea principal de trabajo en los últimos años, tanto a nivel de mi país como a nivel internacional. A partir de la profundización de esta línea de investigación he sido convocado por diferentes colectivos de psicomotricistas como formador a nivel de formación corporal en diferentes países latinoamericanos y europeos. Asimismo he sido convocado por diversas universidades del exterior. Es así que he trabajado en Argentina, Brasil, Chile, Ecuador, Perú, Panamá, Paraguay, México, Colombia, España, Italia, Portugal y Francia con diferentes grupos de psicomotricistas en la Formación Corporal Específica.

Una línea de trabajo que he desarrollado es la Supervisión Clínica de psicomotricistas; es un trabajo que realizo desde hace ya 30 años, con diferentes psicomotricistas de los más diversos países. Al construir el espacio de la Supervisión como un espacio de aprendizaje, del proceso de enseñanza-aprendizaje se ven beneficiados tanto el psicomotricista supervisado como el psicomotricista supervisor.

En los últimos años he comenzado a realizar supervisiones clínicas en forma virtual; en un principio pensé que era impracticable, pero a partir de los soportes informáticos adecuados es una forma muy válida de trabajo, fundamentalmente en el apoyo de psicomotricistas o grupos de psicomotricistas de otros países.

En más de tres décadas de trabajo he tenido muchos años de labor en las diferentes áreas de la Psicomotricidad, hoy en día mi trabajo clínico esta fundamentalmente centrado en adolescentes y adultos. El campo adulto es un campo que me convoca cada día con mayor fuerza y es un enorme desafío, hay poca bibliografía, poca experiencia. Pese a ello hemos conformado una barra de compañeros de diversos países que intercambiamos y nos apoyamos mutuamente.

SV: *—¿Considera usted que la Psicomotricidad contribuye al diseño e implementación de políticas públicas?*

JM: —Me atrevo a decir que la experiencia del Uruguay en este sentido es, sin lugar a dudas, única. Desde hace treinta años una de las acciones de Política Pública más importante del País es el Plan CAIF (Centros de Atención a la Infancia y la Familia).[8] Es un Plan de Políticas Públicas de cuidado y educación a nivel de Primera Infancia, de enorme impacto sobre el desarrollo infantil de niños y niñas de sectores vulnerables de nuestro país. Es así que en más de 430 centros de educación y cuidados de Primera Infancia, distribuidos a lo largo y ancho del país, financiados por el Estado, los programas llevados adelante por psicomotricistas son sostén de esta política pública.[9]

De la misma manera, nuestro trabajo a nivel de la Encuesta de Nutrición Desarrollo Infantil y Salud (ENDIS) ha evidenciado el peso académico de la Psicomotricidad y de los psicomotricistas a nivel de la Evaluación Poblacional del Desarrollo Infantil.

Hoy los psicomotricistas del Uruguay intervienen a nivel del diseño y de la implementación de las Políticas Públicas de Primera Infancia del país. Conforman los equipos de dirección, los equipos técnicos, los equipos de supervisión y los equipos de acción en territorio de la política pública de Primera Infancia del Uruguay. Prueba de ello son los equipos del Instituto del Niño y del Adolescente del Uruguay, los equipos del Ministerio de Salud Pública, etc.

Aspiramos a que este nivel de participación se dé en los equipos que trabajan a nivel de la política pública en Infancia, Adolescencia, personas con Discapacidad, Adultos y Adultos Mayores. Paso a paso, los especialistas en gerontopsicomotricidad se han ido posicionando a este nivel y es sin dudas un proceso que no se detendrá.

SV: *—¿Cómo visualiza usted la expansión que ha tenido la Psicomotricidad desde sus inicios hasta la actualidad?*

---

8   Para más información puede consultarse el sitio: [www.plancaif.com.uy].

9   Puede consultarse el sitio: [https://www.gub.uy/ministerio-desarrollo-social/endis].

JM:    —Creo que ya he planteado mi pensamiento sobre estas cuestiones. Solo diré que cuando yo me recibí en el año 1983 nadie podría haber imaginado la expansión del campo disciplinar y del campo profesional de la Psicomotricidad y de los psicomotricistas.

De la misma forma espero que la creatividad de los psicomotricistas permita que se siga expandiendo el campo profesional. Esto sucederá porque sin duda alguna los psicomotricistas como recursos humanos de educación y de salud tienen, a partir de su formación, una enorme ductilidad que permite abordar diferentes complejidades de la realidad y dar solución seria a las mismas.

El futuro no tiene techo, solo hay que seguir trabajando con seriedad, en base a evidencias, e insisto en la necesidad de continuar cimentando el crecimiento académico de la Psicomotricidad en el ámbito universitario. Y fundamentalmente en la consolidación de diferentes líneas de investigación desde la Psicomotricidad.

SV:    —*¿Qué proyecciones podría hacer a futuro acerca del desarrollo de la Psicomotricidad, a nivel nacional e internacional?*

JM:    —La efectividad de las intervenciones psicomotrices a nivel de la primera infancia y la infancia presentan sobrada evidencia, tanto en el ámbito de la educación como de la salud. Sin embargo, es importante proyectarse con mayor fuerza a nivel del trabajo de las personas con discapacidad, en el trabajo en el campo adolescente, en el campo adulto y en el campo de los adultos mayores.

SV:    —*¿Qué oportunidades de mejora podría identificar en términos de desarrollo académico, avance científico o profesional de la Psicomotricidad?*

JM:    —Es necesario entusiasmar a las nuevas generaciones de psicomotricistas, y fundamentalmente a los psicomotricistas que son profesores universitarios a que realicen formación a nivel de Maestrías y Doctorados.

Esa ha sido nuestra política al frente de la Dirección de la Licenciatura de Psicomotricidad de la Facultad de Medicina de la Udelar, trabajar duro y en forma permanente para la consolidación de las diferentes áreas de Especialización, y por eso hoy contamos con un Área de APS, un Área de Educación Psicomotriz, un Área de Diagnóstico y Tratamiento Psicomotriz, un Área de Clínica de Lactantes, un Área de Formación del Rol del Psicomotricista a través del Trabajo Corporal y un Área de Gerontopsicomotricidad. Con organización hemos logrado crear cargos docentes y una estructura docente con dichas áreas de Especialización, que han permitido la creación de cargos que han sido concursados en efectividad. Hemos incentivado y apoyado la formación a nivel de Especialización, de Maestrías y Doctorados de nuestros docentes. La posibilidad de que los profesores universitarios de Psicomotricidad y de que los psicomotricistas realicen postgrados académicos habilita a que cada quien trabaje diferentes líneas de investigación que indudablemente redundarán en el crecimiento académico de la Psicomotricidad.

Necesitamos que haya un crecimiento en este sentido, y en esa tarea estamos. Un esfuerzo importante ha representado la instrumentación de encuentros académicos, de intercambio universitario de docentes y estudiantes, la organización de cursos y congresos internacionales.

Todos estos espacios son espacios de crecimiento colectivo.

SV:     *—En relación a línea de estudio sobre las competencias del psicomotricista, ¿cuáles son los beneficios más relevantes que evidencia este modelo?*

JM:     —El modelo de aprendizaje por competencia tiene, como todo, sus detractores y sus defensores. En nuestra experiencia hacer el esfuerzo de pensar, acordar y socializar en el ámbito universitario las destrezas, conocimientos y habilidades procedimentales que debe adquirir un psicomotricista ha sido un enorme avance. Se construye una conceptualización colectiva, evidenciable, mensurable, evaluable, y también generadora de evidencia.

Nuestra experiencia a partir de la investigación conjunta sobre esta temática realizada con Cori Camps, Lola García, Inés Tómas y Mariela Peceli fue para ambos equipos de docencia e investigación un enorme avance. También ha sido un mojón de punto de partida para investigaciones posteriores realizadas por nosotros y por otros compañeros de diferentes países.

Es asimismo la clara evidencia del tránsito de la Psicomotricidad del "yo hago esto porque así lo siento" a la Psicomotricidad donde la construcción de las intervenciones psicomotrices se realiza a partir del conocimiento disciplinar específico y del saber procedimental construido a partir de la reflexión.

Es la diferencia entre las creencias casi religiosas, del seguir las enseñanzas del maestro/gurú, que construyó una técnica, un grupo de trabajo, una iglesia de pensamiento único, a la construcción del conocimiento académico, a partir de las evidencias científicas que permiten el avance de la Psicomotricidad y de los psicomotricistas.

---

*¡Gracias Juan y Soledad!*

# Encuentros y desenvolvimiento: el valor de la comunidad psicomotricista

## Entrevista a Lone Frimodt[10]

### por Ditte-Marie Post

*Lone Frimodt trabajó como psicomotricista en Dinamarca, cuando decidió retirarse gradualmente de sus puestos en las asociaciones nacionales e internacionales. Continúa siendo miembro del Comité de Arbitraje tanto del EFP como de la OIPR. Es miembro honorario de la asociación danesa, así como también se le ha concedido una membresía honoraria de la OIPR, a raíz de sus largos años de trabajo y contribuciones a dicha organización. Fue una pionera y campeona de las conexiones internacionales y cooperación para la DAP, así como también fue una jugadora fundamental en el establecimiento exitoso de una educación financiada por el gobierno en un nivel de licenciatura en el campo de la Psicomotricidad y Terapia de Relajación en Dinamarca. Previamente a esto, la formación existía en pequeñas escuelas de gestión privada (en una ocasión, siete instituciones diferentes). Desde el año 2001, los terapeutas en Psicomotricidad han recibido su formación a nivel Universitario en dos localidades de Dinamarca, Randers y Hillerød.*

*Ditte-Marie Post se graduó de Licenciada en Terapia Psicomotriz y Relajación en el año 2007. Ha sido la delegada danesa de la OIPR y la EFP desde 2016, en la última ha sido vicepresidente desde el 2017. Fue Vice Presidente de la Asociación Danesa de Psicomotricidad (DAP) hasta el año 2008 y electa Presidente en 2018. Iniciadora y una de las fundadoras del Foro Europeo de Psicomotricidad (EFP) en 1996, Vice Presidente del EFP (hasta 2002) y Presidente (hasta el año 2010). Delegada danesa de la OIPR (hasta el año 2016).*

*La Psicomotricidad ha sido un campo de estudio y una profesión en Dinamarca desde la década de 1940. Esto convierte a Dinamarca en el primer país donde los psicomotricistas han recibido educación y donde han trabajado en los campos de educación, pedagogía y*

---

10 Transcripción, edición y traducción al inglés realizada por Ditte-Marie Post en noviembre de 2019. Traducido al español por Alan Pablo Iacobacci (Psicomotricista) en enero de 2020.

*salud por más de setenta años. El desarrollo de la Psicomotricidad tuvo lugar en su gran mayoría sin contacto con la psicomotricidad en otros países. El primer contacto estable e intercambio formal fue establecido en la década de 1990.*

*Lone Frimodt y Ditte-Marie Post se encontraron en septiembre de 2019 para una charla acerca de la cooperación internacional, comunidad profesional y compañerismo más allá de las fronteras, así como también acerca del desarrollo del campo y profesión de la Psicomotricidad.*

## El encuentro con la Psicomotricidad en el exterior

Ditte-Marie Post (DP): —*Me gustaría comenzar preguntándote, Lone, acerca de cómo te pusiste en contacto con la Psicomotricidad francesa en 1994. ¿Podrías decirme acerca de cuáles eran tus pensamientos, como terapeuta psicomotriz danesa, que fue a París, acerca de esas personas a las cuales descubriste; personas iguales a nosotros –al menos de alguna manera–? ¿Qué pensaste de nuestra profesión y de la profesión de ellos?*

Lone Frimodt (LF): —Bueno, fue una gran sorpresa descubrir que había una formación muy parecida a la nuestra; la sorpresa fue incluso mayor para ellos, al descubrir que había educación de este tipo en Dinamarca. Fui residente en la clínica de Frederique Bosse, quien estaba haciendo su trabajo en el ala psiquiátrica con niños. La idea era que yo, para lograr ser residente en este lugar, tendría que tener una entrevista con ella, para familiarizarme con la forma en la que trabajaban.

Debía tener una sesión de terapia de relajación, fui a su consultorio y me indicó que apoye mi espalda en una esfera. Luego mientras estaba extendida, me dijo que cierre los ojos, y no pasó nada más. Después de alrededor de media hora ella me dijo, muy similar a la forma en la que lo hacemos en Dinamarca, que me vuelva a focalizar en la habitación, que sienta mi cuerpo y que comience a mover mis pies, y así sucesivamente. Esto era terapia de relajación. Recuerdo pensar: "Esta es una manera fácil de ganar un sueldo, sólo decirle a la gente que se recueste y dejarlos reposar en el lugar, para luego caminar con ellos". Pero, por supuesto, ella había estado observándome durante este tiempo, lo descubrí con posterioridad, había observado mi respiración y demás. Al principio, pensé que era muy diferente. También pensé que la terapia era muy poco "psico-" y demasiado

"-motricidad", de la misma forma en las actividades, las cuales ella utilizaría de la misma forma con niños y también en otras cosas que observé. Sin embargo, a medida que pasó el tiempo, llegué a conocer en mayor profundidad lo que ellos estaban haciendo. Fui a un congreso, donde conocí psicomotricistas franceses, y vi otras perspectivas. Cuando les dije a los franceses de dónde venía, mencionaron a Gerda Alexander, a quien ellos conocían. En verdad la conocían. Su enfoque no es muy utilizado en la Psicomotricidad danesa, pero ella es, apreciablemente, una de las conexiones en el exterior. De a poco, incluso más conexiones y relaciones se hicieron visibles para mí, a medida que aumentaba conocimiento más profundo de lo que los franceses estaban haciendo en Psicomotricidad. De repente pude ver y reconocer todos los aspectos que estaban relacionados y conectados mutuamente, originando la misma visión, abordaje y acercamiento a los seres humanos. Esta era la misma manera de percibir a los seres humanos semejantes, experimenté más y más…

DP:   —*¿Reconocimiento y entendimiento inmediato?*

LF:   —Sí. Inclusive, en ese momento, nadie estaba trabajando con adultos en Francia. Todos los psicomotricistas trabajaban con niños. Yo misma trabajaba en cuidados prenatales, así como también con niños en la ciudad de Høje Taastrup. Pero los franceses estaban muy sorprendidos de que era posible trabajar con adultos. A raíz de esto, me solicitaron dar una charla de Psicomotricidad y cuidados prenatales en la universidad de verano. Nunca habían escuchado que esto era posible, mientras que, en Dinamarca, este fue el punto en donde todo comenzó: empezamos con clases para mujeres embarazadas y desarrollamos nuestra profesión mayoritariamente desde ese punto. Esta fue, considero, la diferencia más importante. Luego, por otro lado, éramos muy pocos en Dinamarca los que trabajábamos con niños, y yo era una de las pocas. La mayoría de los Psicomotricistas trabajaba con y enseñaba a adultos.

DP:   —*Es interesante porque hoy en día todos estamos, tanto en Dinamarca como en cualquier lugar, trabajando con personas de todas las edades, de la cuna a la tumba, en todo tipo de contextos. ¿Considerás que esto podría haber pasado igualmente o creés que fue resultado de estos encuentros?*

LF:   —No, realmente considero que fue una especie de desarrollo que comenzó en 1994 y no fue solo a raíz de la influencia danesa, ya que no sabían que existíamos. Para ese entonces, los franceses ya estaban en contacto con Portugal, Italia y España (y Líbano, México, y, no demasiado con Argentina en ese entonces, y Brasil).

Pero el hecho de que hayamos hecho contacto y de que fuimos capaces de fundar el "Foro Europeo de Psicomotricidad" (EFP) con incluso más países participantes, hizo que la gente comience a descubrir cuánto podríamos beneficiarnos mutuamente, y cuánto seríamos capaces de inspirarnos entre nosotros. Muchas cosas se abrieron, y no pienso que eso hubiera sucedido sin esos encuentros e intercambios.

DP:    —*Esto es muy interesante, cuando lo estamos hablando hoy, 1994 no fue hace mucho tiempo.*

LF:    —Ya han pasado 25 años.

DP:    —*Y estamos hablando de esto como si hubiese sido hace mucho. Me hace pensar acerca de los grandes pasos y avances que se han hecho en Psicomotricidad, no sólo en Dinamarca, sino para todos esos países.*

LF:    —Es verdad. Nos movimos hacia adelante. Mi impresión es que, especialmente para los franceses, el gran desafío ahora es trabajar con Alzheimer, y conectar con los chinos, y mucho más. Realmente pienso que nada de esto hubiera pasado si no hubiese sido por la apertura a los intercambios internacionales alrededor de 25 años atrás, cuando se hizo visible que la Psicomotricidad podía ser más que hacer ejercicios de entrenamientos motores con niños, a pesar de que esto continúa y sigue siendo una parte importante de lo que los psicomotricistas hacen en Chile y Argentina, según mi entender.

DP:    —*Los Sudamericanos están muy interesados en trabajar con adultos en la actualidad.*

LF:    —Bueno, ha pasado un tiempo desde mi retiro, y vos estás mucho más en contacto con los avances. Cuando yo me retiré, no habían llegado tan lejos en América del Sur.

DP:    —*Compré algunos libros acerca de geronto-psicomotricidad en Montevideo el año pasado, y acerca de adultos. Están en proceso de aprender y desarrollarse en estos temas, tal como escuché, con los seminarios, cursos y demás.*

LF:    —Supongo que también están inspirados por los franceses. La enfermedad de Alzheimer y otras enfermedades relacionadas con la edad se están propagando, no solamente en Europa, también en América del Sur. También es importante prever, tener pensadas distintas formas de trabajo y futuras inserciones laborales en nuestro campo.

DP:     —*¿Cómo fueron recibidas en tus propios círculos las ideas y conocimiento que trajiste a tu hogar desde el exterior?*

LF:     —En un comienzo era considerado, bueno, un poco exótico: yo asistía a la Asamblea General de nuestra asociación ese año, por primera vez. Me pidieron que hable acerca de dónde había estado y mi experiencia de conocer la Psicomotricidad en otro país. Al principio, experimenté mucho escepticismo, no sólo en la asociación, sino también entre nuestros colegas. Pero esto fue el comienzo y muchas cosas pasaron después de eso: tuvimos visitas de colegas franceses, que querían ver nuestra forma de trabajar, también hubo una visita de España de Antonio García Nunes.

Él también quería ver nuestra forma de trabajo en Psicomotricidad, así que lo llevé a ver psicomotricistas trabajando en diferentes áreas. Tuvimos que traer un intérprete porque él solamente hablaba en español; había un artículo en la revista y eso levantó interés entre nuestros colegas.

Una vez que la EFP fue fundada, la primera academia de estudiantes fue llevada a cabo en Copenhague. Creo que tuvimos alrededor de 120 ó 150 participantes de otros países. Para ese entonces, la formación danesa se llevaba a cabo en 5 instituciones con fondos privados diferentes y tuvimos que encontrar alojamiento para los participantes con la gente local, ya que no teníamos nada de dinero. Era un rompecabezas gigante, en el cual los extranjeros se hospedaron en las casas de los estudiantes daneses. La última noche tuvimos una gran fiesta, con todos los anfitriones daneses y todos los estudiantes, éramos demasiados. Este evento, debo decir, también movilizó algunas cosas aquí en Dinamarca: en ese momento había demasiada competencia y desacuerdos entre las escuelas, pero esta academia de estudiantes generó una apertura entre las escuelas, porque todas tenían estudiantes que se hospedaban con ellos, y cada escuela tuvo estudiantes extranjeros en sus clases por una semana completa. De esta manera, hubo efectos en todas las direcciones.

DP:     —*¿Considerás que los psicomotricistas daneses tuvieron la misma experiencia de entendimiento y de reconocerse como vos la tuviste cuando estuviste en el exterior?*

LF:     —Eso creo. Sin embargo, al principio había mucho escepticismo, principalmente debido al hecho de que la terapia manual no era una parte de la Psicomotricidad en otros países. Esta es una parte importante de la Psicomotricidad en Dinamarca, y los daneses tuvieron dificultades en aceptar una Psicomotricidad sin terapia manual como para considerarla tan buena como la nuestra y comparable a la nuestra. Sin embargo, recuerdo cómo para los psicomotricistas daneses, que fueron conmigo a la universidad de verano en París, me contaron su experiencia: en los talleres prácticos de, quizás, un colega de Francia, estaban echados durante una sesión de la terapia de relajación, ellos tuvieron la experiencia de "despertarse y abrirse a una completamente nueva familia que provenía de todas partes del mundo". Esta fue la misma experiencia de reconocimiento: ellos se sentían muy emocionados y entusiasmados justo como yo me sentí al principio. Supongo que has tenido la misma experiencia al pensar: "Wow, estas personas provienen de todas partes del mundo, pero aun así tenemos las mismas ideas, miradas y concepciones de nuestro trabajo y de otras personas".

Después de esto, tuvimos muchas actividades internacionales. Como esto fue anterior a los programas de intercambio formales a través de la Unión Europea, organicé viajes de estudio a París, donde hubo un gran interés en nuestros estudiantes daneses. Fueron principalmente los estudiantes mismos los que tomaron la iniciativa en esto. Lo hicieron casi de forma inmediata, mientras que los colegas más antiguos, pensaban algo así como: "Somos psicomotricistas daneses, y aquí lo hacemos a nuestra propia manera"; pero los estudiantes estaban mejores predispuestos para conocer a los demás.

Cuando este gran grupo de estudiantes daneses viajó, estoy segura de que fue una gran experiencia tanto para los franceses como para los daneses.

DP:  —*¿Entonces, pensás que, en lo que respecta a los franceses, esta conexión internacional los ha movilizado y cambiado, profesionalmente, de la misma forma en la que pasó con nosotros?*

LF:  —Estoy totalmente convencida de eso. No estoy segura si Gérard (Hermant) estaría de acuerdo, a pesar de que pienso que él podría admitirlo. Me refiero al hecho real de que ahora también trabajan con adultos, algo que no hacían, para nada, en aquel entonces.

DP:  —*Bueno, esto es interesante. Yo sé de mis propios estudios de Psicomotricidad, de mi propia práctica profesional y de lo que aprendo de los estudiantes a quienes enseño, que la influencia francesa es bastante fuerte, incluso si la gente no es consciente de ello. Podría ser, porque es más visible en la práctica de la Psicomotricidad, que en los fundamentos teóricos. Entonces, mi pregunta es, ya sea que haya muchas cosas de Francia, o tal vez de Suiza, ¿cuáles fueron las que trajiste a casa y comenzaste a enseñar aquí?*

LF:		—Aparte de la grafomotricidad, la cual tuvo sus orígenes en Suiza, y la cual intentamos introducir aquí con algo de éxito, pienso que la influencia suiza fue mayoritariamente indirecta. En lo que respecta a Francia, la influencia es más fuerte y visible, sin embargo, con algunos detalles peculiares: la Psicomotricidad en el sur de Europa y en Sudamérica está muy influenciada por las obras de Ajuriaguerra, mientras que ni un solo libro de él fue traducido al danés. Sus obras son centrales para ellos, prácticamente toda la Psicomotricidad gira alrededor de ellas, y la gente se queda asombrada cuando se enteran de que nosotros, los daneses, no lo conocemos para nada.

La influencia francesa es fuerte, pero es difícil describirla concretamente. Yo misma no enseñé en las escuelas, pero tuvimos muchos cursos y seminarios. Me aseguraría de que por lo menos dos colegas del exterior vinieran a Dinamarca a enseñar cada año. Hemos tenido franceses, italianos y otros, pero principalmente colegas franceses. Francois Pitteri estuvo aquí, y muchos, muchos otros. Tuvimos muchas personas que se inscribieron en los cursos, lo cual demostró que los daneses estaban muy interesados. Yo no sé, por supuesto, cuánto fue tomado directamente de la práctica francesa, y cuánto solamente sirvió como inspiración.

DP:		*—Tuve la experiencia de estar en un congreso en Suiza, en un taller de colegas franceses y suizos, donde propusieron actividades y juegos, los cuales ya conocía de mis propios estudios. Esto hizo que me pregunte, ¿esto fue una influencia danesa, o mis maestros fueron influenciados por los suizos o franceses?*

LF:		—Bueno, yo también viajé un poco. En esos años, a menudo me llamaban para enseñar en Austria, Suiza, Francia e Italia, y en todo tipo de lugares y países. Entonces, incluso podría ser que algunos de los juegos que yo presenté, te los hayas encontrado en el congreso. También fui a México dos veces antes de que la cooperación internacional se formalice.

## Psicomotricidad en 2019

DP:		*—Y ahora, en el año 2019, mirando en retrospectiva las cosas que pasaron, ¿cuáles son tus pensamientos en cuanto al desarrollo dentro de la Psicomotricidad en la actualidad?, ¿todavía estamos en la vía correcta?*

LF:		—Conozco muy poco acerca del contenido de la formación, pero temo que se pueda convertir en algo demasiado académico, demasiado teórico, y que esto le quite lugar a lo que solía ser tan importante en la formación de los psicomotricistas y la práctica de la Psicomotricidad. Este hecho es un poco inevitable y necesario, dado que ahora tenemos un grado de licenciatura. No lo sé, en qué medida son capaces de aferrarse a la terapia manual y demás.

DP:    *—Esos son exactamente mis pensamientos. La parte manual y práctica de nuestro campo y profesión, las cosas, lo que hacemos, cuáles son prácticas de movimiento y actividades físicas directamente vinculadas al cuerpo mismo, estos son métodos poderosos que sirven para llevar la Psicomotricidad hacia las personas, con las cuales trabajamos. Estas prácticas son las que hacen a la gente sentir, experimentar, y son las que cobran sentido inmediatamente. Sin embargo, dentro del sistema educativo, dentro de las escuelas mismas, tenemos una lucha continua para darle a los estudiantes el tiempo y espacio para practicar y aprender.*

LF:    —Sí, estoy de acuerdo. Tal es el caso de la educación francesa, y la danesa pareciera estar yendo en esa dirección, o al menos así era en mi tiempo: ellos no tenían mucha práctica de movimiento o incluso clases prácticas. Este aspecto era sólo pocas lecciones por semana, el resto era teoría, teoría, teoría; los estudiantes se sentaban y escribían cosas la mayoría del tiempo. Sin embargo, también vi esto cambiar un poco, durante el primer año de conexión e intercambio. Pascal Bourget, entre otros, que era vicepresidente en ese momento, cuando yo era presidente de la EFP, comenzó a adaptar las clases que enseñaba en ISRP, introduciendo actividades de movimiento en una pequeña escala. No era movimiento libre, como lo conocemos en Dinamarca, nunca llegaron tan lejos, pero, por ejemplo, hicieron muchas actividades en pares.

DP:    *—Los psicomotricistas daneses somos conocidos por nuestros colegas internacionales por tener un abordaje fuertemente físico y corporal; siempre recibo este comentario amistoso en el exterior, de que siempre nos estamos "tocando y abrazando" los unos a los otros.*

LF:    —Sí, esa es la forma en que lo hacemos, y es algo que nuestros colegas no hacen, o no hacían. Sin embargo, gradualmente vi más y más de esto. El aproximamiento físico fue tema de mis talleres en la universidad de verano. Enseñaba todas estas actividades en las cuales hay que moverse espalda con espalda, moverse juntos y llegar a un contacto físico cercano, así como también prácticas de movimiento libre. Los participantes lo amaban, aunque fuese una práctica psicomotriz totalmente desconocida.

DP:   *—Para volver brevemente a la energía y poder de nuestra profesión: considero que es en estas actividades físicas donde es posible sentir claramente la resonancia y empatía, reconocimiento, y comunidad.*

LF:   —Sí.

DP:   *—Quizás incluso no importa si lo hacen por contacto físico o por sólo hablar y observarse mutuamente. ¿Quizás esto es parte del reconocimiento mutuo que está en juego cuando estamos juntos con colegas de otros países? Siempre me pregunto, ¿qué es, exactamente, lo que me da la impresión, de que todos, psicomotricistas de diferentes países, estamos lidiando con lo mismo?*

LF:   —Mi mejor respuesta para eso es que tiene que ver con el modo de aproximarnos a los seres humanos que nos rodean. No está vinculado con algo concreto, como por ejemplo si nos tocamos o no. Lo primordial es la forma en que lo hacemos, nuestro respeto hacia el individuo. Es difícil ponerlo en palabras.

DP:   *—Sí.*

LF:   —Mi punto es que psicomotricistas de otros países también utilizan el tacto, especialmente cuando trabajan con niños, incluso si es diferente al que usamos en Dinamarca. No necesariamente tiene que ser igual. Mi impresión es que los fundamentos, nuestra base, es la misma, aunque la manifestamos y utilizamos en maneras diferentes. Me resulta difícil expresar con exactitud en qué consisten estos basamentos. Considero que lo más importante es nuestro abordaje, la forma de aproximarnos, nuestra actitud hacia cada individuo.

DP:   *—A mí también me resulta difícil ponerlo en palabras en algunas ocasiones. La base de nuestro campo siempre está en movimiento y en desarrollo, en algún aspecto como un desarrollo común, y a veces es un desarrollo particular en un país. Todos desarrollamos y exploramos en relación con y en la base de algo más. A veces es posible decir que una actividad, un método, o partes de él, se originan de algo específico. A veces reconocemos una actividad inmediatamente, o una práctica, mientras que a veces podemos tener una idea de dónde y por qué.*

LF:   —Estoy de acuerdo. Considero que, cuando comenzamos nuestros intercambios, en la Psicomotricidad danesa el aspecto terapéutico, el "psico" de nuestro nombre, tomó la mayoría de nuestro espacio en la práctica. Mientras que la otra parte, "motricidad", tenía menos para decir. Encontré que en Francia era casi exactamente lo opuesto, ya que estaban más focalizados en la motricidad. Con el pasar de los años observé un cambio, a través del trabajo del EFP, en la forma de un aproximamiento gradual, hasta que hubo una distribución más pareja entre las dos mitades de nuestro campo. También vi cómo, en Dinamarca, la motricidad y el desarrollo motor gradualmente tomó mayor tiempo en el campo educativo.

DP:      *—Esa también es mi observación. También fue parte de mi discurso de cierre en el Congreso del EFP en Lucerna tres años atrás: que la psicomotricidad, psicomotricistas y terapeutas psicomotores, han llegado a ser mucho más parecidos ahora que hace veinte años atrás. No en un sentido negativo, ya que esta diferencia hace posible aprender y enriquecernos mutuamente. Creo que es una buena evolución, que también refuerza el sentimiento de reconocimiento y comunidad, ya que conocemos los campos de estudio y trabajo de cada uno.*

LF:      —Sí.

## La Psicomotricidad no es sólo una profesión

DP:      *—Me gustaría preguntarte, ya que ahora no estás en actividad, sin embargo, tengo la impresión de que es parte de ti y de tu forma de relacionarte con el mundo que te rodea…*

LF:      —En mi forma de verlo, esta fue mi experiencia a lo largo de los años. De alguna manera, la Psicomotricidad se convierte en una actitud hacia la vida. Esto no se termina, incluso si te retirás. Esto es, y continúa siendo, una forma de mirar a otras personas, verlas con los ojos de la Psicomotricidad.

DP:      *—¿Cómo pensás que estos ojos de la Psicomotricidad interfieren en la forma en la que te relacionás con otras personas? ¿Qué es lo que percibís?*

LF:      —Lo principal es el abordaje, es la forma en la que nos acercamos y percibimos a una persona que no conocemos. Es la forma que utilizamos en nuestra práctica psicomotriz, estar interesados y curiosos por las otras personas, de una manera buena y respetuosa. El respeto es fundamental, especialmente cuando mirás a los cuerpos de otros. Cuando miro a otras personas puedo comenzar a analizar detalles, como mirar la forma en que caminan o usan sus pies, pero principalmente, me encuentro con que la Psicomotricidad está presente en mi interés por otras personas, en la forma en la que hablo, pregunto y escucho a los demás.

DP:      *—¿… Estar interesada en todos los aspectos del ser humano?*

LF:  —Sí, es una mirada holística, incluso si es un término sobreutilizado, así es como funciona: para ser consciente de los aspectos físicos y psicológicos del ser humano significa ver a la persona como un todo; mantener el foco en la totalidad, en vez de partes separadas. Considero que esto es lo que nos hace diferentes de los fisioterapeutas y otras profesiones similares, aunque las ideas de totalidad y holismo se han hecho más presentes en sus prácticas también.

DP:  —*Hablando de la forma en la que percibimos y observamos a las personas, también pienso que como psicomotricistas hemos aprendido a tener confianza en lo que percibimos. Hemos aprendido a ser curiosos y a explorar nuestra forma de percibir a las personas, corroboramos nuestras impresiones cuando, por ejemplo, notamos que algo sucede con un brazo, o la forma en la que mueve el cuerpo, entonces es una parte importante de nuestro método considerar si –y cómo– intervenir o interactuar con la persona en cuestión.*

LF:  —En realidad, tiene mucho que ver con la intuición profesional: esto es algo que no es enseñado o aprendido, de un docente a un estudiante. Este tipo de intuición se cultiva y fortalece a través de la educación en Psicomotricidad. En la práctica, tenemos confianza de que lo que pensamos, intuitiva y profesionalmente, es relevante para las personas con las que trabajamos.

DP:  —*Me gustaría agregar que esa es una manera de observar. Hay muchas formas y niveles de observación: el foco de los psicomotricistas es la totalidad, completitud, la interacción del cuerpo y el movimiento, considerar lo significativo del todo. Así como también, tener la confianza profesional en lo que se observa.*

LF:  —A pesar de que ya no estoy ejerciendo, todavía significa algo, lo que hago, y para vos también, que estás trabajando en Psicomotricidad, es lo que hacés todo el tiempo: observar, recolectar información y utilizarla en tu trabajo. Es básicamente un proceso de sentir al otro. Es verdaderamente un buen término: sentir al otro, en varios sentidos de la palabra.

DP:  —*Mientras intentás, ayudada por tus ojos, oídos y propiocepción, percibir, cómo podría ser o sentir la posición o situación de la otra persona.*

LF:  —Precisamente. Te espejás con el otro, con el fin de lograr una sensación de la perspectiva del otro.

DP:  —*Esta es una manera posible de observar, que la llevamos con nosotros mismos todo el tiempo.*

LF:     —Creo que esto es común para los psicomotricistas de todos los países, es algo que nosotros hacemos. Es una forma de acercarse a las personas, compartir.

DP:     *—Entonces, este podría ser el origen de por lo menos el sentido de reconocimiento entre los psicomotricistas de diferentes países. Compartimos un conocimiento común y un reconocimiento inmediato del tema de la materia, cuando estamos juntos en talleres o charlas.*

## Desarrollo profesional nacional e internacional

DP:     *—Mi próxima pregunta tiene que ver con otro aspecto de nuestra pasión común por la Psicomotricidad. Ambas sentimos que es muy interesante y que vale la pena no solamente trabajar como profesionales en nuestra área, sino que también es importante encontrar caminos para expandir y comunicar el conocimiento de nuestra profesión a los demás. Te has dedicado mucho tiempo a hacer esto, como yo también. Para mí, cuando trabajamos la expansión de nuestro campo y para crear puestos de trabajo para los psicomotricistas, es importante que nos aferremos a nuestra pasión por nuestro campo, siempre para recordar la relevancia y las cualidades de la Psicomotricidad. Cuando hace veinte años atrás estabas trabajando para el reconocimiento de la Psicomotricidad y el establecimiento del grado de licenciatura, ¿cuál fue tu motivación? ¿qué pensabas en ese entonces?*

LF:     —Fue un período de arduo trabajo. Los psicomotricistas daneses estuvimos trabajando hacia ese objetivo durante muchos años y el sentimiento era que teníamos que lograrlo. Mientras que todas las instituciones privadas se mantengan divididas, cada uno interesado solamente en sus puntos de vista e intereses diversificados, no íbamos a poder lograrlo. Pero al mismo tiempo, nuestra motivación era muy parecida a lo que estás describiendo. Podrías decir que teníamos una motivación interna, a pesar de nuestras diferencias, la cual, supongo, era el deseo de compartir la psicomotricidad con cuantas personas nos fuese posible. Entonces, todos queríamos que nuestro trabajo tuviese éxito.

DP:     *—A tu entender, ¿el intercambio y cooperación internacional tuvo un rol importante en este proceso?*

LF:     —Sí, dejame explicarlo: el nombre danés de nuestra profesión hasta el 2010, año en el que fue oficialmente cambiado, se traduce en algo parecido a "terapeuta de relajación", aunque el significado de las palabras no refleje mucho de lo que hacemos o en qué trabajamos. Cuando nos enteramos de que nuestros colegas en otros países utilizaban el término "Psicomotricidad", nos dimos cuenta de que ese término cubre un rango más amplio, quizás todo, de lo que trabajamos en nuestro campo. Un reconocimiento oficial a nuestra profesión y el establecimiento de una propuesta académica de grado de financiamiento público estaba íntimamente relacionado con la posibilidad de comunicarnos clara y extensivamente acerca de nosotros y nuestro hacer. Esta era mi motivación, y la motivación de mis colegas en nuestra asociación. En las reuniones con el Ministro de Educación, utilizamos documentos escritos por Gérard (Hermant, de Francia), para explicar la Psicomotricidad en Francia y Dinamarca; fueron de gran ayuda para sentar las bases de lo que llevó al cambio de nombre de nuestra profesión y para establecer un financiamiento público de la formación. Veo esto como una gran victoria y logro, aunque hubo, y todavía hay hasta cierto punto, resistencia y desacuerdo a estos cambios en nuestros propios círculos.

Lo que se comentaba entre varios viejos colegas era por qué algo, que solía ser lo suficientemente bueno, de repente ya no era bueno. Incluso, por qué era necesario cooperar con los extranjeros, mientras todo estaba bien en nuestro propio país. Pero, nuevamente, fueron los estudiantes quienes tomaron la iniciativa y apoyaron la apertura hacia la Psicomotricidad de otros países, con gran interés y deseo de viajar, conocer e intercambiar.

DP:  —*Lo veo de la misma manera yo también. Como siempre, los jóvenes, en este caso los estudiantes, son aquellos que tienen la energía y la sed de conocimiento. Debemos darles el espacio y la oportunidad de que hagan exactamente eso, porque nos enriquece a todos.*

LF:  —En aquel momento, no formábamos parte de ningún programa de intercambio oficial y por ese motivo nuestra energía y motivación era incluso más importante. Tuve un montón de reuniones y talleres, con representantes del gobierno y con universidades e instituciones educativas. En estos lugares tuve la oportunidad de hablar acerca de nuestra profesión y de la Psicomotricidad y afortunadamente tuve una retroalimentación positiva. Parecía que había sido capaz de concientizarlos e interesarlos en nuestro campo, del cual nunca habían escuchado nada antes. Esto nos motivó muchísimo más; en algún punto hubo un avance significativo y el ministro accedió a establecer la carrera de grado de Licenciatura en Psicomotricidad y Terapia de Relajación.

DP:    *—A pesar de todo, aún hay en la actualidad algunos colegas insisten en que esto y su subsecuente desarrollo ha sido dar un paso hacia atrás, y no hacia adelante, porque se han perdido elementos esenciales.*

LF:    —Lo sé. Afortunadamente, todavía somos amigas y colegas. Sin embargo, hoy en día la naturaleza principalmente práctica es menos prominente, como lo hablamos con anterioridad. Psicomotricidad y Terapia de Relajación solían enseñarse a través de la práctica, en una relación muy cercana, casi como la de un maestro con su aprendiz –la relación docente y alumno. En el programa de financiamiento público no fue posible continuar con esto, aunque sí hay un gran componente práctico.

DP:    *—Cuando decidís hacer algo, siempre hay algo que no podés hacer, o hay que dejar de hacer, ya que los tiempos son más acotados.*

LF:    —Está relacionado con la academización de la sociedad en general y de todo tipo de educación: lo que cuenta es la Academia.

DP:    *—Por lo menos sirve en mi trabajo como presidente de nuestra asociación para lograr reconocimiento y para dar oportunidades de trabajo para los terapeutas en Psicomotricidad. Con un título de grado estamos en el mismo nivel que otras profesiones y lo reconocen como tal sin cuestionamiento.*

LF:    —Sin embargo, nuestra profesión no ha logrado un reconocimiento popular, porque la gente todavía pregunta: "¿Qué?", cuando les decimos en lo que trabajamos. Supongo que esto te pasa a vos también.

DP:    *—Sí, a pesar de que han pasado dieciocho años desde que se estableció la carrera de grado, las cosas llevan tiempo. Lo más importante es que las personas correctas, en el lugar correcto y en los contextos correctos, sepan que existimos: fisioterapeutas, enfermeras, médicos, etc. Es importante que la gente con la que trabajamos y para quienes trabajamos, o quieran trabajar, sepan quiénes somos y lo que podemos hacer. Esto también va para los potenciales consultantes de terapia psicomotriz en consulta clínica privada para algunos de nuestros colegas. Como presidente de la asociación, necesito considerar la dimensión organizacional, política y estratégica, por ejemplo.*

LF:    —Tenés que responder a los miembros, que depositaron su confianza en vos, y sus expectativas, tanto reales como no.

DP:    *—Por esto, cuento mucho con mi experiencia de los contactos e intercambios internacionales. Tenemos mucho que aprender entre nosotros en términos de cómo podemos organizar y promover la Psicomotricidad.*

*Nuestros países son diferentes, pero también similares: aprendí mucho de los franceses, que fueron exitosos en posicionar nuestra profesión correctamente en lugares estratégicos. No es posible estar en todos lados, pero vale la pena considerar en qué consejo, comité, congreso, asociación o reunión aparecer, para poder hablar con las personas correctas, en el momento indicado.*

*Así es como lo hacemos en nuestra asociación de sólo seis empleados asalariados, políticos y administrativos, y dos departamentos en universidades. Teníamos que considerar nuestros recursos todo el tiempo. Afortunadamente, también contamos con un buen número de voluntarios, colegas dedicados, que trabajan en nuestros eventos, como consultores, etc. Son muy importantes.*

## Perspectivas antes y ahora

DP:   —*Hemos hablado acerca de los desafíos que enfrentaron los elementos prácticos de nuestra profesión con el proceso educativo de formalización. ¿Qué considerás que pueden aprender los graduados de hoy de sus colegas, que estudiaron en instituciones privadas de Psicomotricidad? ¿Qué necesitan recordar ellos… y nosotros?*

LF:   —Primero que nada, pienso que la preservación y desarrollo de nuestro tratamiento manual y movimiento libre es importante. Encuentro a la academización y un énfasis en los fundamentos teóricos de nuestro campo como temas importantes, que no habían sido lo suficientemente enfatizados antes. Sin embargo, creo que la aproximación a otras personas, aprender cómo sentir a los demás, tal y como hablamos antes, es un aspecto fundamental de la Psicomotricidad. No es algo que se puede aprender de un libro, es algo que necesita practicarse; tenés que hacerlo una vez, y otra vez, y otra vez y luego una vez más. Tenés que practicarlo a través de la terapia manual, prácticas de movimientos, actividades; aprendiendo cómo entender a otra persona a través de tus sentidos… es algo que los alumnos tienen que aprender. No sé si los alumnos aprenden eso en la formación de grado, no estoy segura si todos lo aprendieron cuando reciben su título.

DP:   —*Quizás tengas razón.*

LF:   —Bueno, estoy segura de que algunos lo han aprendido. Mientras que siempre va a haber docentes que nunca van a ser buenos enseñando, siempre va a haber terapeutas en Psicomotricidad que nunca van a recibir esta parte de la Psicomotricidad. Considero que había menos antes; tal como en mi época había estudiantes que se graduaban sin saber las bases teóricas de nuestro campo, simplemente porque no había clases suficientes en este aspecto.

DP: *—Tu énfasis en la parte práctica de la educación me parece muy interesante, es pura lógica, más tiempo te dedicás a aprender algo, mejor lo vas a aprender, tan simple como eso. Si querés preservar y desarrollar algo, necesitás darles a los estudiantes y profesionales tiempo para hacerlo.*

LF: —En mi época, dedicábamos más de la mitad de las clases a entrenamiento práctico. No es así como se hace ahora.

DP: *—No, en mis tiempos de estudio, más de la mitad de los docentes de aquella época eran de escuelas privadas. Entonces, afortunadamente, tuve la oportunidad de tener mucho entrenamiento práctico comparado con los estudiantes de ahora. A veces estoy sorprendida de enterarme qué poco aprendieron en comparación conmigo, incluso si ellos estudiaron una licenciatura.*

LF: —Pero, bueno, no se puede tener todo.

DP: *—Porque aún, como me pasa a mí, cuando escucho a profesionales de otros campos que trabajan con terapeutas en Psicomotricidad, es nuestro abordaje, ese "algo" que vemos y hacemos, lo que nos separa de otras profesiones.*

LF: —Incluso ese "algo" es lo que nos dificulta a veces explicarle a otros lo que hacemos, a no ser que hayan experimentado de primera mano la experiencia de una terapia psicomotriz. Esto es lo que a veces dificulta conseguir un trabajo. ¿Por qué alguien quisiera contratar a una persona a la cual le resulta difícil explicar lo que hace? Entre nosotras lo hemos llamado en esta consversación "sentir a los demás", pero si le decimos esto a posibles empleadores, podrían encogerse de hombros y decir "sí, sí…".

DP: *—Lo que me trae a las últimas preguntas en mi anotador… en vistas de todo el trabajo, todas las reuniones y todo el tiempo que fue empleado, por vos y tu asociación, para llegar al punto del establecimiento de una carrera de grado con financiamiento público en Psicomotricidad, ¿qué pensás que puede aprender nuestra asociación de tus esfuerzos, con el fin de expandir el desarrollo de nuestra identidad profesional y nuestro reconocimiento en la actualidad?*

LF: —Tenés que estar preparado para dedicarle tiempo suficiente y aceptar que las cosas llevan tiempo, incluso años, en desarrollarse. Tenés que recordar la importancia de ser parte de otras organizaciones de trabajo y otras redes.

DP:    —*Absolutamente. En especial en los escenarios en los cuales somos representados en el mismo escalafón con todas las otras profesiones y organizaciones, algunas de las cuales pueden ser más grandes y numerosas que los terapeutas en Psicomotricidad.*

LF:    —Tal como en el Foro Europeo de Psicomotricidad, en el cual cada país tenía una silla en las reuniones, ya sea Luxemburgo, que es el país más pequeño, o Francia, que es mucho más grande.

Es necesario permanecer en una colaboración cercana con las facultades de las universidades. Colaboración dentro de un campo relativamente pequeño como el nuestro, es fundamental.

DP:    —*Estamos en colaboración cercana y absolutamente necesitamos continuar así. En relación con la colaboración internacional, hoy en día recae principalmente en las instituciones educativas, que tienen coordinadores internacionales para hacer esto.*

LF:    —Con anterioridad, todo el contacto internacional pasaba a través de mis manos como vicepresidente de la asociación. Solía ser quien enviaba los estudiantes a Portugal o Italia. Ahora no necesitan la asociación para hacer esto.

DP:    —*Bueno, mucho del conocimiento y los contactos que tenemos hoy en día comenzaron a través de tu asociación, o provienen de reuniones con colegas en congresos organizados por el EFP. Todavía nos piden información acerca de actividades internacionales. Muchas cosas aún pasan a través de aquí, por la calidad del contacto personal. Es mucho más fácil escribirle un correo electrónico a alguien que conocés que atravesar toda la vía formal de las universidades y autoridades en otros países.*

LF:    —Estoy muy impresionada por el desarrollo de los últimos veinticinco años. En aquel entonces no había nada, y ahora tenemos coordinadores en las universidades, a quienes les pagan para hacer esto. Todo comenzó en nuestra asociación.

DP:    —*Sí. Es una perspectiva asombrosa; cuando hablamos de esa época, la cual parece haber sido hace mucho tiempo, pero sólo pasaron veinticinco años. Creo que, en comparación, estamos hablando de grandes pasos: de alrededor de 1994 a 2002, en menos de diez años, fue posible llegar tan lejos como tener una educación pública, en gran medida sostenida por nuestro conocimiento y contactos del exterior.*

LF: —… Y esos contactos fueron hechos personalmente. Esos fueron contactos que hice al viajar al exterior y de viajar a otras partes. Cuando pienso en esto, me siento tan orgullosa como humilde.

DP: *—Es muy importante haber hecho contacto personal, haberse conocido en persona, para luego poder enviar un correo electrónico o un mensaje, para hacer un pedido informal o plantear una pregunta; así es como se hacen las cosas. Esto es lo que he aprendido y lo que puedo escuchar de vos: necesitamos mantener el contacto personal y recordar el verdadero valor de hablar los unos con los otros, cenando y teniendo encuentros informales, cuando estás con colegas en el exterior.*

LF: —Sinceramente espero que, como presidente y delegada internacional del EFP y la OIPR, continúes el trabajo internacional. Es importante para la profesión y para la asociación continuar cultivando estas relaciones. En mi época dedicábamos mucho tiempo, dinero y esfuerzo en nuestra red internacional, y ayudó a nuestra profesión en nuestro propio país. Espero que continúes entendiendo la calidad y las posibilidades que ofrecen la cooperación internacional. Espero que continúes tus vínculos internacionales incluso cuando, en algún momento, ya no seas presidente de la asociación, y le pases la responsabilidad a alguien más que entienda la importancia de esto.

DP: *—Incluso antes de que me convierta en presidente, pasé información y me aseguré del seguimiento y de que haya novedades internacionales en nuestras publicaciones. Sin embargo, las habilidades en lenguas extranjeras son siempre un desafío. En Psicomotricidad, es de gran ayuda ser competente en uno o dos idiomas de origen latino.*

LF: —Lo sé. Inglés es útil en muchos contextos, pero no en nuestro campo, ya que la Psicomotricidad está presente en el sur de Europa y en América del Sur.

DP: *—Generalmente, los daneses son buenos en inglés, pero en cuanto al español o francés, muchos saben estos idiomas sólo para conversar. Se necesita coraje, pararse y hablar en un idioma que no conocés muy bien.*

LF: —Entiendo. Recuerdo que una vez tuve un taller en Viena un fin de semana completo, hablando todo el tiempo en alemán. Yo no sé cómo lo hice, no creo que pueda hacerlo hoy. Se requiere coraje.

DP: *—Tal como muchas otras cosas que has hecho.*

LF: —Bueno, ahora mismo, mientras hablamos de nuestra profesión, de lo que pasó y de cuando yo dedicaba mi tiempo para esto, siento que mis energías vuelven a surgir. A pesar de que ya no pienso en esto en mi vida diaria, todavía siento que me importa y me interesa. Esas son las cosas que todavía me importan: el EFP, conexiones internacionales y nuestro campo, la Psicomotricidad. Como dijiste con anterioridad, es algo que no para, mi pasión todavía está ahí, aunque normalmente esté escondida bajo la superficie de muchas otras cosas en mi mente. Si no me frenaras, podría hablar de esto todo el día.

DP:    *—Ahá…*

LF:    —Todavía hay mucha energía.

DP:    *—Gracias, siempre, muchas gracias.*

---

*¡Tak Lone y Ditte-Marie!*

# Aportaciones a la construcción de la Psicomotricidad desde la Macaronesia. Un camino plagado de amistad, aprendizajes y proyectos conjuntos

## Entrevista a Miguel Llorca Llinares

*por Talía Morillo*

Talía Morillo (tm): —*Hola Miguel, me siento muy afortunada de poder compartir estas líneas para charlar sobre tu trayectoria y seguir conociéndote un poco más. Desde que hace ya más de veinte años tuve la suerte de tenerte como profesor de la asignatura de Psicomotricidad en mi penúltimo año de carrera universitaria. Gran parte de mi desarrollo profesional, así como el de muchas otras personas, ha estado vinculado al maravilloso mundo de esta disciplina. Para comenzar, ¿podrías decirnos de dónde eres y cuál es la idiosincrasia de tu lugar de nacimiento?*

Miguel Llorca Llinares (mll): —Nací en Gran Canaria, en el año 1951, una de las ocho islas que conforman el archipiélago canario. Son unas islas pertenecientes a España y situadas en medio del Océano Atlántico, a tan solo 100 kilómetros del continente africano, frente a las costas del Sáhara Occidental. Explico donde nací porque muchas veces ante la pregunta de dónde somos, hay desconocimiento para situarnos en el mapa y porque el nacer y vivir en una isla conlleva, al menos en mi caso, un fuerte sentimiento de pertenencia (somos canarios) pero a la vez una necesidad de conocer lo que hay más allá de los límites que supone el aislamiento. No era fácil salir y acceder a la formación cuando era joven; sin embargo y afortunadamente, con el paso del tiempo, las cosas fueron cambiando. La mejora de la situación económica y política en nuestro país, pasando de la dictadura a la democracia, y la aparición de las tecnologías con sus posibilidades de comunicación han posibilitado que nos sintamos ciudadanos del mundo y acceder, más o menos en igualdad de condiciones, a la formación y al conocimiento, intercambiando con otros y otras colegas psicomotricistas.

tm: —*Si te parece, cuéntanos algunas cosas de tu vida académica, ¿qué estudios realizas cuando ingresas en la Universidad de La Laguna? Dado que la Psicomotricidad no formaba parte de los planes de estudio,*

*¿cómo conectas con la Psicomotricidad y con qué personas comienzas tu formación?*

MLL:   —En el momento de acceder a la universidad tuve que trasladarme a la isla de Tenerife, ya que era la única que contaba con Universidad. Inicialmente empecé estudiando medicina, pero al llegar a cuarto curso, por motivos que no vienen al caso, abandono estos estudios y empiezo a trabajar como auxiliar educativo en el Centro de Educación Especial Hermano Pedro, siendo entonces cuando, de forma paralela, inicio los estudios de psicología en la Universidad de La Laguna. Tras doce años de experiencia laboral en el Hermano Pedro, surge la posibilidad de acceder a una plaza de profesor asociado en la Universidad de La Laguna, así que inicio el doctorado, que obtengo en el año 1994, y finalmente en el año 1996 accedo por oposición a una plaza de profesor Titular de Universidad. Esta sería, de forma resumida, mi formación de base.

En relación a mi formación en Psicomotricidad, la inicio en el año 1978, cuando realizo mi primer curso con Anne Lapierre y al año siguiente con Bernard Aucouturier.

Las vivencias en esos cursos me llevaron a descubrir y a enamorarme de la Psicomotricidad. Inicialmente, la propuesta que nos traían Lapierre y Aucouturier conectaba con nuestra necesidad de encontrar metodologías válidas para el cambio de modelo educativo que padecíamos tras cuarenta años de dictadura. Entusiasmados, un grupo de cinco compañeros, nos fuimos un mes a Tours, aceptando sin dudar la generosa invitación de Bernard Aucouturier para asistir como observadores a las sesiones que realizaba con menores y participar en los seminarios de formación teórica y práctica que se desarrollaba con maestros en el Centro de Educación Física Especializada de Tours. Fue una experiencia inolvidable que me llevó definitivamente a marcar mi recorrido de formación y posteriormente a poder trabajar disfrutando en lo que me gusta.

En la década de los ochenta hago mi formación con André Lapierre, asistiendo a numerosos cursos que constituían los tres niveles de formación que proponía André. En la década de los noventa retomo el contacto con Anne Lapierre y continúo mi formación tanto con ella como con André, así como con Bernard Aucouturier y otros profesionales vinculados a las propuestas educativas de este último, que en este momento empezaban a diferenciarse de las de André, tanto en la intervención psicomotriz como en la formación requerida para ser psicomotricista.

La formación personal la he continuado hasta el momento de la jubilación, esto es algo que no acaba nunca si quieres realizar una buena práctica. Anne Lapierre ha sido quien nos ha acompañado en este proceso, a través del Análisis Corporal de la Relación, junto a Víctor García y Leopoldo Vieira, así como los seminarios teóricos y la supervisión de casos. Además, he tenido la suerte de poder compartir muchas experiencias formativas con compañeras y compañeros de profesión, intercambios enriquecedores que generan amistad y posibilidades de proyectos conjuntos. Siento que estamos en un buen momento. Nuestro querido amigo Pedro Pablo Berruezo estaría contento, sus esfuerzos por estrechar lazos entre los diferentes modos de entender la Psicomotricidad están dando su fruto, no podía ser de otra manera, en una profesión donde hablamos de respeto y escucha al otro, estamos obligados a entendernos.

TM:  *—¿Cómo ha sido el nacimiento y crecimiento de la Psicomotricidad en España? ¿Cuáles han sido los avances más significativos y cuál consideras que debe ser el siguiente paso a conquistar?*

MLL:  —Las propuestas de Lapierre y Aucouturier, como comentaba, llegan en el momento oportuno. Los cursos de la Escuela de Expresión de Barcelona y de las Escuelas de Verano en las diferentes comunidades de nuestro país dan a conocer una propuesta innovadora. Nos hablaban de respetar al niño como es, de partir de lo positivo y olvidarnos de lo negativo, de observar la expresividad psicomotriz del niño a través del juego espontáneo, manifestación de su globalidad, de la forma de aprender partiendo de la acción para llegar a la representación, de la disponibilidad corporal para responder a las demandas y necesidades del otro, de la necesidad de recuperar el niño que llevamos dentro para poder jugar y acompañar al niño en su evolución siendo un referente de seguridad. Veníamos de un modelo educativo autoritario y con una moral judeo-cristiana; y ellos nos proponían un modelo constructivista, donde el niño es el verdadero protagonista y una moral basada en el respeto al otro. Era una propuesta muy revolucionaria que ha sido muy difícil consolidar.

En España, el desarrollo de la Psicomotricidad es muy diverso, dependiendo de la comunidad que miremos. En concreto, en Canarias, la Psicomotricidad se desarrolla a partir de los primeros cursos impartidos por Lapierre y Aucouturier, lo que nos motivó a crear el Colectivo de Psicomotricidad Relacional, integrado en Tamonante, que era la Coordinadora de Movimientos de Renovación Pedagógica, desde donde impartimos y organizamos numerosos cursos y encuentros donde debatíamos sobre las posibilidades de incluir la Psicomotricidad en el currículum, sobre todo en el ámbito de la educación infantil.

Pese a los años trascurridos, la formación en Psicomotricidad en nuestro país sigue siendo formación de post-grado universitario y no existe un reconocimiento oficial de la profesión, pese a existir muchos psicomotricistas realizando su función tanto en instituciones privadas como públicas. Por lo tanto, en mi opinión, el siguiente paso a conquistar es conseguir una formación de grado universitaria y el reconocimiento de la profesión de psicomotricistas, tal como existe en algunos países europeos y latinoamericanos.

En la actualidad, la Psicomotricidad, aunque no de forma generalizada, tiene presencia en el ámbito de la educación infantil y las necesidades educativas especiales, en los equipos de Atención Temprana, en la clínica como terapia psicomotriz y en el ámbito social, tanto con la población infantil como la de personas adultas.

TM: —*Sin duda, eres uno de los grandes pioneros y referente de la Psicomotricidad en la Comunidad Canaria. ¿En qué medida piensas que ha sido importante el empuje que le diste a esta formación desde el ámbito universitario?*

MLL: —Al entrar a trabajar en la universidad creamos el Seminario de formación permanente en Psicomotricidad, lugar de encuentro para la formación y supervisión del trabajo que venimos desarrollando en Psicomotricidad. A su vez, se crea el Servicio de Psicomotricidad de la Universidad de La Laguna (ULL), un espacio para la docencia y la investigación, donde además se da asistencia a menores en situación de riesgo social o con necesidades educativas. En los planes de estudio de nuestra universidad, la Psicomotricidad tiene presencia como asignatura en la formación de grado de maestros, logopedas y psicopedagogos y se imparten cursos de postgrado de especialización en Atención Temprana y Psicomotricidad.

TM: —*Teniendo en cuenta la formación tan ecléctica que has recibido, ¿te sientes más cercano a alguna de las corrientes o miradas que enriquecen y conforman la Psicomotricidad?*

MLL: —Nuestra metodología de intervención está basada en los principios de la Psicomotricidad relacional, es nuestra formación de base, práctica que complementamos con otras técnicas que hemos ido incorporando a partir de la reflexión y formación en grupo. Partimos de una síntesis de las propuestas de Lapierre y Aucouturier, a la que hemos ido añadiendo algunos elementos fruto de nuestra experiencia, metodología basada en el juego libre y el respeto a la espontaneidad del niño y la niña, escucha y observación de la expresividad psicomotriz para dar una respuesta ajustada a las demandas y necesidades del otro, disponibilidad corporal para implicarse en el juego del otro, con una estructura espacial que organiza la sala en dos espacios, el espacio del psicomotricista (la casa del psicomotricista), lugar de seguridad y de encuentro en la calma; y el espacio social, donde se desarrollan juegos de tipo sensoriomotor, fundamentalmente para desarrollar la potencialidad corporal y los juegos de contenido más simbólico, adquiriendo especial importancia la decodificación del uso y simbología de los materiales.

También hay una estructura temporal de la sesión, contando con un tiempo inicial para el encuentro y el reconocimiento del niño, tanto si es en intervención individual como grupal, un momento para recordar las normas, presentación del material y posibles proyectos de juego; a continuación, un tiempo para el juego libre, luego vuelta a la calma y finalizamos con la representación, tratando de pasar de la acción al pensamiento, del juego a la representación de lo vivido.

TM:  *—En varios de tus escritos abordas el tema de la formación, reflexionando acerca de las estrategias y herramientas específicas que debe adquirir un/a psicomotricista. Tras años formando a profesionales en este ámbito, ¿qué aspectos resaltarías como esenciales para el desarrollo de la práctica profesional, ¿qué no debe faltar en la formación de la persona psicomotricista? ¿Piensas que deben existir diferencias o matices en cuanto a la adquisición de estas habilidades en función de si el acompañamiento es de tipo educativo o clínico?*

MLL:  —Bueno, yo creo que hay un consenso generalizado de todas las personas que nos dedicamos a formar psicomotricistas en que se requiere una sólida formación teórica, práctica y personal, siendo esta última la especificidad de esta disciplina. Me parece que en los contenidos y competencias de la formación teórica y práctica estamos todos más o menos de acuerdo, pero quizás en la formación personal podemos encontrar matices que nos diferencian. Es por esto que, en el último congreso mundial de Psicomotricidad celebrado en Montevideo en el año 2018, decidimos crear un grupo de trabajo en el que se incluyen todas las personas dedicadas a la formación de psicomotricistas para tratar de compartir y llegar a acuerdos sobre la denominación de este ámbito de formación y cuáles deben ser las competencias básicas que se requieren. En eso estamos.

En nuestra opinión, la formación personal se debe ir realizando paralelamente a la formación teórica y práctica, requiriendo una mayor duración e implicación cuando se pretende trabajar en un ámbito clínico, sí vemos matices en las habilidades requeridas en función de que formemos psicomotricistas para desarrollar su profesión en un ámbito educativo o clínico. En cualquier caso, el desarrollo profesional del psicomotricista no es posible sin la formación personal previa, que ofrece la posibilidad de ir integrando con los contenidos teóricos y las estrategias de intervención a partir de las vivencias y la reflexión sobre la actitud corporal, la disponibilidad y la escucha al otro.

La formación personal requiere un grupo estable para reflexionar y comprender las diferentes actitudes que configuran la vida relacional de las personas, como la dependencia y la autonomía, los deseos, los miedos y las fortalezas, la agresividad, la afectividad y otras tantas presentes en el acompañamiento del niño, de la familia y de otros profesionales. Desde nuestra concepción formativa, no se trata de enseñar técnicas y progresiones de ejercicios, sino de proponer situaciones de juego libre a desarrollar en grupo a partir de los materiales que habitualmente ofrecemos a los niños y niñas con los que trabajamos. El matiz entre una formación para la intervención educativa o clínica es que en la primera nos centramos en desarrollar la competencia relacional con el niño desde una mirada de las actitudes requeridas, y en la segunda nos centramos más en una visión analítica del "discurso corporal" que permita entender, decodificar y analizar lo que aparece en la creatividad imprevisible del juego y el uso simbólico de los materiales.

TM:    *—Ya casi estamos finalizando, pero me gustaría que nos contaras en qué ámbitos has podido desarrollar tu labor como psicomotricista (clínica, educativa, formación de profesionales…).*

MLL:    —A lo largo de todos estos años he trabajado en el ámbito educativo, en el clínico y en la formación de educadores y psicomotricistas. Al empezar a trabajar como profesor en la Universidad, tenía claro que no quería perder el contacto con la realidad escolar, mis vínculos con compañeras y compañeros maestros y mi implicación en los movimientos de renovación pedagógica me ha facilitado el poder trabajar en el ámbito de la educación psicomotriz; es por esto que, aunque en la universidad mi trabajo con menores en el Servicio de Psicomotricidad es desde una orientación más clínica, siempre he encontrado las puertas abiertas de las escuelas para poder intervenir en el grupo clase del menor con el que trabajaba de forma individual o en pequeño grupo en la universidad. Ha sido una posibilidad maravillosa para aprender cómo la Psicomotricidad puede ser una herramienta fundamental de inclusión educativa. Por otra parte, mi labor como docente universitario me ha posibilitado colaborar en la formación de maestros y logopedas y participar en cursos de formación para profesionales del ámbito educativo y sanitario.

El trabajo realizado no sería posible sin la colaboración de las compañeras y compañeros del seminario de Psicomotricidad y el acompañamiento de mi compañera y amiga Josefina Sánchez, siempre presente.

TM: *—Por último, Miguel, sé que una buena parte de las aportaciones que has hecho a esta disciplina están vinculadas a investigaciones que has realizado, ¿podrías contarnos en qué proyectos de investigación relacionados con la Psicomotricidad has estado involucrado?*

MLL: —Tal como te decía en la pregunta anterior, siempre me ha gustado estar muy en contacto con la realidad escolar, por eso uno de mis primeros trabajos de investigación fue con Ana Vega, una maestra que había sido alumna mía y que actualmente es compañera en la universidad, donde tras cinco años de experiencia con el alumnado de educación infantil, publicamos un libro sobre Psicomotricidad y globalización del curriculum en esa etapa educativa. Fue una experiencia muy bonita e inspirada en los libros de Lapierre y Aucouturier sobre la "educación vivenciada", en la que partíamos de las vivencias de los niños y niñas en la sala de Psicomotricidad para luego conectarlas con los contenidos curriculares.

El resto de mi investigación ha sido fundamentalmente en el ámbito de las necesidades educativas especiales, siempre en colaboración con Josefina Sánchez, contigo y el resto de las compañeras y compañeros del Seminario de Psicomotricidad de la ULL. Hemos investigado sobre la interacción entre el desarrollo lingüístico y psicomotor en personas con Síndrome de Down, proyecto que tuvo continuidad en otro de asesoramiento a las familias: "Orientación educativa para la vida familiar", donde realizábamos propuestas de intervención psicopedagógica para las familias de personas con necesidades educativas especiales (NEE) y pudimos comprobar la disminución del estrés en las familias participantes, mejora de la calidad de vida en los sujetos con NEE e incremento de la autonomía en los sujetos participantes.

En el entorno de nuestra universidad, aunque no era un proyecto desde el ámbito psicomotor, trabajando con el alumnado universitario con algún tipo de discapacidad desarrollamos el proyecto "La atención a la diversidad en la ULL: Identificación de la necesidades específicas de apoyo al profesorado y al alumnado", concluyendo que había necesidad de eliminar barreras arquitectónicas, de recursos específicos para personas ciegas y sordas, de adaptaciones metodológicas y de instrumentos de evaluación, así como la importancia de las asociaciones estudiantiles.

En colaboración con los pediatras de la Unidad de Neonatología del Hospital Universitario de Canarias, desarrollamos el proyecto "El bebé prematuro: Identificación y respuesta a sus necesidades desde un enfoque interdisciplinario", donde realizamos la intervención desde el momento del nacimiento con bebés que pesaban menos de 1500 gramos y el acompañamiento a su familia, donde concluimos que los bebés del grupo experimental presentaban un desarrollo ajustado a su edad corregida después de la intervención psicomotriz desde la incubadora a los dos años de edad, con una diferencia significativa respecto al grupo control, así como observamos una satisfacción y disminución del estrés en las madres y padres participantes.

Otro proyecto muy querido, compartido con compañeras de la Universidad Rovira i Virgili de Tarragona, y también en colaboración con Pediatras de Atención Primaria, ha sido el de "Detección precoz de signos de alarma en el desarrollo de personas con trastornos del espectro autista". Hemos realizado el seguimiento y evaluación en nuestro servicio de Psicomotricidad de niños y niñas de 0 a 2 años, lo que nos ha permitido desarrollar un cuestionario a aplicar por los pediatras en las revisiones periódicas que realizan a sus pacientes dentro del programa de Salud Infantil, así como detectar aquellos signos de alarma más significativos.

Por último, en colaboración con la Dirección General del Menor del Gobierno de Canarias, en los últimos años venimos desarrollando un proyecto sobre "Evaluación de necesidades afectivas en niños y niñas adoptados: manifestaciones en su expresividad psicomotriz", lo que nos ha permitido realizar intervención psicomotriz con estos menores y sacar algunas conclusiones como es la manifestación de su inseguridad que les lleva a tener actitudes de control y dificultades para afirmarse frente a los demás, sus dificultades para situarse en relaciones corporales y afectivas con un comportamiento ambivalente, la gran demanda de reconocimiento y la presencia de angustias corporales arcaicas como la angustia de separación y la falta de límites entre otras conductas.

De forma resumida estos son los proyectos de investigación en los que nos hemos visto implicados, dejando constancia de que trabajar con personas con necesidades educativas siempre es un reto y una buena oportunidad para aprender y crecer profesionalmente y como persona.

TM: *—Tu mirada investigadora, ese deseo de querer seguir aprendiendo y de ir un poco más allá, junto a una gran generosidad a la hora de compartir tu sabiduría, forman parte sobresaliente de tu idiosincrasia. Gracias por tanto y de tanta calidad, amigo y maestro.*

---

*¡Gracias Miguel y Talía!*

# CAMINOS RECORRIDOS EN PSICOMOTRICIDAD: EXPERIENCIAS, IDEAS Y CONCEPTOS CLAVES EN RELACIÓN AL ROL PROFESIONAL

## Entrevista a Miguel Sassano

*por Matías Sotomayor*

MATÍAS SOTOMAYOR (MSO): —*¿Cuál es su recorrido profesional? ¿De qué forma influyó la Psicomotricidad en este recorrido?*

MIGUEL SASSANO (MSA): —Tengo que decir que la Psicomotricidad me tomó de sorpresa en la vida. Recién recibido de Profesor de Educación Física. Habiendo sido bailarín, gimnasta, futbolista y profesor recién recibido, se suponía que mi vida profesional transcurriría entre deportistas de élite, de alto rendimiento; sin embargo, mi carrera cambió.

Corría el año 1973, no tenía trabajo y concurrí al entonces Consejo Nacional de Educación (eso delata mi edad, porque ese organismo hace demasiados años que no existe) a los efectos de ver si podía tomar un cargo laboral que recientemente había dejado un amigo. Era obvio que necesitaba trabajar. Y mientras preguntaba por esa situación laboral, habiéndome escuchado al pasar un profesional de ese ente, se acercó y me preguntó si me interesaría trabajar en una escuela que recientemente se creaba. Mi sorpresa fue muy grande, pero rápidamente la misma fue mayor aún. "¿Usted se anima a trabajar con niños con psicosis?", fue la pregunta.

Y ahí mi ilusión se desmoronó, se mezclaron mis sentimientos.

Cómo podría decir que sí, si ni siquiera sabía de que se trataba. La necesidad tiene cara de hereje, me dije. "No sé de qué se trata, pero si usted me ayuda estoy dispuesto a aprender lo que haga falta", contesté. Y así fue. Nunca más dejé de trabajar con personas con discapacidad, sobre todo con aquellos con serios trastornos emocionales. Fui profesor, vicedirector, director, propietario de instituciones relacionadas con los niños "atípicos", como decíamos en ese entonces para no poner en evidencia la gravedad del trastorno y con la hipocresía que nos caracteriza de no llamar a las cosas por su nombre, por temor a molestar a la otra persona.

Y allí me encontré con mis propios límites de formación y decidí que debía estudiar mucho. Me encontré con algunos textos del tema, con varios más en francés, que con un poco de esfuerzo podía interpretar. Y finalmente elegí. Ese era mi camino. La Psicomotricidad y las personas con discapacidad. Nada de eso tenía que ver con mis sueños anteriores. Este era y fue mi camino... y no me ha ido nada mal...

Luego tuve la posibilidad de continuar formándome en la Asociación Argentina de Psicomotricidad (de la cual años después fui su presidente por un par de períodos) en la Escuela de la especialidad que allí existía y de asistir a innumerables cursos dictados por André Lapierre, Anne Lapierre, Nuria Franch, Víctor García, Bernard Aucouturier, Vítor Da Fonseca, por nombrar los que más huella han dejado en mí. Sobre todo con André.

Después de un tiempo, con Pablo Bottini logramos que nuestro proyecto de Licenciatura en Psicomotricidad por la Universidad CAECE fuera aprobado por el Ministerio de Educación, configurándose en la primera carrera profesional del país, allá por 1999. Ahora, y desde hace catorce años, tengo la oportunidad de dirigir la Licenciatura en Psicomotricidad de la Universidad de Morón y ser uno de los delegados de la Argentina por Muove en la Organización Internacional de Psicomotricidad y Relajación (OIPR) con sede en París, en la que además he sido designado Profesor Honoris Causa.

Creo que entre la Psicomotricidad y yo hay algo personal, cómo dice Serrat. Tenemos un compromiso mutuo de crecimiento. Y por eso vamos aún por más. Lucharemos por la tan postergada Ley de Ejercicio Profesional del Psicomotricista, siempre y cuando los intereses mezquinos no boicoteen el proyecto nuevamente.

MSO: *—¿Cómo define el objeto de estudio de la Psicomotricidad? ¿Desde qué perspectiva?*

MSA: —No quisiera dar una definición concreta, sin embargo, es prudente desarrollar algunos conceptos relacionados con la pregunta.

Para comenzar con ellos, podemos afirmar que es un enfoque del ser humano y de sus relaciones con el cuerpo. Es una práctica donde convergen múltiples puntos de vista, que utiliza las experiencias de numerosas disciplinas y ciencias (biología, psicología, sociología, neurociencias, educación). Pero sobre todo, es un proceso que se propone desarrollar las facultades expresivas de la persona. Es una actividad de mediación corporal en el curso de la cual el terapeuta o el docente estudian y tratan las conductas no adecuadas, en diversas situaciones, generalmente ligadas a problemas psicológicos o psico-afectivos.

También la Psicomotricidad es un planteo de intervención educativa cuyo objetivo es el desarrollo de las posibilidades motrices, expresivas y creativas a partir del cuerpo, lo que le lleva a centrar su actividad e interés por el movimiento, incluyendo todo lo que deriva de ello: disfunciones, patologías, estimulación, aprendizaje, etc.

Basado en una visión global de la persona, el término Psicomotricidad integra las interacciones cognitivas, emocionales, simbólicas y sen-soriomotrices en la capacidad de ser y de expresarse en un contexto psicosocial.

La Psicomotricidad, así pensada, desempeña un papel fundamental en el desarrollo armónico de la personalidad.

Por último diría, como lo venimos haciendo desde hace mucho tiempo, que

"La Psicomotricidad constituye un campo de conocimiento y una práctica que se ocupa del estudio y de la investigación del 'desarrollo normal' de los movimientos vinculados con el uso del cuerpo; del estudio y de la investigación de las 'desviaciones' que se observan cuando está afectado el desarrollo normal de los movimientos vinculados con el uso del cuerpo o el desempeño de las funciones adquiridas; del desarrollo, aplicación e investigación de técnicas y procedimientos destinados a promover el desarrollo psicomotor normal con un objetivo educativo-preventivo y al desarrollo, aplicación e investigación de técnicas y procedimientos terapéuticos destinados a mejorar las desviaciones ocasionadas por pro-blemas del desarrollo o afecciones posteriores". (Bottini y Sassano, 2000).

MSO: —*Actualmente, ¿cuál es la postura nocional desde donde se articula tu práctica psicomotriz?*

MSA: —En la actualidad sólo me dedico a la Formación Personal Corporal y alguna materia teórica introductoria de los futuros psicomotricistas, y en ese orden de cosas mi preocupación es desarrollar en ellos las actitudes terapéuticas que necesitan para su trabajo.

En primer lugar, tenemos que decir que no aceptamos la "asepsia" personal del terapeuta en su hacer; tampoco la "disociación instru-mental" que lo haga "neutro" relacionalmente. El psicomotricista tiene como meta ser él mismo en lo que hace durante la sesión. Ciertamente no es fácil y esto es lo que nos lleva al campo moral y existencial.

Devenir una persona terapéutica, en este caso psicomotricista, (de eso se trata más allá de todo "profesionalismo") debiera ser la resultante y la expresión de lo mejor de sí mismo en servicio del otro.

Pero no debemos confundirnos, no preconizamos un "apostolado", ni una "filantropía", sino un servicio auténticamente humano.

La presencia del psicomotricista, es una presencia plenamente humana y no otra cosa, posee características singulares que intencionalmente la constituyen en cuanto tal. Por eso, cuando hablamos de actitud, en términos generales entendemos la tendencia constante a percibir y reaccionar en un determinado sentido.

Consecuentemente la actitud será la que manifiesta la tendencia constante a percibir al consultante como una persona con las capacidades adecuadas para la actualización de las mismas. En correlación agregamos que esto implica la tendencia constante a reaccionar, por parte del psicomotricista, con *Congruencia*, con *Aceptación positiva incondicional*, con *Tendencia actualizante*, con *Comprensión tónica empática* y con *Disponibilidad corporal*.

La *Congruencia* es ser realmente él mismo en el encuentro terapéutico, es un estado de acuerdo interno que existe (o que podría existir) entre la experiencia y su representación en la conciencia. Tanto la autenticidad como la empatía no se adoptan simplemente por un esfuerzo de voluntad. Es necesario que, de manera general, que el psicomotricista experimente los sentimientos que "manifiesta".

En el vocablo *Congruencia*, lo que subyace es el sentido de integridad y unidad, "es un hombre íntegro", como se dice familiarmente. Y "hombre íntegro" (en nuestro caso hombre/mujer en función de terapeuta) es aquel que se destaca por la coherencia entre lo que piensa, siente, dice y hace.

Significa, que el terapeuta no se niega a sí mismo ninguno de los sentimientos que está experimentando, deseoso a la vez de experimentar transparentemente cualquier sentimiento persistente que exista en la relación y dejar que esto sea conocido por el consultante. Significa evitar la tentación de esconderse tras una máscara de profesionalismo.

Otra aclaración que conveniente realizar es no confundir la Congruencia con la contratransferencia psicoanalítica. Conviene esclarecer además que no operamos con, ni en el campo transferencial, específico y característico del psicoanálisis. En un proceso podrá haber momentos transferenciales y los mismos serán empatizados y reflejados convenientemente, sin hacer de ellos el eje de ese proceso. Es decir que claramente la Congruencia puede implicar lo transferencial (momentos), pero la transferencia no es la Congruencia y tampoco la contratransferencia.

De lo contrario creeríamos en una mera "autenticidad profesional", y este no es el caso. Rogers (1966) puntualiza: *"Sólo mostrándome tal cual soy, puedo lograr que la otra persona busque exitosamente su propia autenticidad".*

La *Aceptación Positiva Incondicional* es, justamente, estar abierto al otro sin ponerle condiciones de aceptabilidad. Es una aceptación genuina del otro como se presenta y es en sí mismo. Es un interés verdadero por su persona y su aflicción, un afecto auténtico, que renuncia a juzgar, poseer o someter al otro, lo cual sería condicionar nuestro vínculo.

Esta aceptación no es aprobación, justificación o complicidad ingenua de conductas que son para el psicomotricista reprobables o injustificables social o personalmente. Es sencillamente respeto por el mundo del otro, por chocante que fuere. Si el terapeuta se presenta como un igual, y humanamente lo es, el paciente/cliente/consultante tenderá a responder como igual. En tal sentido, el llamado "paternalismo terapéutico", muchas veces presente, significa una neta actitud de solapada superioridad.

Tal paternalismo es una relación privilegiada que se efectúa sobre el otro con la finalidad oculta de asegurarse el dominio y la sobreprotección del mismo, considerado en situación de inferioridad. Por tal motivo preferimos hablar de "consultante", por ser aquél que concurre a la consulta y es poseedor de una tendencia actualizante para solucionar sus actuales dificultades.

La *Tendencia actualizante* es otra de las notas que Rogers (2000) indica que suceden con las personas. Se refiere a una predisposición típica de las personas de crecer, conservarse y mejorarse. Esta tendencia se puede expresar con varios comportamientos y en respuesta a las diferentes necesidades: puede llevar a la búsqueda de comida o de satisfacción sexual, por ejemplo, pero también de juego, a la exploración, al conocimiento del entorno y de sí mismo. El intento de satisfacer esas necesidades se hace de manera que aumente también la autoestima.

Esa tendencia actualizante es innata. Existe una fuerza motivacional, un motor interno en la persona que lo empuja a mejorarse y crecer. El ser humano tiene esa capacidad imperfecta pero suficiente para comprenderse, resolver sus problemas y conseguir un buen funcionamiento de manera autónoma.

*"El terapeuta no es ni paternalista, ni sentimental, ni superficialmente sociable y agradable"* escribió Rogers (1966). La tolerancia, solicitud, benevolencia, protección del terapeuta "paternalista" son una trampa

que disfrazan la actitud posesiva y dominante. En tal actitud se esconde la afirmación de la propia autoridad como poder socialmente instituido, al cual se someterá al paciente.

De tal modo, el consultante podrá confiar en sí mismo y su experiencia, porque se encontró con alguien que confió en él y lo halló confiable. Son estas algunas de las puntas de ese iceberg fascinante que implica el vínculo humano en sus aspectos terapéuticos corporales, donde obviamente lo puramente técnico, aún valioso, es secundario.

La *Comprehensión tónica empática* es otro concepto esencial. Es fundamental que comencemos por hacer una imprescindible distinción. Estamos escribiendo la palabra comprehensión, con "h" intermedia y no simplemente comprensión. La comprensión se halla ligada a lo reflexivo, a lo racional; la comprehensión tiene en su uso una resonancia con el pensamiento de la propia existencia; apunta a lo abarcativo y globalizante de cierta realidad, particularmente de la realidad emocional.

Sin duda nos hallamos aquí ante un concepto mayor en Psicomotricidad, clave fundamental dentro del sistema de pensamiento de nuestra práctica. Tanto es así que podría decirse que si el psicoanalista opera en el campo de la transferencia, el psicomotricista opera en el campo de la Empatía.

La *Comprehensión tónica empática*, lejos de interpretar los datos provistos por la persona, se esfuerza por aprehenderlos tal cual son, es decir, tal como la persona los aprehende o los presenta, tal cual son vividos significativamente.

"El estado de empatía, o el hecho de ser empático, consiste en percibir el cuadro de referencia interno de otras personas con exactitud y con los componentes emocionales y las significaciones que le son anexas, como si uno fuera la otra persona, pero sin perder jamás la condición del 'como sí'. Si la cualidad del 'como sí' se pierde, se tratará entonces de identificación". (Rogers y Kinget, 1967).

El término "empatía" fue creado por la psicología clínica para indicar la capacidad de sumergirse en el mundo subjetivo del otro y participar de su experiencia en la medida que la comunicación verbal y no verbal lo permita, indicando la capacidad de ponerse en el lugar del otro, de ver el mundo como él lo ve.

La empatía juega un papel fundamental en nuestra vida social; nos permite compartir emociones, experiencias, necesidades y metas, como en este caso.

Es así que cuando los cuerpos entran en contacto, se despertará un eco más o menos no consciente en la organización afectiva, naciendo el deseo de acentuar y prolongar el contacto. *"Nada puede integrarse realmente al ser, sin pasar primero por su organización tónico-emocional"*, decía Lapierre (1997).

Deberíamos en este punto efectuar una pequeña disgresión. Quisiéramos realizar una sutil distinción, que aunque muy cercana a su pensamiento, nos diferencia de Aucouturier.

Como estamos hablando de Psicomotricidad, consideramos que la empatía es también una construcción; pero esta construcción surge del ajuste tónico.

Las actitudes emocionales del niño y su conciencia subjetiva constituyen un verdadero paso de lo fisiológico a lo psíquico y esbozan un desdoblamiento que prepara para la representación e inicia la vida de relación con los progresos de la comprehensión y de la comunicación.

Según la mirada de las neurociencias, como afirma Iacoboni (2010), en general las neuronas espejo se activan ante acciones, no ante el dolor, por ejemplo, y es por eso que nos interesan a los psicomotricistas. Vale decir, que principalmente son neuronas motoras, aunque por supuesto, tienen también importantes propiedades sensoriales.

Nuestra neurobiología, nuestras neuronas espejo, nos comprometen con el otro. Nos muestran la forma más profunda que nos relaciona y nos permite entendernos entre nosotros, demuestran que estamos conectados desde el punto de vista de la empatía, lo que debería inspirarnos para moldear la sociedad y transformarla en un mejor sitio donde vivir.

Cada vez que una persona se encuentra con otra, entre ellas comparten emociones e intenciones; estamos unidos por una profunda interconexión en un nivel básico y prerreflexivo.

Por eso nosotros denominamos a esta actitud Comprehensión Tónica Empática, anteponiendo en primer lugar el eje y la esencia de la construcción de esta actitud, de esta manera de recibir al otro, de aceptar lo que produce, de percibir sus emociones como la expresión de una experiencia siempre única, que constituye un valor en sí.

Al verse y sentirse comprehendido empáticamente, el consultante se ve arrastrado al proceso de la efectiva experiencia emocional actualizada de los significados por él vividos. Sabemos que esto define, para nosotros, la interacción terapéutica.

La cuestión consiste, entonces, en percibir el cuadro de referencia interno de otra persona con exactitud, con los componentes emocionales y las significaciones que le son anexas, como si uno fuera la otra persona, pero sin perder jamás la condición del "como si", tal como afirman Rogers y Kinget.

Aucouturier (1985) afirma con respecto al tema de la transferencia que Rogers muestra claramente que, a partir del momento en que se adopta una "actitud de comprehensión", el problema de la transferencia es prácticamente evacuado del terreno terapéutico. "*La transferencia sobre la persona del terapeuta no es una necesidad en sí, sino que es correlativa al sistema de actitudes*" (Aucouturier, 1985: 41). Es decir que la actitud de "benévola neutralidad" del psicoanalista es la que favorece y amplifica la relación transferencial.

Se trata, ante todo de la aprehensión racional y emocional, las dos cosas, de aquello que nuestro interlocutor quiere significar, los signos que usa y particularmente, la significación personal que atribuye a lo expresado. Todo esto teniendo en cuenta que estamos vinculados aquí y ahora, uno con el otro u otros y en determinado contexto, físico, psicológico y social. El psicomotricista considera así el significado de lo manifestado corporalmente por la persona como indicador de sus vivencias, corporal o verbalmente expresadas. Se tratará de desentrañar el significado dentro del contexto desde el cual abre su interioridad.

Por último, la *Disponibilidad corporal*, es decir, disponer nuestro cuerpo al servicio de esa persona consultante, para que haga con él lo que quiera y necesite, para ser objeto y sujeto de una relación, pero a su vez respetando las necesidades y los tiempos de cada persona (Camps y otros, 2011). Es una característica específicamente particular del psicomotricista que no tiene ningún otro profesional y lo distingue sustancialmente en sus prácticas.

Estar disponible es algo muy fácil de decir. Estar disponible corporalmente, también es fácil de decir, o de imaginar intelectualmente de qué se trata. Pero lo que no nos podemos imaginar, mientras no lo hayamos probado, vivido, es lo difícil que es hacerlo.

Nosotros intentamos querer, pero el cuerpo se resiste, se siente rígido, con torpezas, paralizado por las actitudes culturales de defensa. Si miramos desde afuera actuamos poco naturales, juzgamos, pensamos en las actitudes, gestos, tenemos miedo de hacer el ridículo, miramos de reojo; en definitiva, no estamos a gusto.

El psicomotricista debe entonces abandonar sus propios intereses para renacer en la actividad tónica del otro, para que devenga en relación comunicativa.

"Por ello, nuestro cuerpo está a disposición del niño, no como objeto pasivo, sino como objeto activo, pudiendo entrar en resonancia con sus deseos. Se convierte en lo que el niño quiere hacer, respondiendo tónicamente, en todo momento, a lo que este expresa en sus deseos profundos". (Lapierre y Aucouturier, 1982).

La Disponibilidad Corporal tiene que ver también con sentimientos y emociones, fantasías, imágenes, que mueve el trabajo y la expresividad de los participantes, pero también todo eso que lleva uno mismo en su psiquismo. En ocasiones hay muchos aspectos de los mencionados que tocan situaciones personales de la propia historia de los profesionales.

En síntesis, nuestro cuerpo debe saber responder a esas angustias, para poder soltar las tensiones no conscientes que le quitan sus posibilidades de evolución. Se trata de establecer un verdadero diálogo corporal, donde esas dificultades de expresión y de comunicación se han perdido, deformado, mal integrado o han rechazado sus referencias corporales.

Si en la tarea formativa se logran estos objetivos, el nuevo profesional tendrá un andamiaje de sostén sólido para su ejercicio como psicomotricista.

MSO:  —*¿Qué lugar ocupa/ocupó la supervisión en tu práctica profesional? ¿Qué importancia tiene desde la ética profesional del psicomotricista?*

MSA:  —En mis comienzos profesionales (hablo de los años setenta) no había con quién supervisar el trabajo, salvo dentro del contexto del mismo equipo que integraba (psiquiatra, psicólogos, psicopedagogos, musicoterapeutas, maestros), donde todos nos conteníamos y apoyábamos en esa difícil tarea. Aprovecho para mencionar que ese proyecto fue la primera escuela en Sudamérica para niños con trastornos emocionales severos.

Y cuando necesitábamos algo más, había que recurrir a algún psicólogo que nos pudiera entender. Sin embargo, con el tiempo, yo mismo me fui transformando en supervisor de los psicomotricistas de mi grupo institucional y luego, de algunos otros que nos solicitaban la tarea.

Ahora, digo siempre a mis estudiantes (no alumnos, porque no quiero que sigan mis propuestas como discípulos, sino que piensen por ellos mismos) que la supervisión de un psicomotricista sólo la puede hacer otro psicomotricista. Y no importa la orientación de nuestra formación ni la del supervisor. Puede ser similar a la nuestra y eso sería mejor, pero en el caso de no serlo, no debe ser un impedimento, pues ese debate no tiene tanta importancia en este caso. Pero siempre debe ser un colega.

No imagino psicólogos o psicopedagogos supervisar con psicomotricistas su tarea, aunque algunas veces, pocas, sucede. Por lo tanto sólo imagino a los psicomotricistas supervisando picomotricistas.

En cuanto a los principios éticos, creo que son el eje central del ejercicio de nuestra profesión. Por eso en la carrera que coordino no existe una materia que sea "ética", porque este principio debe ser transversal a todos los espacios de formación. Y con los otros profesores coordinamos qué elementos aportar desde todas las áreas con este tema.

Las normas de bioética deben estar presentes siempre en nuestro hacer. Cuando terminamos la Formación Corporal Personal, suelo hacer un trabajo de compromiso, donde pido a los estudiantes que se comprometan con guardar el secreto profesional, ayudar a los consultantes con todos los elementos que estén a nuestra disposición y sobre todo nunca dejar de atender a alguien que no tenga recursos económicos para pagar nuestros servicios. Que el dinero no sea un impedimento para eso. Por supuesto aclarando que somos profesionales, que lo nuestro no es un apostolado, pero que podemos hacer el esfuerzo para sostener emocionalmente a esa persona que concurre (o la traen) a solicitar nuestra ayuda.

MSO: —*¿Cuál es tu área de intervención? ¿Siempre trabajaste con la misma población? ¿Qué importancia tiene la formación continua tanto desde la actualización teórica como en el trabajo personal corporal?*

MSA: —Mis comienzos en la tarea como psicomotricista fueron primero con niños y luego jóvenes con trastornos generalizados del desarrollo y TEA. Ahora trabajo sólo con adultos en formación profesional, estudiantes de la Licenciatura o post graduados en la especialidad, tanto en nuestro país como en el exterior.

Como es obvio, si opero en la formación continua de muchos jóvenes y noveles profesionales es porque sostengo fuertemente que la Formación Corporal Personal debe ser un continuo en la formación y la vida profesional. Suelo decir, y no pocas veces es criticado, que una buena persona es finalmente un buen profesional. No puedo decir, sin embargo, que una mala persona pueda ser un buen profesional. No tiene los elementos necesarios para empatizar con otros.

Esta formación continua la veo en el mismo nivel de la supervisión de la tarea. Sin duda afirmo que este punto es el más importante en la vida del estudiante y del profesional de la Psicomotricidad.

No existe alternativa de crecimiento personal sin la actualización de los elementos teóricos que cada día se van adecuando, sobre todo en los últimos tiempos con los aportes de las neurociencias. Y tampoco existe sin la actualización de nuestros aspectos emocionales y vinculares.

Por eso nosotros formamos para la Comprehensión Tónica Empática, que marca un largo camino que debe desembocar en una máxima capacidad para descentrarse hacia el otro, aceptar y recibir con más sensibilidad y las menores resistencias posibles a los contenidos, formas y sentidos más variados de la expresividad psicomotriz; emocionarse y comprender, para no rechazar, ni juzgar, ni condenar.

Recibir emocionalmente al otro antes de analizar lo que realmente es; dejarse llevar por sus dudas o por su alegría, dejarse llevar por nuestra verdad según lo sentido, esas son las primeras condiciones para el descubrimiento del otro.

Realmente, ese acercamiento sensible debe vivirse con la Comprehensión Tónica Empática necesaria. Pero el psicomotricista debe ser también una persona cálida y con ternura. Recibir emocionalmente antes de dar cualquier cosa, es la cualidad básica a partir de la cual puede enfocarse toda ayuda. Esperar los tiempos del otro sin adelantarnos a lo que traerá.

Comprehender tónica empáticamente ("escuchar" para algunos) el discurso multiforme del otro es progresivo y debe adecuarse por medio de una observación continua del desarrollo de las sesiones.

Llegando a este punto, es necesario hacer unas reflexiones acerca del término "escuchar" o "escucha" y su utilización en Psicomotricidad.

Según el diccionario Etimológico de la Real Academia Española (RAE), la palabra proviene del latín "auscultare", que es "aplicar la oreja", o mejor dicho "inclinarse para aplicar la oreja". También, según el diccionario de la RAE es "prestar atención a lo que se oye"; "dar oídos, atender a un aviso, consejo o sugerencia"; "aplicar el oído para oír algo" o bien "hablar o recitar con pausas afectadas".

Como se podrá observar, la utilización del término es una extensión de lo efectuado por los psicólogos, que tienen como base de su tarea utilizar la palabra y su sentido, para interpretar o descifrar lo que un paciente intenta decir.

A diferencia de ellos (los psicólogos), los psicomotricistas partimos en nuestra búsqueda de la acción, del movimiento (que también implica inmovilidad), del acto motor, del gesto.

Por lo tanto "escuchar" en Psicomotricidad es utilizado en sentido figurativo, simbólico, pues es un término que se corresponde perfectamente a la labor del psicólogo.

Creemos conveniente, por lo tanto, la utilización en Psicomotricidad de la expresión "Comprehensión Tónica Empática" para las referencias específicas de nuestra labor.

Los psicomotricistas hemos usado en los inicios de nuestra profesión términos que surgieron de otras disciplinas o ciencias. Ahora que el paso del tiempo nos ha permitido elaborar conceptos teóricos específicos, será pertinente poder cambiarlos para distinguir definitivamente nuestra práctica. Sobre todo, porque como profesionales somos terapeutas de la Psicomotricidad y no psicoterapeutas (aunque tengamos un amplio conocimiento de los conceptos psicológicos) y eso muchas veces ha llevado a la confusión de los roles profesionales y en otras oportunidades a nuestros propios colegas y estudiantes a no poder definir claramente sus funciones.

Por otro lado, "escuchar" es una actitud intelectual a voluntad, cuando uno desea y nada más. No conlleva un compromiso existencial profundo con el otro. Entonces, salir de uno mismo, descentrarse, comprehender, no es lo mismo que escuchar.

Retomando el tema, observamos claramente que antes de toda Comprehensión Tónica Empática, el psicomotricista debe percibir global e inmediatamente al otro. Captar su "estilo psicomotor", su manera de ser y de estar en el mundo, tanto gestual como tónicamente, para después buscar con precisión los diferentes componentes de su expresividad psicomotriz. El movimiento, la tonicidad, la postura, es donde el psicomotricista puede fijar su atención muy especialmente.

Entonces hablamos de una formación para la Comprehensión Tónica Empática y para un control particular de uno mismo. Es muy importante la capacidad de centrarse en sí mismo, de convertirse uno mismo en su propio espejo. Es necesario entonces no olvidar que todo espejo exterior debe considerarse indispensable para remitir nuestras actitudes con el otro.

El psicomotricista debe habituarse a trabajar sin aprensión, incluso en relación dual con el otro ante espectadores; debe aceptar ser observado, pese a las dificultades que esto entraña, tanto para el otro como para sí mismo.

Por ello es fundamental estar atento a las propias reacciones tónico-emocionales. La capacidad de descentrarse en el otro asegura, en gran medida, el éxito de la práctica.

El psicomotricista debe ser capaz de centrarse en sí mismo y ante todo, debe poder percibir las más insignificantes modificaciones somáticas de su implicación tónico-emocional.

Muy rápidamente y en casi todos los grupos, los participantes entran en relaciones corporales cuya profundidad e intensidad emocional nos sorprende y nos impresiona. Encuentran allí un inmenso placer, nuevo, desconocido, indescriptible, que no es ni sexual, ni sensual, sino que tiende a colmar muchas necesidades afectivas. Se refieren a una "comunicación profunda" donde el término comunicación es tomado en su sentido originario, cercano a "comunión", unión con, penetración recíproca, no separación o también de "implicación profunda", donde la persona parece vivir fuera del tiempo, en otro mundo, ensimismada en esta situación privilegiada, en una relación dual o con un grupo.

Eso sólo se logra con la formación teórica permanente, por sus continuos cambios y, sin duda, haciendo eje central en la Formación Personal Corporal que reactualiza el movimiento interno de las emociones.

MSO: —*¿Qué opinión te merecen el avance de las tecnologías en relación al cuerpo? (pantallas, tablets, juegos, chips corporales, entre tantos otros). ¿El psicomotricista debe abrirse a estos nuevos interrogantes? ¿De qué manera sería posible allí nuestra intervención?*

MSA: —Con este tema se me plantean muchas inquietudes. Si bien creo que el psicomotricista debe abrirse a las nuevas tecnologías, porque los niños ya están muy acostumbrados a ellas, pertenecen a un mundo digital, también creo que nuestro trabajo cuerpo a cuerpo, al que debemos reconocer como fundamental en un vínculo familiar y también terapéutico, debe ser confirmado en la actividad cotidiana.

Es común ver familias enteras comiendo o desayunando y mirando únicamente el teléfono o la pantalla. Yo no quiero eso. Creo que los vínculos se establecen en el encuentro de palabra, miradas, cuerpos, en el adentro de la familia. Que el abrazo aún es irremplazable y nos ayuda además a producir endorfinas, que nos construye afectivamente con y para el otro.

Por ejemplo, discuto con frecuencia con mi hijo cuando mi nieto reclama con berrinches los juegos del teléfono y él acepta esa extorsión. Si comenzamos así, cómo terminaremos, suelo decir.

No es que me oponga a su uso racional. De hecho yo también paso mucho tiempo en mi ordenador trabajando. Pero la cantidad de tiempo debe ser medida, al igual que el uso del televisor.

Además, en los niños más pequeños, sostengo, confirmando lo que muchos neurocientíficos afirman también, lo peligroso que es su utilización dadas las consecuencias neurológicas que ya sabemos que producen. Pero abrirse a su uso medido es posible, aunque yo prefiero no utilizarlos.

Sería algo similar a los andadores que se utilizaron durante tanto tiempo, y aún se usan, con la excusa de facilitar el aprendizaje de las posturas de caminar, mientras olvidábamos el daño que produce en la cadera, piernas y pies de los niños. Pero igual lo seguimos usando, para que los niños no molesten.

Sin embargo, sí los suelo recomendar cuando hay niños que tienen dificultades de escritura, de la prehensión del lápiz, de los renglones en los cuadernos. En ese caso las tablets ayudan poderosamente a que se sientan seguros y puedan comunicarse con los demás de manera adecuada y pertinente.

También algunos colegas suelen utilizar anteojos tridimensionales o juegos en red para ayudar a mejorar algunas praxias generales, sobre la base de la enorme motivación que a los niños se les presenta.

Pero precautoriamente, es necesario aprovechar este momento para recordar que la Organización Mundial de la Salud (OMS) en su nueva clasificación internacional de enfermedades (CIE-11) ha recogido por primera vez la adicción a los videojuegos. El llamado "gaming disorder" se encuentra dentro de la sección de los "trastornos mentales, del comportamiento o del desarrollo neurológico".

De acuerdo a su descripción, la adicción a los videojuegos lleva a un incremento del deseo de jugar y del grado de prioridad que se da a jugar en relación a otros intereses y actividades de la vida diaria. Los videojuegos ocupan un papel cada vez mayor en la vida de las personas, que no paran ni descansan a pesar de la aparición de las consecuencias negativas en el día a día de las personas.

Pero en todos estos casos, insisto con el primer principio: prefiero el contacto cuerpo a cuerpo, pues ese placer perdura en los recuerdos.

MSO:   *—En base a tu camino y trayectoria: ¿qué fue lo que sucedió en el recorrido de nuestra disciplina en Argentina por la cual el ámbito de la Salud, específicamente la discapacidad, sea el lugar que mayormente se habilite nuestra práctica? ¿Qué opinión te merece?*

MSA:   —Ciertamente en su origen en nuestro país, al igual que en Francia, la Psicomotricidad estaba dirigida a los niños que manifestaban algunas dificultades en el ámbito escolar y su sentido era de carácter reparatorio. O en el caso de niños con trastornos más severos del orden emocional. No era pensada como una práctica preventiva como también la vemos hoy en el campo educativo.

Nos sentimos un poco responsables que la práctica tenga un lugar destacado en la discapacidad, por varios motivos. El primero es haber participado activamente entre los que redactamos el proyecto de la Ley Integral de Protección a las Personas con Discapacidad (Ley 24.901), donde denodadamente debatí y ofrecí justificaciones para que el espacio de las prestaciones de apoyo fuera lo más amplio posible. Así, favoreció a psicólogos, psicopedagogos, terapistas ocupacionales, musicoterapeutas y por supuesto generó la apertura a los psicomotricistas.

También esa normativa, en su reglamentación de prestaciones del Sistema Único, aceptó mi propuesta de la presencia de los Psicomotricistas en el equipo básico o en el complementario de las Escuelas Especiales, Centros de Día y Centros Educativos Terapéuticos.

Por otro lado, fui co-autor del Reglamento Orgánico para las escuelas privadas de Educación Especial de la Ciudad de Buenos Aires, donde el psicomotricista puede ocupar cargos docentes en la especialidad sin dificultades.

Además, al ser una práctica reconocida como prestación de apoyo en el Nomenclador Nacional de Prestaciones a las Personas con Discapacidad y ser abonadas por el sistema compensador de la Superintendencia de Seguros de Salud a través del Sistema Único de Reintegros (SUR) a las obras sociales sindicales y pre pagas, ha permitido la extensión del servicio en todo el país.

Y, como es obvio, estoy totalmente de acuerdo que así suceda, porque eso permite a las personas con discapacidad recibir mayores y mejores prestaciones.

Eso no obsta que las actividades liberales sigan avanzando, pero en las actuales condiciones es fundamental la continuidad del sistema actual, y lo defiendo incondicionalmente porque tener esta área laboral garantizada, con esta legislación, nos permite que continuemos avanzando en los servicios de niños, adultos y adultos mayores sin más límite que nuestra creatividad.

## Referencias bibliográficas

Aucouturier, B. (1985). *La práctica psicomotriz.* Madrid: Científico Médica.

Camps, C.; Mila, J.; García, L.; Peceli, M. y Tomás, I. (2011). *El Psicomotricista en su cuerpo.* Buenos Aires: Miño y Dávila.

Iacoboni, M. (2010) *Las neuronas espejo.* Buenos Aires: Katz Editores.

Lapierre, A. (1997). *Psicoanálisis y análisis corporal de la relación*. Bilbao: Desclée.

Lapierre, A. y Aucouturier, B. (1982*). El cuerpo y el inconsciente*. Barcelona: Científico Médica.

Rogers, C. (1966). *Terapia centrada en el cliente*. Buenos Aires: Paidós.

Rogers, C. (1980). *Persona a persona*. Buenos Aires: Amorrortu.

Rogers, C. (2000). *El proceso de convertirse en persona*. Barcelona: Paidós.

Rogers, C. y Kindget, M. (1967). *Psicoterapia y relaciones humanas*. Madrid: Alfaguara.

Sassano, M. (2013). "El desarrollo de las actitudes terapéuticas del psicomotricista", en: P. Bottini (comp.), *Las prácticas y conceptos del cuerpo*. Buenos Aires: Miño y Dávila editores.

Sassano, M. y Bottini, P. (2000). "Apuntes para una historia de la Psicomotricidad", en: P. Bottini (comp.), *Psicomotricidad, prácticas y conceptos*. Madrid: Miño y Dávila editores.

---

*¡Gracias Miguel y Matías!*

# La Psicomotricidad en Argentina y los nuevos paradigmas en el abordaje psicomotriz

## Entrevista a Pablo Bottini

*por Gabriela Molfese*

Gabriela Molfese (GM): —*Pablo, contanos, ¿cuál es tu trayectoria educativa previa a tu formación como psicomotricista?*

Pablo Bottini (PB): —Especialista en Tiempo libre y recreación (Título no oficial). Profesor de Enseñanza Primaria (Título otorgado por el Ministerio de Educación de la Nación). Psicólogo Social (Título no oficial).

GM: —*¿Cómo conociste la Psicomotricidad, y qué te llevó a desempeñarte en éste disciplina?*

PB: —Llego a la Psicomotricidad como paciente, cuando tenía seis años de edad, por mis dificultades de rendimiento académico. En esa época, una psicopedagoga y maestra, formada con Dalila Molina de Costallat, me asistió en un proceso reeducativo.

Desde el punto de vista profesional, dado mi conocimiento por haber sido beneficiado por la práctica psicomotriz en mi infancia, encontré que se podía estudiar una carrera, en la Asociación Argentina de Psicomotricidad que, pese a que no ofrecía título profesional habilitante con respaldo oficial, me interesó hacer. Yo ya estaba recibido de profesor y además trabaja en actividades de tiempo libre y recreación desde los diecisiete años.

GM: —*¿Cuál es tu formación específica en el campo de la Psicomotricidad? ¿Con qué marco conceptual te formaste?*

PB: —Primero completé la carrera que ofrecía la Asociación Argentina de Psicomotricidad (AAP). Luego, llegué a desempeñarme allí como colaborador docente y vicepresidente.

Entretanto, un grupo de jóvenes colegas hacíamos grupos de estudio, lo que generó que con Daniel Calmels a la cabeza, llegáramos a formar lo que dimos en llamar "Primer Escuela de Psicomotricidad en lo Grupal".

Mi formación de aquella época estaba centrada en la gran novedad que aportaron Lapierre y Aucouturier para la innovación de la práctica en Psicomotricidad.

En el primer año de formación de la carrera en la AAP, recibí nociones de la Psicomotricidad clásica, de la mano de Noemí Benito y Paulina Seijas, entre otros profesionales. Se vertían además aportes nocionales de la psicología, desde varias líneas, pero con acento en psicoanálisis, y una sólida formación, aunque bastante básica, en neurología y sus trastornos.

En estos temas, recibí primeramente clases con Jorge Garbarz, un kinesiólogo dedicado a la Atención Temprana, y luego, con los médicos del equipo que nucleaba el Dr. Natalio Fejerman, que fueron mis profesores.

Una importante parte de la formación, además, estaba dedicada a la formación personal por medio del juego y ejercicios devenidos del trabajo corporal y del teatro.

GM:      *—¿Quiénes fueron aquellos que aportaron desde sus nociones conceptuales y praxis, a tu formación profesional dentro y fuera de tu país?*

PB:      —A nivel local, sin dudas, Daniel Calmels fue central. Con él me introduje en la práctica psicomotriz específica y sus nociones. Pero también Elina Dabas, con quien trabajé muy tempranamente en terapia grupal, siendo ya psicomotricista y completando mis estudios en Psicología Social.

A ella le debo haberme introducido en los nuevos paradigmas en la ciencia… eso fue una antes y un después en mi vida profesional. Me permitió bucear en teorías y autores novedosos, tales como Mony Elkaim, Gregory Bateson, Paul Watzlawick, Marcelo Pakman, Von Bertalanffy, Edgard Morin, Urie Bronfenbrenner, Von Foester, Carlos Sluztki, Denise Najmanivich, solo por nombrar algunos… hoy muchos de ellos considerados epistemólogos de la complejidad.

Haber hecho estas lecturas mientras completaba mis estudios en la Escuela de Psicología Social "Dr. Enrique Picho Rivière" me generó una "apertura" mental que aún hoy me acompaña.

GM:      *—¿Cuáles fueron tus primeros pasos dentro de la profesión?*

PB:      —Comencé trabajando como Profesor de Educación Física, dado que mi título de Profesor de Enseñanza Primaria, es supletorio para esa tarea, en escuelas de Educación Especial. En esa época casi ningún Profesor de Educación Física quería tomar ese tipo de cargo.

Debo hacer honor a la magnífica experiencia que significó trabajar en el Instituto Génesis, cuyo director, el querido Andrés Reale, estudiaba conmigo Psicomotricidad.

De esa experiencia tengo los mejores recuerdos, pues me permitía ver "in situ" las patologías y trastornos que estudiábamos desde la teoría. Parecíamos "unos locos desatados" con Andrés… absorbiendo experiencia directa de lo visto en clases.

Allí también realicé actividades recreativas dentro y fuera de la escuela, otra inolvidable e intensa experiencia de trabajo, en un ámbito que por estar formado en recreación me era muy propicio y conocido, pero con un perfil de población con diversos trastornos y patologías… ¡impagable pernoctar cuidando de ellos en campamentos y salidas prolongadas!

Conocer a esos niños y la diversidad que ellos presentaban en momentos y situaciones muy poco habituales, me brindó conocimientos que aún recuerdo como fundamentales para mi acervo profesional.

GM: *—¿En qué ámbitos te has desempeñado y sigues desempeñándote como profesional?*

PB: —Mi ámbito habitual de inserción es el de la terapia y la clínica psicomotriz. También trabajo en la formación de futuros profesionales (estudiantes universitarios), y realizo capacitaciones para psicomotricistas y otros profesionales de la salud y la educación.

Mi actividad profesional como terapeuta en Psicomotricidad comenzó en el Hospital Escuela "José de San Martín", también conocido como el Hospital de Clínicas.

Allí, de la mano de Daniel Calmels, en el servicio de Salud Mental infantil, que dirigía la Dra. Lucía Agnese junto al Dr. Roberto Junes, hice mis primeros pasos en el ámbito de la salud pública.

En paralelo, seguí trabajando en escuelas de educación especial y comencé a trabajar con niños que me comenzaron a ser derivados, primero como acompañante terapéutico, en plazas y a domicilio.

Mi actividad recreativa en un club local hizo que fortuitamente me cruzara con quien había sido durante varios años mi psiquiatra infantil, la Dra. Ana Méndez. Ella fue allí a solicitar autorización para llevar al natatorio a los niños y jóvenes con graves afecciones mentales con los que trabajaba entonces.

Cuando se enteró que yo estaba allí como director de las actividades recreativas, mandó a buscarme, y cuando le conté que estaba promediando la carrera de Psicomotricidad no dudó en ofrecerme trabajo como acompañante terapéutico. ¡Otro "golpe de suerte" en mi vida!

Ella personalmente supervisaba mi tarea como acompañante… Fue una experiencia única que duró poco tiempo, pero me dejó también conocimientos únicos para mi incipiente ejercicio profesional.

Una vez que logré instalar mi primer espacio de consultorio, ya me dediqué a la tarea clínica de forma particular.

Jamás abandoné mi inserción en espacios públicos, pese a que nunca se me rentó (ni se me renta) en esa tarea.

Justamente, la idea es que mostrando la valía de nuestro accionar en los espacios de salud pública, lograremos crear los cargos que se necesitan para poder llegar a insertarnos de manera oficial en el sistema público de salud.

Luego de haber trabajado en el Hospital de Clínicas cinco años aproximadamente, dado mi conocimiento con Elina Dabas, pasé a colaborar con el equipo de Psicopedagogía de allí, recién conformado en al ámbito de la salud del Gobierno de la Ciudad, realizando tareas grupales con enfoque psicomotor.

En un par de años se me invitó a formar el equipo de Psicomotricidad en el "Grupo de trabajo interdisciplinario en aprendizaje y desarrollo" (GTIAD), cuyo jefe, el Dr. Jaime Tallis, potenció la presencia de nuestra profesión allí. ¡Junto a él trabaje más de veinte años, cimentando una relación de aprendizaje y amistad que agradeceré toda la vida!

La palabra "MAESTRO" queda chica para expresar lo que me enriquecí en esos años de trabajo conjunto… Al día de hoy, ya ambos en otros espacios de trabajo, seguimos haciendo honor a nuestra mutua relación de afecto e intercambio.

En la actualidad me desempeño en el Centro de Salud y Acción N° 24 del Ministerio de Salud del Gobierno de la Ciudad de Buenos Aires. Este nuevo espacio de inserción me abrió las puertas para refundar mi práctica profesional, ya que, al ser un centro de salud periférico, ligado a la pobreza y la marginalidad en muchos casos, me y nos obliga a replantearnos los modos de la práctica, colocando el acento en la Atención Primaria de la Salud, el trabajo grupal y en Redes Sociales.

En mi paso por cada uno de los espacios públicos que menciono, las constantes fueron y son la práctica clínica, grupal e individual, el asesoramiento e intercambio con los otros actores de salud del sistema bajo la visión de la Interdisciplina y el trabajo en Red, y el asesoramiento y acompañamiento de las organizaciones intermedias y de educación insertas en la comunidad.

Además, la tarea de capacitación continua de los jóvenes profesionales que conforman el equipo de trabajo y la difusión y búsqueda de la inserción de la Psicomotricidad desde la creación de cargos oficiales.

Los colegas que han pasado por estos equipos realizan hoy sus actividades en todo el país.

GM: —*Considerando el tiempo desde que es reconocida la disciplina en tu país y en el mundo, ¿cuáles son tus aportes nocionales para ofrecerle orientación y especificidad a la profesión en los diferentes ámbitos donde se desarrolla la práctica?*

PB: —Creo que mi aporte más destacado a la profesión se centra en la redefinición de lo dado en llamar la noción de Globalidad, que renombro como Globalidad de la Persona. Esta postura, que anida en las posturas nocionales que se nuclean alrededor del Paradigma de la Complejidad, se enrolan en un modelo de práctica de la Psicomotricidad que un conjunto de colegas damos en llamar: Modelo de Convergencia Conceptual. Es así que basé mi trabajo en el Juego Corporal, como técnica privilegiada y específica del abordaje en Psicomotricidad.

Desde este enfoque, trabajé y sigo trabajando ideas acerca de la práctica clínica y educativa, redefiniendo y sustentando los aportes clásicos, y fundando la eficacia de la Práctica Psicomotriz con bases sólidas en diversos desarrollos científicos.

Me jacto también, de haber diseñado una forma de pensar la diversidad de las prácticas de la Psicomotricidad mediante la "modelización" de las mismas.

Este aporte se puede leer en un artículo que publicáramos en colaboración con Miguel Sassano en la *Revista Iberoamericana de Psicomotricidad y Técnicas Corporales*, en su N° 38.

También la redefinición de la noción de Cuerpo, para la práctica psicomotriz, desde una visión compleja.

Asimismo desarrollé una experiencia amplia y exhaustiva en el campo de la evaluación psicomotriz.

Y desde luego, la tarea que junto a mi entrañable amigo y "socio" Miguel Sassano llevamos adelante para la creación de la primera licenciatura de grado académico.

Dicha tarea nos llevó diez años. Años de trabajo incansable, de golpear puertas, de ilusiones desvanecidas, de creación de once planes de estudio, hasta que, en el año 2000, junto a una casa de altos estudios, por fin logramos generarla.

Y luego, generamos otra, en la que ambos trabajamos en la actualidad. Seguimos también, apoyando toda iniciativa honesta de creación de nuevas instancias universitarias y superiores de capacitación en Psicomotricidad, ya que la gente interesada recurre a nosotros para asesorarlos y orientarlos, dada nuestra experiencia única a nivel nacional en el tema.

Colaboramos, además, con colegas extranjeros que se hallan en la búsqueda de generar espacios de capacitación y formalización de la práctica psicomotriz en sus lugares de residencia.

GM:    *—En tu lugar de residencia, donde llevas a cabo tu práctica, ¿que objetivos te llevan a continuar desempeñándote como profesional?*

PB:    —Como ya dije, sigo trabajando en un centro público de salud de mi ciudad, en donde además de las tareas clínicas, me desempeño como capacitador y formador de colegas jóvenes. Y en mi consultorio privado, pero con muy poca actividad hoy por hoy.

Mi tarea más fuerte se da en la actualidad como profesor en la universidad y en institutos de formación docente, capacitando y formando profesionales en la Psicomotricidad y sus principios.

Esta tarea la desarrollo en diferentes ámbitos y niveles en diversas organizaciones de mi país y el extranjero.

Además, lucho junto a otros colegas, porque se promulgue una ley nacional del ejercicio profesional de la Psicomotricidad, de tal forma que sea plenamente legal aquello que ya es legítimo, por el ejercicio de una práctica psicomotriz de calidad.

GM:    *—Pablo, ¿hay algo que quieras agregar con respecto a tu gran desempeño y reconocimiento profesional?*

PB:    —Agradecer a ustedes, Gabriela y Sebastián, la iniciativa de llevar adelante este libro.

Lo creo necesario para que las generaciones de colegas jóvenes tengan una idea a nivel local e internacional del camino recorrido por la Psicomotricidad, desde la voz de sus "hacedores".

GM:    *—Por último, ¿qué podrías decirnos sobre el devenir de la profesión tanto en nuestro país, como en el resto del mundo?*

PB:    —Queda mucho por hacer para que la Psicomotricidad siga creciendo en el mundo. Pero también, es mucho lo ya hecho. Fuimos artífices y partícipes de la histórica Declaración de Punta del Este (2006), donde se trazaron en presencia de destacados académicos de la Psicomotricidad mundial, los lineamientos para el crecimiento de la profesión. Esta es la declaración original:

## Septiembre de 2006  - DECLARACIÓN DE PUNTA DEL ESTE

En el marco del Primer Encuentro Iberoamericano de Académicos de la Psicomotricidad, organizado por la Universidad de la República (Uruguay), considerando el desigual desarrollo de la Psicomotricidad y del rol profesional del psicomotricista en los diferentes países, los abajo firmantes, 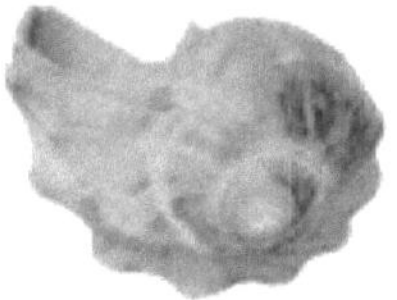

Declaran:

- Que la Psicomotricidad es una disciplina que se desempeña en los ámbitos sanitario, educativo y sociocomunitario como elemento de ayuda al desarrollo de las personas así como a la superación de sus dificultades, por medio del trabajo corporal,

- Que el Psicomotricista es el profesional cualificado para la implementación de la intervención psicomotriz, individual o grupalmente, como consecuencia de una formación específica y acreditada,

- Que la Psicomotricidad, como disciplina, debe ser considerada como un cuerpo común de conocimientos, prácticas y estrategias, más amplio que las diferentes líneas de trabajo y las metodologías específicas de intervención que pueden elegirse dentro de su campo,

- Que la Psicomotricidad, como disciplina y como práctica, debe fundamentarse sobre investigaciones científicas que prueben su eficacia y su utilidad para los objetivos de asesoramiento, evaluación, prevención, desarrollo, educación, reeducación o terapia que se propone,

- Que la Psicomotricidad debería cursarse como una titulación específica de grado, como ya existe en varios países de Europa y América, e igualmente debería incorporarse, impartida por profesionales cualificados, al currículo formativo de los diferentes estudios de grado y postgrado de titulaciones educativas o sociosanitarias que puedan beneficiarse del conocimiento del abordaje psicomotor,

- Que la Psicomotricidad debe fortalecerse mediante la promoción de relaciones institucionales y de investigación científica entre las entidades de formación de psicomotricistas de los diferentes países.

En Punta del Este (Uruguay), a 12 de septiembre de 2006

Lic. Pablo Bottini (Universidad CAECE, Argentina)
Lic. Miguel Sassano (Universidad de Morón, Argentina)
Dr. Roberto M. Paterno (Universidad de Morón, Argentina)
Lic. Dayse Campos (Universidade Estadual do Ceará, Brasil)
Lic. José Leopoldo Vieira (CIAR, Brasil)
Lic. Marcela Hernández (Universidad de Santiago, Chile)
Dra. Cori Camps (Universitat Rovira i Virgili, España)
Dra. Lola García (Universitat Rovira i Virgili, España)
Dr. Joaquim Serrabona (Universidad Ramon Llull, España)

Lic. Maite Labarga (Universidad de La Laguna, España)
Dr. Miguel Llorca (Universidad de La Laguna, España)
Dra. Josefina Sánchez (Universidad de La Laguna, España)
Dr. Pedro Pablo Berruezo (Universidad de Murcia, España)
Lic. Gabriela Guzmán (ITESO, México)
Lic. Rosario Tuzzo (Universidad de la República, Uruguay)
Lic. Mariela Peceli (Universidad de la República, Uruguay)
Lic. Juan Mila (Universidad de la República, Uruguay)
Lic. María Hernández (Universidad Central, Venezuela)

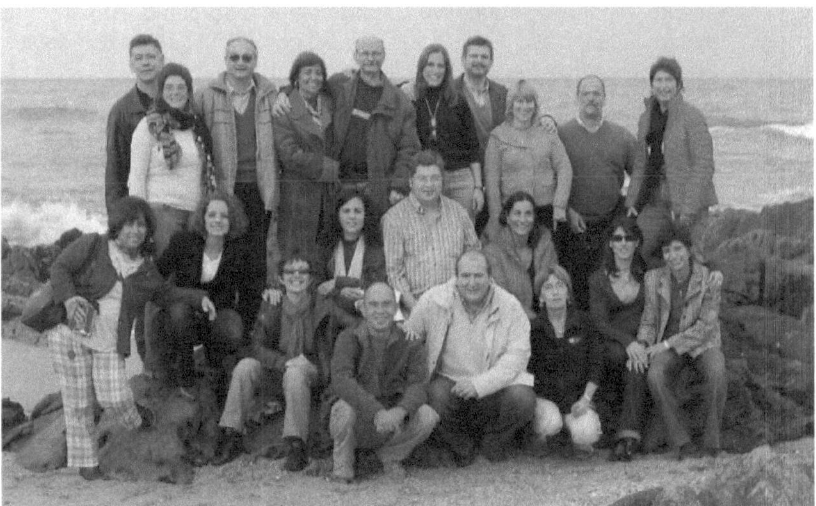

También fuimos parte de la firma tripartita del convenio de colaboración mutua entre la Organización Internacional de Psicomotricidad y Relajación, (OIPR), el Fórum Europeo de Psicomotricidad y la Red Iberoamericana de Universidades con Formación en Psicomotricidad (Red Fortaleza), en París, en el año 2014.

Allí, en presencia de los presidentes de las tres organizaciones mencionadas, se ratificó y amplió lo ya expresado en Punta del Este.

Creemos firmemente que este es el camino para recorrer. El de la conformación de espacios de acuerdo y colaboración entre organizaciones, que haga que la Psicomotricidad logre niveles de formación académica universitaria y cumpla con los estándares requeridos a nivel internacional para su práctica, que la pongan a la par de las profesiones de salud, educativas y de ejercicio socio comunitario de mayor prestigio. MUCHAS GRACIAS.

---

*¡Gracias a vos Pablo, y gracias, Gabriela!*

## ENCUENTROS EN TIEMPOS DE INMEDIATEZ

---

# Entrevista a Paula Landen
### *por Natalia Barrios Jirsa*

*"Tiempos de inmediatez", estas palabras fueron las primeras que oí de Paula Landen, protagonista de esta entrevista. No conocía su rostro, pero sí el tono de su voz y esa palabra "inmediatez" resonó en mí convirtiéndose en nuestro primer punto de encuentro y a su vez el punto de partida para este encuentro.*

*Sebastián Buniva y Gabriela Molfese nos invitaron a formar parte de este proyecto que tiene como objetivo principal el poder contar y dar a conocer, en primera persona, la historia de esta profesión desde los saberes y las experiencias que promueven el desarrollo de nuestra práctica. Conocer, historizar, vivir la Psicomotricidad con la pasión con la que se edificó y se sigue construyendo a través del aporte de cada referente que con su hacer, constituyen la Psicomotricidad.*

*Ante la propuesta de entrevistarla se generaron en mí muchísimas preguntas relacionadas a su historia, al camino recorrido. Comencé a pensar en las semejanzas y diferencias de nuestras historias de formación, con un fin en común... el trabajo con niños en edades tempranas. En tiempos de internet donde la información está a solo un Enter de distancia, quise conocer más sobre su trayectoria. Como primer dato descubro una primera coincidencia: ambas egresamos de un bachiller pedagógico.*

*<u>Nota</u>: nominaremos, bebé-niño-padres, haciendo una referencia genérica que incluye a los/las bebés; los/las niños y niñas; las madres y los padres.*

---

**NATALIA BARRIOS JIRSA (NBJ):** — *Para que quienes transitamos la clínica, buscando la constante formación y actualización, podamos conocer cómo fue delineado este hacer y su estilo al ejercer la Atención temprana en Psicomotricidad nos surge el primer interrogante: ¿cuál fue su recorrido desde aquel 1981 que la encontraba egresando de un bachiller con orientación Pedagógica, hasta el año 2006 en que egresa de la licenciatura en Psicomotricidad?*

Paula Landen (pl): —Empezar a pensar el recorrido en términos de un cuarto de siglo, entre 1981 a 2006, me lleva a relatar no solo de manera singular mi arribo a la Psicomotricidad sino también mencionar algunos aspectos de contexto y el estatuto que fue ganando el campo de la Psicomotricidad en nuestro país.

Por dónde empezar… en la escuela primaria, una vez una maestra nos preguntó "¿qué nos gustaría ser cuando seamos grandes?", yo estaría entre 5$^{to}$ y 6$^{to}$ grado, y ya entonces decía que quería ser maestra de jardín de infantes. Siempre me han gustado los niños pequeños, por eso mi elección de bachiller con orientación pedagógica.

En los últimos años de la escuela secundaria a mis 16 y 17 años, realicé un curso de maestra en recreación. Fue en ese ámbito donde empezaron a resonar Freud, Pichón Riviere, Bleger, Piaget… referentes que hoy en día siguen dando luz al momento de comprender a los niños en el transcurso del desarrollo subjetivo, los procesos de vinculación, socialización y aprendizaje, el valor de la experiencia directa sobre el mundo, las dinámicas de relación en los grupos (incluyendo el grupo familiar).

Estudié y me recibí de profesora de educación preescolar (1985), trabajé varios años en nivel inicial, pero mi casi eterna inquietud de búsqueda me llevó a desear construir otro camino en donde pudiera enlazar mi tarea educativa con lo corporal. Si bien en el trabajo con niños la corporeidad está a flor de piel en la actividad lúdica y la tarea pedagógica; por aspectos personales había algo que me llevaba a querer profundizar aun más…

Entrelazando recuerdos vuelvo a mi infancia; a los diez años comencé a tomar clases de ballet clásico, los tules y las zapatillas de punta de raso color rosado (que hoy adornan mi consultorio casi como una reliquia) eran parte de mi identidad en aquel entonces.

Más tarde comprendí realmente las huellas identitarias que dejó esta experiencia del movimiento que, en el anudamiento entre la destreza técnica y la libertad en la pura expresividad, me brindaron reaseguros personales. Yo sentía gran placer en la danza y a través de ella cobré un lugar diferente para mí misma y para mi entorno cercano.

En esos tiempos todos los artículos de diarios y revistas sobre ballet y todos los espectáculos (cinematográficos y teatrales) que pasaban delante de mis ojos, regocijaban mi ser. Mis padres conectados y promotores de esa avidez me llevaron a ver a Maya Plisétskaya, a Vadimir Vasiliev, Ekaterina Maximova, a Alicia Alonso, entre tantos grandes.

Advertí que aprender a bailar no se limitaba a la práctica misma sino también a lo observacional y que la representación del cuerpo en movimiento, lo que referimos como mecanognosia, no solo se organiza por la propia vivencia sino también a través de la observación –imitación– realización motriz y sucesivos ajustes de apropiación de acuerdo a las posibilidades personales de ejecución. Los niveles de creatividad y expresividad son los que imprimen finalmente rasgos singulares al movimiento y el repertorio gestual.

Alrededor de mis veinte años también leí algunos libros como "*Mi vida*" de Isadora Duncan, "*La educación por la danza*" de Paulina Ossona y "*Primer encuentro con la danzaterapia*" de María Fux, con quien realicé luego un curso de danza terapia; fue ahí (creo) que lo corporal se empezó a ligar con lo terapéutico y continué abierta al encuentro de otra instancia.

La biografía de Isadora Duncan (1877-1927) revela formas de recrear lo artístico. A partir de la inspiración en el arte griego, ajeno a su lugar y cultura de origen, establece una ruptura en la danza y lo corográfico; transmuta la imagen corporal de la bailarina perfecta y acartonada del tutú ceñido al cuerpo; a un cuerpo danzante semi cubierto con túnicas vaporosas que le daban mayor realce al movimiento, como estelas en el aire.

El siguiente fragmento de su libro autobiográfico, revela una comunión entre cuerpo y alma en una época en que el dualismo cuerpo-mente o cuerpo-alma estaba muy vigente, pero no lo hace desde una cosmovisión religiosa sino en el sentido de su esencia como persona. Así narra:

"Antes de ir al escenario tengo que colocar un motor en mi alma, y cuando ese motor empieza a trabajar, mis piernas, mis brazos y todo mi ser se mueven con independencia de mi alma. Pero si no pongo este motor en mi alma, no puedo bailar". (Duncan, 1980: 142).

A la luz de los fundamentos del campo psicomotor, permanentemente nos situamos desde una mirada integradora, dando paso y sustento a la unidad de lo neurobiológico y lo psicológico anudado en el deseo; en palabras de Isadora "su motor".

Esos aportes desde la danza transformaron mi mirada, mis intereses, mi apreciación por el arte, los cuerpos, la apertura a lo nuevo y lo transgresor. Sobrevino una etapa de rebelión con lo romántico y lo etéreo e incursioné en la danza moderna y el floklore israelí. Danzas completamente diferentes en relación a las técnicas, el uso del espacio corográfico, la expansión creativa y la cultura; pero algo tienen en común: bailar descalza. Esto me permitió conectar con el suelo y la vibración de la tierra; aceptar y dejarme atravesar por la gravedad en lugar de desafiarla permanentemente. Dice Ossona:

"...el contacto del pie con el suelo es una sensación táctil que produce bienestar al bailarín y, se diría, que profundiza o amplía su receptividad y proyección". (Ossona, 1984: 14).

Desacartonar, cambiar los trajes y la actitud corporal; tal como cuando sugerimos a los niños descalzarse al inicio de una clase o sesión de Psicomotricidad para entrar al espacio de juego, movimiento, placer y desafíos.

El devenir de la danza moderna no fue una transformación del ballet clásico sino la creación de un arte que prácticamente se oponía a la técnica netamente académica creando un movimiento expresivo diferente, aunque es innegable que, desde su origen a la actualidad, se sirve también de dicha técnica porque brinda expertez al danzante. En función de esto mismo pensaba que en mi primera formación como psicomotricista, con una fuerte impronta psicoanalítica, enmarcaban las intervenciones centradas en el juego espontáneo en función del deseo del niño. Me pregunté y pregunté a algunos de mis docentes si en las intervenciones también se incluía algo del orden del "enseñar" ante dificultades práxicas, por ejemplo. Las respuestas apuntaban a separar lo terapéutico y lo pedagógico; sin embargo, ofrecer herramientas de índole práxico-instrumental permite un dominio del cuerpo que amplía la disponibilidad tanto para la construcción de espacios y escenas de juego como para la producción grafomotora, favoreciendo así soportes para el despliegue simbólico, la creatividad y, en otro orden, la autonomía y la autoestima.

Por cierto, hay niños que ponen en juego sus deseos y resisten el encuentro con sus dificultades. Nuestra función terapéutica enfrenta el desafío de generar una motivación para que éstas sean transformadas desde una posición activa por parte del niño. Aunque la intervención no sea precisamente pedagógica, no dejan de promover la posibilidad de aprender y aprehender con el cuerpo. Pablo Bottini refiere que:

"...la estrategia terapéutica se centra en ir desensibilizándolo progresivamente de esa aversión, realizando actividades lúdicas que, entretanto, fomentan una alternativa de experimentación en la situación de base de conflicto". (Bottini, 2018: 90).

Cuando incursioné más tarde en la danza moderna tomando clases y viendo espectáculos, empecé a percibir que frente a un ballet clásico las emociones eran más o menos las mismas tal como su estructura coreográfica y el uso del espacio en sí. Más allá de la obra y de la historia, un espectáculo de ballet se me volvió anticipable "casi" en su totalidad: actos danzados por toda la compañía, el *pas de deux* destacando la función del *partenaire*, el solo femenino con variados giros y el solo masculino con espectaculares saltos. La danza moderna en cambio, se presenta más imprevisible para el espectador y ese estado expectante de descubrimiento, alternando con la familiaridad y nuevamente con rupturas de lo conocido… colaboraron en modificar mi propia estructura de observación.

En nuestro quehacer en Psicomotricidad, la observación es una práctica que se adquiere con experiencia y entrenamiento. Los alumnos en formación tienden, en un principio, a realizar una descripción del "hacer", de la acción. Realizan un registro de "qué se hace" / "qué no se hace", pero nuestra mirada debe centrarse en el "cómo se hace" ampliando la semiología sobre el cuerpo, sus variables psicomotoras y sus manifestaciones expresivas, tomando en cuenta siempre lo contextual.

Desde el punto de vista de la prevención primaria observamos los logros que el niño va construyendo en función de lo esperable evolutivamente, pero quedaría empobrecida nuestra mirada si solamente identificamos las pautas dadas, las que aún no ha alcanzado y las que están en proceso. Ese es un punto de partida en la detección que docentes y pediatras consideran del mismo modo.

Para los psicomotricistas la observación del "cómo" nos da datos de la calidad de la acción y la quietud; del dominio exitoso que permite fluidez y disponibilidad corporal y la identificación de variables que remiten a un obstáculo o perturbación. Lo que nos lleva a reconocer el impacto en todas las dimensiones descriptas por Calmels (2003), la motriz-instrumental, práxico-cognitiva y emocional-afectiva (que incluye el tono afectivo, que es el tono de regulación y relación).

A las funciones observacionales descriptiva del qué y la semiológica del cómo sumamos la de carácter interpretativo, manteniendo la ética de no superponernos con la interpretación psicoanalítica. Se trata sí, de inferir y descifrar el sentido, para comprender el "por qué" de dichas manifestaciones de índole psico afectivas (de lo "psico"motor); seguramente ampliaré más adelante…

Por último, una cuarta función de la observación es la de guiar la toma de decisiones en las intervenciones clínicas. Quienes optamos por un abordaje subjetivante, navegamos sobre cierto grado de incertidumbre en el qué-hacer, porque cada niño bajo una misma "entidad diagnóstica"[11] es diferente. Para quienes la terapia es del orden del entrenamiento de la conducta hay mayor previsibilidad basada en programas de ejercitaciones o actividades secuenciadas por orden de complejidad, elaboradas a priori para cada patología o trastorno.

La observación permanente con una mirada que oscila entre lo esperable y lo singular, sustentada en una actitud flexible, nos lleva a elaborar criterios, formas, tiempos, un *"timing"* de intervención de acuerdo a lo que cada niño, en cada momento de su proceso vital y terapéutico, revele de su potencial, de su problemática, de la capacidad de transformación y de cambio.

Otro aspecto común y central entre la danza y la Psicomotricidad se halla obviamente en el movimiento.

Bajo el subtítulo "Por qué bailar" Paulina Ossona nos dice:

"Sin duda por una necesidad interior (...). Sus movimientos, que progresivamente van ordenándose en tiempo y espacio, son la válvula de liberación a una tumultuosa vida interior que aún escapa al análisis. En definitiva, constituyen formas de expresar los sentimientos: deseos, alegrías, pesares, gratitud, respeto, temor, poder". (Ossona, 1984: 15).

Le Boulch diferencia el movimiento pragmático y no pragmático; este último hace referencia a las acciones sin objetivo preciso ni netamente productivo, sino más bien ligado al hacer por placer como sucede en el jugar. Dice Le Boulch (1992) que:

"La actividad lúdica representa ese 'gasto' de actividad física y mental que no posee finalidad inmediatamente útil ni, incluso, una finalidad definida y cuyas única razón de ser para la conciencia de quien la realiza es sólo el placer que encuentra en ello. Es juego toda actividad prodigada sin una finalidad exterior a ella 'por placer'". (Le Boulch, 1992: 54).

Por otra parte, entre las razones que plantea Winnicott por las cuales los niños juegan, menciona: por placer, necesidad de descargar agresión, para controlar sus ansiedades, para comunicarse y también como integración de la personalidad; así refiere que:

"El juego, el uso de las formas artísticas y la práctica religiosa, tienden de maneras diversas pero relacionadas, a la unificación y la integración

---

11   Digo "entidad diagnóstica" entre comillas porque en muchos casos se presentan problemáticas que no pueden encuadrarse dentro de un diagnóstico preciso, bajo responsabilidad de no situar un conjunto de signos visibles en rótulos absolutos. Desde otra perspectiva, resalto la inconveniencia de hacerlo en edades tempranas considerando la plasticidad neuronal y psíquica que procura virar el destino de desarrollo del niño.

general de la personalidad (...) es en el juego donde el niño relaciona las ideas con la función corporal". (Winnicott, 1957: 156).

Creo que la integración de la personalidad no es una razón sino el resultado saludable de las demás razones que se ponen en juego al jugar.

Es interesante cómo diferentes autores desde marcos conceptuales diversos arriban a conclusiones similares en relación al valor del movimiento corporal en el jugar o danzar y en función de las transformaciones del mundo interno vehiculizando la necesidad de descarga, la circulación del placer y la libertad para manifestarse. Desde ahí podemos pensar lo que queda obturado o retenido cuando un niño no puede darse permiso o habilitarse para poner su cuerpo en movimiento.

Es así que el juego, como la danza, se enmarcan dentro de la actividad no pragmática y es innegable que, despojados de una finalidad específica, son constitutivos en el desarrollo dinámico de la corporeidad; entendiendo este término como el entramado entre el esquema y la imagen corporal que hacen a la identidad con una impronta cultural de referencia.

Yo jugué y bailé desde mi infancia hasta la adultez y fueron (entre otras) instancias de apertura y desarrollo personal. La danza, paradójicamente, emergió desde un apelmazamiento en la quietud.

También en la década de los ochenta (retornando a mi recorrido) allí… en plena búsqueda, la expresión corporal tuvo gran auge. Fue una práctica que se incluyó en nivel inicial, en talleres extra escolares y también tuvo un desarrollo en el arte, por ejemplo con la compañía Aluminé dirigida por Patricia Stokoe (1919-1996), quien en Argentina fuera la precursora de esta disciplina donde la improvisación y la exploración personal a través del movimiento ocuparan un lugar central, desplazando el aprendizaje técnico. Esta apertura a la improvisación sitúa la mirada sobre el movimiento por el puro placer de transitar el encuentro con uno mismo. El descubrimiento de un lenguaje en donde el cuerpo no sale a escena sino que es escenario propiamente dicho, viabilizando un nivel afectivo. Aquello que referimos como iconognosia.

En mi búsqueda de enlace de lo corporal y lo pedagógico y a punto de optar por la formación en el profesorado de expresión corporal; por azar o por dejar entrever estas inquietudes conocí el campo de la Psicomotricidad a partir de la lectura de textos de Lapierre y Acouturier que una colega de nivel inicial había compartido en el jardín donde trabajaba.

En ese entonces la formación en Psicomotricidad era un pos título de cuatro años, cuyo requisito era haber cursado una carrera de base (terciaria o licenciatura) en el campo de la educación o la salud.

El título de psicomotricista no era oficial, pero en ese entonces uno elegía por la seriedad, el prestigio y el nivel académico que brindaban las instituciones, ya que el sistema no requería como ahora, la oficialización de la titulación. La Asociación Argentina de Psicomotricidad (AAP) fue mi primer contexto de formación (1988-1992); allí tuve como docentes a psicomotricistas que hoy en día siguen siendo referentes en nuestro país.

En el año 2000 surge la licenciatura en Psicomotricidad en dos universidades de Buenos Aires. Los "viejos" psicomotricistas debimos tomar la decisión de oficializar nuestros títulos, ya que los cambios en el sistema de prestaciones en salud fueron presentando nuevos requisitos formales. Como tantos otros colegas, me recibí como psicomotricista dos veces, una a fines de 1992 y luego en mayo de 2006, previamente cursando la tecnicatura en la Asociación Argentina de Psicomotricidad y completando la licenciatura en la Universidad CAECE.

Hoy en día los adolescentes que terminan la escuela secundaria pueden realizar este camino más directo; ya encuentran nuestro campo más fortalecido con el logro de la matrícula, el registro de prestador en salud, y una gestión encaminada hacia la ley del ejercicio profesional.

Se han ampliado los contextos de acción, sumando el ámbito socio comunitario a los ya existentes en educación común y especial y el ámbito terapéutico. También el abordaje psicomotor se ha extendido en diferentes franjas etarias como la gerontopsicomotricidad, considerando todo el ciclo vital y no solo la infancia para la intervención terapéutica. Citando a la Dra. Lydia Coriat:

"El esquema corporal se va diseñando en el tiempo, modelado por la experiencia individual que da singularidad al modelo biológico. Cada nuevo aporte no solo se suma al conjunto de los anteriores, sino que lo modifica y dinamiza en una interacción dialéctica continua, en un proceso que solo acaba con la vida". (Coriat, 1974: 128).

Y en ese dinamismo la imagen corporal acompaña y sufre dichas transformaciones.

Inmersa ahora en esta síntesis, vislumbro tantos puntos de encuentro entre la danza y la Psicomotricidad… La vida es una trama de caminos y circunstancias que vamos entretejiendo de diversas maneras; en un plano consciente proyectamos y concretamos experiencias según intereses, motivaciones y propósitos; pero hay otro plano que sólo logramos develar con un profundo trabajo personal, y también por efecto del paso del tiempo que nos dona otras perspectivas antes inexploradas.

En diferentes circunstancias, con grandes amigos colegas hemos reflexionado si es uno quien va en busca de los caminos o si los caminos se nos cruzan frente a nuestros pies y vamos armando los rumbos. En muchas de nuestras elecciones hay una cuota de reparación de vivencias personales que oscilaron entre lo más o menos querido, sentido o padecido (…me animo a "jugar" con un estilo explicativo de un gran referente para mí: el Dr. Julián de Ajuriaguerra [1993]).

NBJ:   *—En este recorrido de formación, ¿qué la lleva a especializarse en primera infancia?*

PL:   —Como narré anteriormente, mi inclinación hacia la infancia fue desde siempre, la formación del profesorado en nivel inicial abarcaba de dos a cinco años, sin incluir lo que hoy se conoce como jardín maternal (desde los 45 días), es decir que de cero a dos años había una laguna…

Hubo un evento en mi vida en que los primeros años de desarrollo y la construcción del vínculo primario cobraron otro estatuto revelador; ese atravesamiento fue en primera instancia emocional y vivencial con mi propia maternidad. Mi hija mayor nació a fines de mi primer año de formación en Psicomotricidad. Todo lo que estudiábamos, por ejemplo conceptos acerca de las funciones y el sostén materno, el desarrollo psicomotor y no solo motor, cobraba una dimensión muy diferente.

Jugar con mi entonces beba era mágico, placentero, abría los canales de intercambio y comunicación ampliando los horizontes de lo imaginado. Jugar entre las dos y entre los tres, también con mi marido, era cotidiano. Ocupaba un enorme y hermoso espacio y tiempo en la crianza; y la historia se repitió con nuestro segundo hijo aprendiendo otras formas y estilos según sus intereses y temperamento.

Tal es así que empecé a pensar lo magnífico que sería compartir encuentros entre madres para jugar con los bebés. Sin saber si "a todas las madres" les sucedía lo mismo que a mí, algo me impulsaba a contagiar esa experiencia que vivía con plenitud.

Hasta el momento desconocía que ya, incipientemente en nuestro país, existía esa propuesta enmarcada dentro de la educación temprana. Renuncié a mi puesto de docente solo por la convicción de lo que quería hacer, porque no tenía mucha idea por donde comenzar.

En 1991 y de manera bastante precursora, inicié este proyecto junto con una docente de nivel inicial quien también se encontraba en un momento de búsqueda y cambio. En el "Pezquepez club-educación por el movimiento" encontramos un espacio coordinado por un profesor de educación física, con quien armamos equipo. Fuimos de las primeras instituciones que construimos este abordaje grupal lúdico-vincular entre díadas; las puertas estaban abiertas también a todos los padres que quisieran y pudieran organizarse para participar.

Durante veinte años aproximadamente trabajé coordinando grupos de juegos compartidos en diferentes instituciones educativas y en mi consultorio privado. Esos primeros tiempos transcurrieron simultáneamente a los últimos años del pos título y la salida al campo de la terapia psicomotriz. Progresivamente se iba consolidando un marco conceptual de referencia a lo que intuitivamente iba configurando. Fueron aportes significativos los textos *Del sostén a la transgresión* y *Los juegos de crianza* de Daniel Calmels (que aún eran apuntes escritos a máquina), *Ontogénesis de las posturas* y el concepto de diálogo tónico de Julián de Ajuriaguerra, el enfoque sobre juego de Donald Winnicott, los dispositivos de la Psicomotricidad relacional vivenciada propuestos por Lapierre y Acouturier. Conocí la teoría de Emmi Pikler bastante tiempo después y en ella encontré puntos de encuentro y también de desacuerdos con lo que ya venía desarrollando.

Así fui construyendo la propuesta, desde la organización y presentación del espacio, la distribución de los tiempos, la selección de los materiales y las actividades.

El espacio era a veces poblado y otras despejado de mobiliario u objetos; alternar entre lo lleno y lo vacío presenta contrastes que potencian diferentes formas de abordarlo. La ambientación de algunos sectores contemplaba el espacio aéreo para que éste cobrara tridimensionalidad enriqueciendo la percepción, invitando a nuevas sensaciones y acciones. Un tiempo disponible destinado para el juego espontáneo, exploratorio sensorio motriz, era jerárquico.

El repertorio de materiales y objetos se complementaban entre lo convencional y no convencional. Cada vez más fui incorporando objetos de uso cotidiano en los hogares, para ser transformados en juguetes; lo cual ampliaba la posible oferta para los bebés y abría las ideas para los adultos participantes. Las ideas, pero sobre todo el concepto del jugar, constituían una intervención más que una selección de recursos, sobre todo para la población de mayor poder adquisitivo en las que se percibía la tendencia muchas veces al "tener" por sobre el "hacer", es decir más a comprar que a sentarse a jugar.

La riqueza no pasa por la cualidad de los objetos sino por la creación con los mismos. Un juguete que no es jugado pierde su entidad como tal; un objeto transformado por la acción lúdica cobra vida como "juguete" siendo el niño a través de sus acciones y fantaseo quien se provee al jugar, el placer de dominio y descubrimiento. Es fascinante observar cómo se va dando el conocimiento de sí, de las cualidades físicas del objeto y el espacio, a partir de los cuales se organizan esquemas de acción mediante la exploración.

A través del juego por ensayo y error los bebés hacen variadas aproximaciones, acciones truncas, otras torpes que van especializando con estrategias entre azar y anticipación rudimentaria; y en un movimiento de retroalimentación se construyen las praxias. En el prólogo del libro *Del acto al pensamiento* de Henri Wallon, dice Caparroz que "*La inteligencia, instrumento del conocimiento, sale de la acción y a ella retorna*" (Caparroz, 1965: 28), por ello es importante que el niño explore libremente y no se lo oriente para hacer en una sola dirección.

Cuando el bebé con su gesto logra un efecto (sorpresivo o no), re inicia su actividad en el intento de dominio y al volver a repetir la secuencia, se da el pasaje del azar al proyecto psicomotor.

"La unión del acto y del efecto puede no tener como fondo una trama funcional, sino asociar circunstancias u objetos y cuya vinculación es contingente, arbitraria, y depende únicamente de la actividad que las combina". (Wallon, 1979: 71).

Si, además, el objeto es investido por el propio placer y por la amorosidad de quien lo provea o quien le done una mirada significando su accionar, cobra valor de experiencia y vivencia. Toda vivencia significativa imprime aprendizajes. Para Wallon el "efecto" de una acción no es el fin sino parte del mismo acto; dicho efecto tiene dos facetas: una hacia la modificación interna y la otra, sobre los demás. "*Todo ello sobre una matriz emocional que enlaza al niño con otra persona*" (Caparroz, 1965: 17).

Mi mirada se mantuvo siempre atenta para aprender yo misma de los bebés interactuando con sus madres, con el espacio y los objetos, transformando mi propia estructura de pensamiento viendo los variados esquemas de acción y circuitos de comunicación. Era muy interesante ser testigo también de las interacciones que se generaban espontáneamente entre los bebés de edades heterogéneas entre seis y dieciocho meses, la iniciativa de búsqueda, el tocárse los rostros a veces con delicadeza, otras con la torpeza característica de las edades tempranas, sacarse objetos de las manos pero también entregarlos, aun en ausencia de solicitud. Mirarse reconociéndose como pares. La imitación surgiendo y empoderando las primeras socializaciones. La comunicación claramente circulaba aun antes que la palabra.

Proponía el encuadre respetando los tiempos singulares de las díadas ya que concebí siempre a ambos (adulto y bebé) como protagonistas. Si las madres o sus bebés no querían, estaba permitido no participar. Podían además tomarse tiempo para entrar en juego, retirarse y observar, así como también habría un momento para compartir experiencias personales.

Nadie estaba obligado y la actividad mantenía un orden desordenado; en realidad con los bebés y las madres era otro orden. Fue necesario trabajarlo con la dirección del jardín, ya que en la escuela se tiende a homogeneizar ordenadamente la participación en las actividades.

En los comienzos de mi proyecto sobre grupos de juego compartí mis ideas con una amiga, quien siendo docente y psicóloga social me cuestionó de manera constructiva… ¿realmente era una necesidad?, ¿las madres no sabían jugar con sus bebés?... esas preguntas me acompañaron un largo tiempo, llevando mi atención hacia la disposición espontánea de las madres para jugar.

A veces eran las madres las que no se animaban tanto, carecían de recursos creativos o presentaban ciertas inhibiciones, ofrecerles la posibilidad explícita de una participación selectiva les daba contención y no se sentían juzgadas.

Si bien se diferenciaban estilos lúdicos entre los adultos, también lo manifestaban los bebés; algunos se espejaban en un ritmo cauto de entrar progresivamente al espacio de juego como sus madres; otros más curiosos eran los que les mostraban a ellas los caminos de exploración. También por imitación, como sucede con los niños, había una suerte de contagio entre adultos.

Claramente no se trataba de enseñarles a las madres a jugar, sino de habilitarlas, pues para dar libertad de acción también hay que brindar herramientas y sostén al surgimiento de actitudes juguetonas.

La propuesta alternaba entre el juego espontáneo y las actividades dirigidas; esta combinación variaba en cada grupo y en cada proceso grupal. Una gran parte de las madres esperaban propuestas externas y progresivamente iban teniendo mayor autonomía adentrándose en el fenómeno del jugar. Había una dirección proporcional entre el aumento de confianza, la espontaneidad y la disminución de la propuesta dirigida.

Cuando el adulto vuelve a jugar emergen recuerdos infantiles, vivencias y emociones más o menos conscientes; pero siempre juega como adulto, no como el niño que fue. Cuando juega con su bebé o niño lo hace desde el lugar de asimetría en el vínculo, desde su posición de cuidador primario. No es que el adulto tenga que rescatar su niño interior, sino que debería poder recuperar una actitud lúdica por el simple placer de estar ahí, libre de inhibiciones, jerarquizando dicha experiencia, como parte de un crecimiento personal que le permitirá empatizar con su bebé y no con aquel bebé que él mismo fue.

Con el tiempo cambié una premisa acerca del jugar en la primera infancia; de sostener que "el juego es inherente al ser humano" pasé a concebir que no lo es. El jugar es una producción psicomotora, emocional y socio cognitiva, que solo se configura dentro de un proceso de humanización, en donde la participación del otro como promotor, receptor e interlocutor es fundante. El juego es una construcción más que una herencia netamente filogenética.

En las primeras páginas del libro *Homo Ludens*, Huizinga expone:

"El juego es más viejo que la cultura; pues, por mucho que escuchemos el concepto de ésta, presupone siempre una sociedad humana, y los animales no han esperado a que el hombre les enseñara a jugar (...) Los animales juegan, lo mismo que los hombres. Todos los rasgos fundamentales del juego se hallan presentes en el de los animales. Basta con ver jugar a unos perritos para percibir todos esos rasgos". (Huizinga, 1968: 11).

Si bien muchas de las teorías en el campo de la psicología toman como punto de partida estudios etológicos para comprender la conducta humana, observamos que el juego innato del "cachorreo", que se observa en la cría de cualquier mamífero, no es comparable en el cachorro humano.

Mientras que los mamíferos adquieren la capacidad para desplazarse voluntariamente al poco tiempo de nacer; el bebé humano lo logra al cabo de un proceso mucho más largo. Dos crías de perros o leones que cachorrean se revuelcan, ruedan, juegan con la fuerza, los desequilibrios y las caídas pudiendo recuperarse en forma autónoma. Los mamíferos no tienen temor a la caída, los bebés sí. Los animales no sufren la soledad porque pueden seguir a la manada o porque, en el caso de los monos, se adhieren a los pelos de la hembra gracias a la pulsión de agarramiento. El bebé depende de ser aupado para recibir alimento, consuelo, compañía, o ser trasladado.

Es a través de los cuidados básicos (y el juego formaría parte de los mismos), que se da lugar a la construcción corporal y psíquica, el campo simbólico y el lenguaje. Esto nos diferencia de los animales. Juego y lenguaje son producciones de la cultura.

Es en esta producción simbólica que el niño elabora las ansiedades y los miedos más primitivos, como a la soledad y el desasosiego, la separación y la caída. Juegos como el de la sabanita o el cucú descripto por Arminda Aberastury (1981), retomado desde lo psicomotor por Calmels (2004) en términos de juegos de ocultamiento; el juego del Fort da descripto por Freud (1920) configuran más que juegos, hitos del desarrollo emocional. Estos juegos constituyen herramientas de elaboración y representación en el proceso de estructuración psíquica y permiten tramitar el proceso de individuación.

Es muy preocupante ver a niños pequeños, menores de dos años, llegar a la consulta sin capacidad de juego. ¿Qué ha pasado entonces con estos niños que no miran y no juegan? A veces su mano queda adherida a un objeto; ¿mano y objeto quedan indiscriminados?

El juego no es innato, su presencia es signo de salud y su ausencia una pauta de alarma en el desarrollo temprano.

Los juegos corporales que denominé "juegos de aupar" ocupaban un lugar en los encuentros entre madres y bebés. El objetivo no era promover el desarrollo de nuevas posturas o destrezas, y a pesar de que los bebés eran aupados, movidos y trasladados danzando-jugando, transcurrían en acuerdos tónico-posturales y cinéticos.

El mirar y concebir al niño como sujeto siempre estuvo por delante de cualquier propuesta y era en esos juegos en los que se redescu-brían las mamás y sus bebés. Ellos se volvían cada vez más activos y comunicativos, siendo sus respuestas la brújula para continuar, suspender, moderar la intensidad o los ritmos; solicitando "más", diciendo "basta", proponiendo modificar la proxemia o la posición. Los acuerdos se iban entramando en el gesto-palabra. Las madres, a su vez, se volvían más atentas para observar, escuchar y reconocer a sus bebés como jugadores-interlocutores. Ante las pausas, algunos bebés movían el torso dirigiendo la mirada y eran las madres quienes decodificaban: "¿otra vez?"; modificando su actitud preparatoria para reiniciar. Otros volteaban para ir al suelo: "¡ah, no querés más!"… aprendiendo a resignar por el propio placer adulto; generando em-patía y capacidad de escucha a los bebés.

Por eso los bebés eran movidos corporalmente y las madres eran movidas por ellos, comunicándose desde lo intersubjetivo. Rogoff, afirma que Kaye:

"Propone que el diálogo comienza cuando la madre intenta adecuarse a los modelos de comportamiento, más o menos autónomos, de su hijo –cuando en la lactancia los turnos conversacionales de la madre se adecuan a las secuencias de arranque y parada del niño– y solo después avanza hacia la contingencia mutua en 'juegos' interactivos...". (Rogoff, 1993: 108).

Entre otros cambios de paradigmas, la inclusión de niños con necesidades educativas especiales no se había instalado aún en aquellos tiempos. Algunos niños que por no ser aceptados para el ingreso a las primeras salas de jardín comenzaban su experiencia de socialización en los grupos de juego compartido. Fueron partícipes con muy buena aceptación algunos niños con capacidades y características muy diversa (desde parálisis cerebral, síndromes genéticos, retraso simple del desarrollo, cardiopatías). Por otra parte, ese terreno fue propicio para la detección temprana ya sea para intervenir de manera más específica dentro del contexto del grupo de juego y/o para la derivación oportuna a estimulación temprana u otras disciplinas.

Partí desde una experiencia netamente vivencial para construir una forma de abordar la intervención con las díadas. Mi motivación apuntaba a generar un espacio y un tiempo para compartir entre las madres con sus bebés jerarquizando el juego como modo de vinculación. Dicha propuesta se propagó en múltiples espacios educativos formales y no formales durante décadas, y fue la confirmación de una necesidad a la que se dio respuesta dentro de un contexto social que modificó el escenario de la crianza.

Frente a la agudeza de la escucha en relación a los temas de inquietud que circulaban entre las madres, se fueron configurando nuevos vectores o ejes de intervención no lúdica. Fue imperioso dar mayor lugar al intercambio de experiencias fortaleciendo el maternaje. La necesidad de las madres de hablar y ser escuchadas, preguntar y elaborar respuestas fue ganando terreno tanto como el juego

"...podría afirmar que dicha actividad ha ocupado el lugar de encuentro e intercambio de madres-mujeres maternando, equivalente a la organización de algunas tribus donde las madres no crían en soledad, sino que comparten, incorporan y transmiten saber, experiencia y emociones con otras mujeres". (Landen, 2013: 83).

Un rasgo respecto de la maternidad merece ser mencionado dentro de los cambios epocales. Cuando comencé a coordinar los grupos de juego yo tenía aproximadamente veintisiete años y las madres que asistían eran más o menos de mi misma edad. En la década siguiente las madres seguían siéndolo, porque la edad de inicio de la maternidad se iba corriendo, y en mis cuarenta también (a veces con su primer hijo).

Del corrimiento de la edad materna se desencadenaron nuevas circunstancias, como por ejemplo dificultades de postergación de sus tareas personales, laborales y sociales. Se ha ido desjerarquizando el ser solamente mamá por un tiempo. Ya no se trata solo de los tiempos de licencia vigentes por ley, sino de los tiempos psíquicos y culturales hoy vigentes.

"Es como si las madres que se atrevieron a romper con una tradición de sometimiento familiar y tradicional, rechazaran la vertiente más vulnerable y dependiente de sus hijos, y en paralelo, como si fueran reacias a aceptar la dimensión de la crianza relacionada con la dependencia más en términos de sumisión". (del Olmo, 2013: 37).

La tarea de orientación a padres fue surgiendo por una demanda creciente por parte de las nuevas familias en busca de espacios para pensar con otros diversas inquietudes relacionadas con la crianza.

La tercerización temprana, la hiper estimulación socio-ambiental en la que comienzan a desarrollarse los bebés, también han traído sus problemáticas, como los trastornos de sueño y lo que secundariamente se desprende de ello, temas que hoy son motivo de consulta frecuente.

También se revelan dinámicas disfuncionales por un gran contrapunto entre la dificultad del adulto para descentrarse y adecuar la vida vertiginosa a los ritmos de los bebés.

"Los bebés encajan mal en las diferentes versiones de desarrollo personal, autorrealización y autonomía más celebradas en nuestra cultura". (del Olmo, 2013: 37).

En los primeros años se construyen las bases para un desarrollo saludable; nuestras intervenciones como profesionales de la educación y la salud pueden constituir factores protectores y fortalecedores. Dice Wallon *"El niño sólo sabe vivir su infancia. Conocerla es asunto del adulto"* (Wallon, 1979: 15); eso nos coloca en una posición de responsabilidad y compromiso.

NBJ: *—En la intervención con niños no podemos dejar de tener en cuenta la presencia de los padres y/o adultos que están presentes en la crianza compartiendo el día a día con ellos.*

*Infiero que a pesar de su experiencia cada nueva familia que acude a usted representa un nuevo desafío, donde en primera instancia desde la escucha y la observación hay varios aspectos por conocer, descubrir y valorar.*

*En su consultorio y/o sala de Psicomotricidad, ¿cómo se prepara para recibir por primera vez a un niño y su familia?, ¿en qué aspectos se detiene dentro de la historia de ese bebé y su familia? ¿Cómo recibe a los padres?, ¿desde dónde logra establecer, crear un vínculo con ellos? ¿Cómo los acompaña en la crianza de sus hijos?*

PL: —Podría mencionar diferentes instancias en las cuales desarrollo mi tarea dentro de la atención temprana; las mismas mantienen dispositivos y encuadres diferentes:

- Orientación o acompañamiento a padres en temas de crianza y desarrollo.
- Talleres de masaje para madres-padres con sus bebés. Se realizan una serie de sesiones en las cuales, si bien lo central es el masaje, lo concibo como una oportunidad para fortalecer el proceso de maternaje y vinculación.
- Consultas puntuales del desarrollo psicomotor en las que, luego de realizar una apreciación clínica, doy pautas de facilitación sugiriendo monitoreo posterior. No siempre amerita el inicio de tratamiento.
- Atención temprana como abordaje terapéutico para bebés y niños que presentan problemas del desarrollo; transcurre en procesos prolongados, requiriendo intervenciones más complejas y en interdisciplina.

Ante la escucha y la observación de la familia y el bebé-niño me propongo y dispongo para:

▸ *Empoderar a los padres en su saber sobre el hijo*

Cuando un bebé presenta características peculiares, ritmos de desarrollo diferentes o manifestaciones atípicas, se produce en ocasiones un des-conocimiento sobre el propio hijo. No hay dónde anclar los parecidos, lo soñado de ese hijo imaginado-ideal que no termina de integrarse al hijo real.

En un proceso de aceptación que "algo" está pasando se desencadenan interrogantes explícitos o por venir, ¿qué será del futuro del niño?, si por lo general no se sabe bien cómo deviene "lo esperable", "lo inesperable" desorienta aun más…

Recibimos a los padres con preguntas sobre sus hijos, nosotros como profesionales tenemos conocimiento sobre el desarrollo; aun así es siempre necesario el saber de los padres para poder construir nuestro saber singular sobre ese niño. Con nuestras re-preguntas, nuestro silencio y la expectativa hacia ellos como los mejores conocedores se lo iremos devolviendo de a poquito, a veces en retazos, para ir hilvanando juntos.

▸ *Generar una apertura sensible más que mental*

Cuando los decires sobre el niño aparecen desde un lugar intelectualizado y poco afectivo, con cierta ajenidad como si hablaran de un paciente más que de un hijo. Se gestionarán entonces situaciones y climas emocionales que lleven a los padres a esa especie de enamoramiento con el bebé-niño, afectivizando el vínculo.

▸ *Acompañarlos en sus estados emocionales*

El impacto del "darse cuenta" que el bebé tiene un problema en su desarrollo se estructura en un tiempo de elaboración y aceptación que es muy particular en cada familia, en cada pareja y en cada uno de los padres. Hay una herida que resquebraja y por las grietas del dolor, el enojo y el desconcierto resulta difícil vincularse con el bebé. Quererlo e integrarlo a la familia, con lo que tiene y es.

Según las posibilidades que los padres van abriendo de sí mismos la permeabilidad, las resistencias, la confianza, se irán elaborando diferentes instancias desde una relación transferencial. A veces ejercemos nosotros mismos la función de sostén emocional con los padres.

Abordar la angustia o el rechazo de los padres configura un factor protector para el bebé vulnerable con su propio sufrimiento psíquico.

▸ *Valorar indicios sutiles de cambios transformadores*

Lo sutil en atención temprana es un aspecto que revalorizo especialmente; son lo que llamo frente a los padres "las perlitas" que el niño conquista. Pasitos pequeños que dan lugar a cambios más evidentes.

A veces la expectativa de los padres es, por ejemplo, que el niño gatee. Pero de la sedestación consolidada al gateo, hay algunos pasos que debe ir construyendo en este pasaje. Las transiciones posturales y cinéticas muy bien descriptas por la Dra. Emmi Pikler (1984), tienen un significativo valor para que el bebé elabore estos nuevos dominios.

¿Qué es lo sutil?, cambios o reducción de apoyos; reorganización de la base de sustentación; desplazamiento del eje axial sin desestabilizarse; control del pasaje del peso del cuerpo (descargando el peso en miembros superiores, en miembros inferiores, patrón cruzado o hacia un hemicuerpo). Indicios para elaborar estrategias que antes no tenía. La coordinación entre sus miembros inferiores y superiores en referencia al eje axial; el impulso y la estabilidad postural que van regulándose sinérgicamente en la actividad tónica. La coordinación viso motriz. La interiorización del movimiento que no requiere la mirada sobre las partes del cuerpo sino sobre el espacio; por ejemplo el niño que aprende a subir la escalera ejerciendo control visual sobre su pie y el escalón, pasará luego al apoyo de su pie realizando micro ajustes con información táctil y propioceptiva. Ese pasaje de la mirada sobre el pie hacia el espacio extenso posibilita fluir en él, a través de la acción. Estos tanteos permiten ir variando las posturas, armando la representación de su cuerpo en el espacio y el espacio de su cuerpo.

La intencionalidad y los ensayos en el proceso del desarrollo postural autónomo tienen un valor como andamiaje hacia la forma final. Suceden en segundos y en micro parcelas, por eso son sutiles. Es como si hiciéramos girar un zootropo para observar cómo esas pequeñas fotografías van armando el movimiento.

Ese proceso de construcción del cuerpo instrumental que le permite al bebé ponerse en movimiento, está mediada por su propio deseo, motivación y conexión con el ambiente.

Las sutilezas están también en la mirada que es, sin duda, uno de los puentes de contacto, relación y sostén entre el bebé y sus padres. Hay bebés que no accionan si no son mirados y otros que necesitan dejar de ser mirados por un rato para fluir en movimiento.

Mirar al niño, ¿desde dónde?, ¿acaso somos conscientes que nuestras emociones se filtran a través de los ojos? Mirar es la actitud del ver porque humaniza la función visual. Entonces me detengo a percibir las sutilezas de las miradas.

Aquella que llama y espera expectante, que sonríe y gesticula lúdicamente y que abre la distancia posible. La mirada que apura, el gesto repitente de "vení-vení"; de la palabra que ordena "parate", pueden marcar bordes de ansiedad que desbordan. La mirada puede sostener, hostigar, obligar…

Las intervenciones pivotean hacia el niño y también hacia las actitudes de los padres.

▶ *Re-ordenar las percepciones*

Me refiero a re-significar cuando hay una connotación negativa sobre manifestaciones del niño que pueden llevar al deterioro del vínculo; o por el contrario, cuando hay sobrevaloración de manifestaciones que no son prometedoras para el desarrollo.

**Viñeta 1:** Connotación negativa sobre una manifestación involuntaria

> "J" de 19 meses llega a tratamiento luego de una primera evaluación fonoaudiológica, la especialista priorizó en primera instancia "el armado del cuerpo" que opere de andamiaje para la estructuración del lenguaje. El niño presentaba un tono bajo y dehiscente; deambulación excesiva y desorganizada; fallas en el equilibrio dinámico y falta de estabilidad postural. No desarrollaba juego exploratorio. A veces tenía una adherencia a algún objeto en su mano sin registrarlo demasiado. El proceso de imitación estaba ausente y algunos aprendizajes se desvanecían sin encadenarse con nuevas situaciones.
>
> La ausencia de contacto visual, de señalamiento protoindicativo, protodeclarativo y el escaso lenguaje receptivo; obstaculizaban las interacciones. Sus sonrisas, a veces descontextualizadas, eran significadas por su padre como si estuviera conectado con su abuelo recientemente fallecido.
>
> El padre expresaba su frustración por no poder establecer un vínculo y otros malestares; entre los cuales dijo *"todo el tiempo tira cosas"*, como si fuera intencional. Tal vez esas acciones eran espejo del desmoronamiento interno.
>
> Entre los aspectos que he ido trabajando con los padres fue diferenciar el "soltar" del "tirar" un objeto, llevando la atención a la actitud de "J" de manera más integral. El contexto (tiempo-espacio y situación), gestualidad corporal, ¿era intencional? Dirección de la mirada durante y en el momento inmediatamente posterior hacia el destino del objeto "arrojado".

Lapierre y Acouturier presentan un interesante enfoque acerca de este fenómeno que manifiestan muchos niños en la acción de arrojar:

"Hay una época en que el bebé tira sistemáticamente todo cuanto se le da, con gran desesperación del adulto. La proyección a distancia de los objetos es su primera conquista de un espacio al que él no puede acceder corporalmente. La trayectoria del objeto es la prolongación de su gesto (...). Ir hacia el objeto, por el gesto o el desplazamiento, es otra dimensión, es apropiación del mundo, apropiación del espacio. Estas dos dimensiones son complementarias y dialécticas...". (Lapierre y Acouturier, 1977: 64).

En el caso de "J", ¿qué sucede cuando tira?, ¿sigue el trayecto del objeto con la mirada a modo experimental de abordar el espacio?, ¿mira al adulto dedicándole esa acción de manera transgresora a la restricción?, ¿lo hace enérgicamente con rostro de enojo como descarga o como resultado de una frustración?, ¿se centra en el sonido a modo de investigar causa-efecto?, ¿busca el objeto luego de tirarlo?

Observamos en "J" que así como la sujeción del objeto carecía de registro corporal de posesión, lo soltaba sin darse cuenta de que algo se había desprendido de su mano, como si no hubiera sucedido; ni siquiera parecía sorprenderse luego en el reencuentro con el mismo. Sucedía así, cualquiera fuera el objeto, en el hogar y en el consultorio. No era un acto voluntario, y mucho menos con intencionalidad de provocar algo en el otro. Éramos "los otros" quienes teníamos que encargarnos de poner un sentido al aparente no sentido. Ese fue un primer camino para re ordenar la interpretación, acomodar sensaciones de malestar y realizar intervenciones sencillas que lo ayudaran; por ejemplo llevar el dedo índice para que "J" enfocara en el objeto que se había soltado, ir a recogerlo, nombrarlo, preguntarle ¿lo querés?, ¿lo guardamos? O jugar con él invistiendo afectivamente la relación con dicho objeto.

Podríamos preguntarnos, ¿había un proceso de construcción corporal en ese niño?

**Viñeta 2:** ¿Sobrevaloración de competencias del niño o defensa inconsciente del adulto?

"M" es un niño de 20 meses, trillizo. Llega derivado por el pediatra de cabecera. Acude con su madre. El niño casi arrasa con todo lo que encuentra en la sala de espera: toca, tira, se mueve incesantemente. Cada vez que me mira sonríe y dice "hola", lo hace como si fuera la primera vez, de manera estereotipada.

La propuesta fue observarlo jugar con la madre como lo hacen habitualmente. La madre intenta convocarlo y se evidencian dificultades para lograr respuestas. En determinado momento "M" se sitúa frente a la mesa colocando autos, se queda parado largo rato, manipulando y ordenándolos en filas; ubicado de espaldas a su madre a quien no busca con la mirada en ningún momento. Su madre me dice *"cuando está así concentrado yo lo dejo que juegue".*

¿Concentrado?, ¿conectado?, ¿se abstrae?, ¿se retrae?, ¿juego o estereotipia? Pueden surgir otras preguntas pero significar su actitud como concentración fundamentaría la evitación de un encuentro con el niño y de los esfuerzos por compartir que caían al vacío.

‣ *La identificación de zonas de confort y de interferencias en el proceso de autonomía*

Para un bebé permanecer en una zona confortable (en tanto lugar conocido y estable con sus recursos de desarrollo) puede implicar un período de consolidación y apropiación de los recientes logros, o un período de elaboración de estados emocionales. Pero hay bebés y niños que no presentan ese impulso propio por avanzar hacia estructuras más complejas, ni se proponen a sí mismos desafíos por el placer propio del descubrimiento y dominio novedoso; y tampoco son muy receptivos cuando el ambiente los presenta. Se encuentran como en cierto estado de inercia.

Ocurre del mismo modo con los padres, quienes a veces no pueden operar cambios de sí mismos en relación al bebé; generalmente en situaciones de los cuidados y las rutinas diarias que los lleva a "hacer por los bebés" en lugar de proponerse "el trabajo de dejarlos hacer", para construir mayor autonomía. Situaciones frecuentes como comer y mancharse, el vestirlo y desvestirlo "porque estamos apurados", el control de esfínteres cuando los niños ya muestran registro que se encuentran en proceso.

‣ *La presentación de desafíos*

Que impliquen crear nuevas estrategias de cualquier índole: de regulación emocional, psicomotriz, comunicacional, cognitiva. Los desafíos no tienen que ser grandes travesías, vuelvo sobre la idea de lo sutil; puede ser tan solo un silencio o una pausa antes de responder inmediatamente. Tomar al niño de las dos manos, de una u ofrecerle el mínimo apoyo de un dedo para sentirse seguro, cuando está listo para ejercer su auto sostén, pero no se anima.

Las conductas anticipatorias de los padres para resolver son contrapunto para avanzar y éstas suelen desencadenarse de manera automática. Una estrategia sería ser espejo de las acciones que el adulto ha ejercido sin darse cuenta. Diferenciar el cuidado de la sobreprotección que obtura el despliegue psicomotor, en el lenguaje y la interacción.

‣ *Entre la zona de confort y las situaciones novedosas que configuran desafíos; me parece pertinente referir el concepto de "bondad de ajuste"*

Si bien el mismo ha sido pensado desde el temperamento del alumno en relación a los requerimientos áulicos, es trasladable a la crianza y la atención temprana.

"[Thomas y Chess (1977)] Señalaban que las interacciones pueden tener resultados positivos o negativos, dependiendo de que las propiedades del medio y sus expectativas y exigencias estén de acuerdo con las propias capacidades, características y estilo de comportamiento de la persona". (Keogh, 2006: 40).

Creo que lo interesante es la relación entre las competencias del niño en su trayectoria de desarrollo y la adecuación de las acciones que el entorno dispone o propone cuyo ajuste de expectativas son, en función de ese niño en su propio ritmo.

Coincido Natalia, tal como lo enuncias, que *en la intervención con niños, no podemos dejar de tener en cuenta la presencia de los padres*; hay que involucrarlos porque son "parte" de los procesos de la constitución subjetiva y el desarrollo psicomotor, y por lo tanto también de la atención temprana.

"El sujeto humano se instala y se apropia de su cuerpo, tratándose de una construcción, siendo una experiencia que imbrica lo somático, la sensibilidad y la sensorialidad, con y en el lenguaje, en el intercambio con el otro". (Sikuler, 2019: 104).

Cuando los padres consultan por temas de crianza, hay una auto referencia e involucramiento explícito en el qué - hacer de ellos como padres; no ocurre siempre así ante una consulta en atención temprana. Pareciera a veces que se corren dando lugar al accionar del profesional. En todos los casos hay un saber que tienen los padres, del cual dependemos los psicomotricistas para poder conocer mejor al bebé. Tal como lo referí anteriormente, cuando se encuentran en una posición de "no saber", también esos vacíos nos orientan en cómo acompañarlos, construyéndolo junto a ellos.

Los profesionales somos conocedores del desarrollo y los padres son conocedores del bebé que traen a consulta.

Algunos padres preguntan si ingresan con su hijo o aguardan en sala de espera. Esto es un dato interesante de cómo ellos se imaginan lo que va a acontecer en esa primera sesión. Otros padres no dudan y varios de ellos se quitan el calzado sin dificultad, generalmente son los que también se sientan en el suelo con total comodidad. Algunos padres se acartonan en la silla; y en otros casos van entrando en clima y se van moviendo de la silla al suelo o acompañando el jugar-hacer del y con el niño. También hay madres que una vez que recuestan al bebé o lo sientan en la colchoneta dejan poco espacio físico para mi proximidad, marcando territorio, entonces mi acercamiento es más cauteloso, dando confianza y abriendo de a poco el espacio para interactuar con ese bebé.

¿Existe entonces una manera de involucrar a los padres? Los padres están siempre presentes en las sesiones, pero su participación es variada. No tengo un a priori de lo que va a suceder porque me doy tiempo para conocer los estilos de interacción con sus hijos. Intento percibirlos sin juzgar y trato también de intuir el *timing* para ir invitándolos. Es notorio también cómo los bebés se manifiestan de modo diferentes en su hacer si son acompañados por su madre o su padre.

¿Hacerlos jugar siempre?, ¿todos pueden jugar delante de un espectador? Las modalidades que presentan para jugar, comunicarse e interactuar, ¿son siempre oportunas para el niño? La posición de padre-madre como observador/a, ¿es una posición pasiva?

Personalmente voy alternando entre dejar hacer, proponer, jugar e invitar a jugar. Esta dinámica permite la circulación de la iniciativa del niño, las respuestas de los adultos, la iniciativa del adulto que convoca al niño y las posibles respuestas.

Ante situaciones que se vuelven áridas en la convocatoria frente a bebés y niños hipo responsivos, con ausencia o evasión de la mirada y sin intencionalidad comunicativa, sin balbuceos y búsqueda de contactos lúdicos, algunos padres revelan delegar en otros o en el uso de la tecnología para generar ocupación en el niño, enmascarando la angustia que les produce los vacíos comunicacionales. Desde esa vivencia, correrse de la escena pero sin desaparecer, mirar a distancia la interacción del niño con el psicomotricista puede ir abriendo otra perspectiva. La observación no participativa disminuye el estrés, les permite estar involucrados sin poner el cuerpo; así muchos padres van tomando confianza y otra perspectiva.

## Viñeta 3

"T" era un niñito con características similares a las descriptas del niño "J"; se sobreimprimía la separación de sus padres de un modo violento en el que "T" era tomado como rehén entre sus disputas. Vivía una falta de continuidad de experiencias, sumadas a las tensiones ambientales. A veces se sumergía entre las piernas de su madre como un avestruz desapareciendo del ambiente. Su padre con frecuencia usaba el celular desconectándose de la sesión.

Frente a un ensartado simple de animales convoqué la mirada de "T" con melodías sacando y poniendo a los animales en sus "casitas" y haciéndolos hablar entre ellos, apelando al juego simbólico. Repentinamente él lo hizo solo y me miró. Su padre gritó de emoción "mi hijo es un genio". Para mí no había sido el objetivo "el ensartado en sí" sino lo que pudiera circular a partir de esos elementos en una interacción. Lo más significativo es que ese fue un punto de giro en la actitud del padre para pensar al niño desde otras posibilidades.

En algunas circunstancias los padres hiper ocupan el espacio de la sesión con sus inquietudes, sentimientos, ansiedades, preguntas y el niño queda desplazado. Se habla de él y al mismo tiempo queda fuera de la atención. Así como algunos niños quedan suspendidos ante el corrimiento de la mirada, otros activan más su comunicación con balbuceos o gritos convocantes, o despliegan su exploración en el espacio. Si este corrimiento les permite aparecer con más protagonismo, algo de la mirada del otro le resulta alienante. Esto es verdaderamente una construcción artesanal a partir de las percepciones y lecturas de ciertos emergentes en cada una de las sesiones.

El trabajo con los padres se continúa y se profundiza en espacios de entrevistas donde pueden abordarse aspectos en relación al ejercicio de sus funciones y con mayor tranquilidad ciertos temas de preocupación. ¿Por qué digo con mayor tranquilidad?, porque me intranquiliza que se hable del niño en su presencia como si no estuviera, como sí no comprendiera. Podrá no comprender cada palabras pero si el tono emocional que de él refieren sus padres, a través de la gestualidad, las posturas, el retiro de la mirada hacia él, el tono de desilusión o preocupación.

Otra pregunta acerca del involucramiento de los padres a la sesión sería: ¿hasta cuándo?, ¿hay una edad, una etapa, un momento en el proceso de tratamiento? La salida de los padres es una intervención terapéutica.

Salir de la escena de la sesión hacia la sala de espera no es un evento azaroso. Es interesante cómo entre los dos espacios, uno el espacio de juego para el niño y otro el de los padres, la puerta y el umbral se convierten en una zona transicional, no es parte de ninguno de esos espacios y a la vez es de ambos. La puerta une y separa y da posibilidad de pasaje. Hay niños que este pasaje lo viven naturalmente pudiendo despedirse de los padres. A otros les resulta más costoso.

## Viñeta 4

"S", una niñita que padeció síndrome de West a los 10 m., presentó una significativa perturbación y desfasaje en todas las áreas del desarrollo; luego de un tiempo prolongado de atención evalué que era un momento propicio para que los padres pasaran a la sala de espera, marcando una etapa diferente en la atención terapéutica. La niña manifestó gran dificultad en este pasaje de los padres de adentro hacia afuera. A su vez los padres presentaban sus dificultades en promover mayor autonomía en la niña, lo cual implica simbólicamente un pasaje de adentro (relación de dependencia en una relación más simbiótica) a un espacio afuera (hacer por sí misma tomando distancia oportuna del accionar del adulto sobre su cuerpo en las rutinas diarias como comer-bañarse...). Fueron varias las sesiones que transcurrieron en esta ambivalencia de la niña de estar afuera o adentro. Si bien le generaba ansiedad le estaba permitido entrar y salir para regularse, pero no que sus padres re-ingresen al espacio de juego, ni sacar objetos de juego a la sala de espera. Cuando salía se quejaba/protestaba; cuando entraba ocurría lo mismo. Como en muchos casos los padres la alentaban a ingresar, a veces con cierta presión como si se perdiera el tiempo de la sesión con estas idas y vueltas; fue importante ubicar el sentido de esta intervención con los adultos sin saber además cuánto tiempo llevaría, e incluso explicitar la incomodidad del malestar. Quedaba claro que era importante transitarlo. El entrar y salir, y debatirse acá o allá, cumplía una función terapéutica. La elección le implicaba una renuncia, y ante la frustración de "S", mi función era sostener mi escucha, su indecisión y garantizarle mi deseo de jugar con ella; y los padres también atentos en su escucha garantizándole la seguridad de su permanencia hasta que concluyera el tiempo de jugar. "S" finalmente fue logrando ingresar con seguridad; había construido una representación de la presencia de sus padres en otro espacio; empezó a desarrollar juegos con una planificación más elaborada.

Al hablar de proyecto psicomotor nos referimos al proceso de pensamiento que sustenta la acción a desarrollar y la ejecución propiamente dicha. Es una construcción compleja porque requiere de un pensamiento en el que convergen múltiples variables que deben integrarse en una secuencia específica: reconocimiento del espacio antes de abordarlo, la selección de los objetos, las acciones interiorizadas, anticipación de los trayectos hasta llegar a la finalidad de ejecución. Lo que "S" comenzó a hacer en esta nueva etapa fue abrir las puertas de los placares donde guardo gran parte del material de juego. Empezó a elegir. Si bien siempre observó de dónde salían los juguetes, nunca los había sacado por sí misma. La noción de objeto permanente se consolidó; trascendió el buscar algo inmediatamente después de ver dónde se escondía (esos habían sido juegos antecesores). Nació la representación y con esta nueva estructuración desde lo cognitivo-emocional, se gestó la curiosidad, que da paso e impulsa a la búsqueda del conocimiento más allá de lo que está accesible en el campo visual o bien presentado por otros. Hubo un pasaje de mayor actividad, elaboración, autonomía y riqueza en su juego. Su deseo de hacer se expandió y se empoderó a sí misma.

Mi espacio de trabajo actualmente es en consultorio privado. Pero una gran parte de mi trayectoria durante diecisiete años, dedicada a la atención de niños preescolares, escolares y púberes en terapia psicomotriz, transcurrió en el Hospital Gral. de Agudos Carlos G. Durand, situado en la ciudad de Buenos Aires. En 1994 fuimos tres psicomotricistas fundadoras del equipo de Psicomotricidad coordinado por Pablo Bottini, con quien años después compartimos la coordinación.

En ese mismo ámbito simultáneamente dirigí una investigación con bebés prematuros externados. Fueron años muy productivos de la práctica profesional y de mucho aprendizaje. Fuimos diseñando variados dispositivos según las circunstancias socio ambientales lo requirieran. Por ejemplo, durante una de las crisis que atravesó nuestro país (2001) muchos de nuestros colegas no pudieron sostener el trabajo ad-honorem y de manera desproporcionada hubo un aumento de la demanda para la atención, ya que las familias se quedaban sin empleo y por ende sin obras sociales o cobertura de salud. Fue entonces que organizamos un dispositivo grupal para niños y para padres, para que nadie se quedara sin atención. Ha sido un tiempo para desarrollar proyectos y también para crear lazos amistosos entre colegas.

Una piedra angular que se gestó allí, fundamental para nuestra práctica con niños y sus familias, fue trabajar interdisciplinariamente; de hecho nuestro equipo estaba inserto dentro del Grupo de Trabajo Interdisciplinario en Aprendizaje y Desarrollo (GTIAD), coordinado por el Dr. Jaime Tallis, a quien le debemos… diría, la existencia misma del equipo, gracias a su apertura, conocimiento e interés por nuestro campo y su confianza. Formalmente la Psicomotricidad no tenía entidad en hospitales públicos, ni existían cargos para psicomotricistas.

La interdisciplina marca una posición terapéutica en cómo se piensa el desarrollo y las problemáticas con las que uno se encuentra. Esa mirada integradora del niño y su contexto familiar como unidad se enriquece con otros profesionales cuyos saberes aportan, amplían y fortalecen. El pensar en conjunto hipótesis sobre etiología-causas, estrategias terapéuticas, áreas de atención que se jerarquizan en cada etapa del proceso del paciente.

¿Por qué cuento esta parte de la historia? En el hospital (algunos años de manera más marcada que otra), las condiciones en las que llevábamos adelante nuestra tarea se alejaban bastante de lo ideal, pero siempre lo hicimos posible. También las familias presentaban otras realidades a las del consultorio privado. Esas condiciones y esa diversidad de historias promovieron gran plasticidad para dar atención con la mejor calidad a nuestro alcance, rescato más allá de las condiciones físicas y materiales, el capital humano. Esos fueron aprendizajes que se sumaron a la experiencia terapéutica propiamente dicha y lo académico, y que yo atesoro cada día.

Los ideales existen solo en las representaciones pero no tanto en la vida diaria ni en el trabajo. Es necesario mantenerlos como espíritu superador para crear estrategias alternativas que nos acerquen a ellos. Esto mismo he descubierto en el trabajo con los padres; me referiré particularmente en orientación en crianza.

Hablar del "ideal" para organizar las rutinas de un bebé, se aleja de las posibilidades y recurso que los padres pueden instrumentar o que vienen instrumentando. De manera que plantearles cómo deben hacerse las cosas en la crianza sería entregarles un paquetito de "culpas". No son pocos los padres que se presentan enunciando el motivo de consulta con la siguiente frase: "sabemos que estamos haciendo mal, pero…". Lo "correcto" y lo "incorrecto" están sujetos, además, a las costumbres y creencias de cada cultura.

En base al motivo de consulta y a la realidad de esa familia, visualizamos cuál sería la necesidad y luego pensamos en términos de "lo posible"; sin dejar de lado las necesidades y vicisitudes desde el punto de vista del desarrollo emocional de los bebés.

El "Ponerse en los zapatos del bebé", tomar "su voz", empatizar con él en diferentes situaciones planteadas, posibilita identificar las necesidades y capacidades que el niño presenta.

Por ejemplo, son temas recurrentes, los límites, las reacciones ante el "NO", cuando transitan la etapa de la oposición y los berrinches. No es poco frecuente escuchar: "lo mandamos a pensar"; ¿qué piensan ellos que podría pensar en esas circunstancias un niño tan pequeño?, ¡no estoy diciendo que los niños no piensan! Cuando se opone, se encuentra fortaleciendo su "yo" en variados intentos de constituirse como un sujeto diferente y separado de sus padres. ¿Hay anticipación en su pensamiento de la consecuencia de sus actos, aunque su oposición sea sistemática?

Es como mirar la escena pero comprenderla también detrás de bambalinas; darse cuenta todo lo que trabaja ese niñito para manifestarse.

En cuanto a lo artesanal "de lo ideal a lo posible" en los tiempos internos para elaborar cambios y recursos, me gusta la imagen de las capas de una cebolla para ir desgajando. El centro sería el "ideal", pero para llegar allí hay que ir paso a paso; entonces pensamos, o se los doy de "tarea" (para gestionar un segundo tiempo de elaboración), con cuales, de todos los pasos o estrategias que ponemos sobre la mesa, podrían comenzar, aquellos que visualicen como posibles en lo cotidiano. La capa de la cebolla que está por fuera, la que está más a mano.

Trato de hacer bastante énfasis en la importancia de un proceso, porque si a ellos mismos como adultos les lleva tiempo gestionar cambios, por qué pensarlo de una manera muy diferente con los bebés y los niños pequeños.

En este intercambio me voy dando cuenta cuántas veces aparece el término "proceso", que en nuestro país resuena difícil por nuestra historia, pero que en atención temprana es decisivo. En mi diccionario de sinónimos, que es fiel compañero, encuentro que remite a *"Desarrollo, evolución, progreso"* (1998: 296).

Los niños no tienen un tiempo de funcionamiento "play-stop"; es decir que con una mínima acción por parte del otro, activan o desactivan sus formas de estar y relacionarse. El universo del bebé y el niño pequeño es del orden de la inmediatez y al mismo tiempo se contrapone a dicho orden.

En la etapa de cero a seis meses, que Winnicott refiere "de dependencia absoluta" y un poco más adelante también, el bebé necesita la inmediatez de respuesta por parte de los adultos para restablecer su homeostasis frente a una necesidad o malestar. Inmediatez que luego requerirá de demoras breves para que el bebé se frustre y en esas pausas de espera tolerable pueda crear sus primeras representaciones de lo que vendrá.

Como contracara de la vivencia temporal, en lo que respecta a su proceso de desarrollo y de estructuración psíquica, nada es inmediato. Los bebés necesitan tiempos. Tiempos madurativos. Tiempos para descifrar sus propias sensaciones, reconocerse y reconocer a otro. Tiempo de aprendizaje.

Son los padres a veces con poca capacidad de frustración quienes no logran esperarlos, sostener las estrategias durante un período suficiente para promover los cambios propuestos, mostrándoles con calma que presentan variables nuevas y que en estas condiciones no hay pérdida sino transformación. Algunos esperan respuestas mágicas por parte del infante y también por parte del profesional cuando solicitan "tips" de crianza, como recetas mágicas para padres modernos.

Por último quiero referirme a cuáles aspectos me detengo de la historia del bebé y su familia. A través de la primera entrevista de anamnesis intento recolectar la mayor cantidad de información, que luego me será útil para completar con los observables clínicos. Pero cuando la familia se detiene en un punto del relato, la vivencia del parto, por ejemplo, abro el espacio para eso. Eso es lo que los padres necesitan: relatar y escucharse a sí mismos.

He comprobado que el organizar el relato de la historia familiar y de desarrollo del niño tiene ya efectos terapéuticos. No es de mi interés explayarme en todos los datos que contiene una anamnesis, por lo que puntualizaré en los aspectos que considero más significativos en esta ocasión.

▶ *Embarazo y parto*

Se registran datos relevantes pre y perinatales en relación a los antecedentes de salud o injurias en el nacimiento.

Son significativas las vivencias de carácter emocional en un período sensible de la madre reciente donde se juegan en las mujeres y las parejas lo soñado y lo temido de esta experiencia única e irrepetible. Algunas mujeres responden que el embarazo "fue normal", otras se conectan más con lo vivencial. Algunas hablan en singular, otras en plural. Algunos padres dejan hablar a las mujeres, otros se involucran desde una vivencia compartida. Todo eso hace a cómo el bebé es recibido. Dice Doltó que:

"Toda mujer que pare, todo hombre que se convierte en padre son confrontados –sean o no conscientes– con su propio nacimiento y con el bebé que ellos fueron". (Doltó, 2005: 13).

El nacimiento llena los brazos, los pechos y vacía el útero. Lo vacío y lo lleno buscan una referencia en el recién nacido. Siguiendo a Doltó *"…los bebés son 'atletas del amor'. Rechazan la soledad en la que podrían ahogarse"* (Doltó, 2005: 12). Luego del parto y del nacimiento se da una doble búsqueda para un mismo encuentro.

▶ *Primer tiempo de crianza*

El modo, las palabras, la expresión emocional con la que evocan esa vivencia de adaptación por ambas partes (bebé-padres) revela cómo transitan ese primer tiempo de mutuo re-conocimiento. Cómo se organizan, el nivel de co-participación de la pareja, si necesitan intimidad en el anidamiento o se sienten desbordados. Si cuentan con una red de apoyo de la familia extensa u otras personas. Para sostener al bebé recién llegado la madre necesita sentirse sostenida, darse permiso para hacer un paréntesis (en la medida de lo posible) de la vida diaria, y sumergirse enteramente a la relación con el bebé, descubrir su mundo a la vez que lo crea ella para él y lo hacen juntos. Al mismo tiempo, es un estado de entrega absoluta que Winnicott llama la madre de devoción corriente: *"…las madres tienen tiempo para reubicarse, para descubrir que, por unos meses, su Oriente no está en el este sino en el centro (¿o tal vez un poco descentrado?)"* (Winnicott, 1989: 22-23).

▶ *Los hitos del desarrollo psicomotor*

Más allá de registrar el momento cronológico de aparición, escucho cómo van organizando estos recuerdos, a veces más lejanos y otras no tanto. La evocación no depende del tiempo trascurrido. Pueden aparecer:

- recuerdos fluidos;
- recuerdos con una dosis de esfuerzo;
- recuerdos fotográficos;
- recuerdos ligados a escenas de intercambio;
- recuerdos desorganizados en la temporalidad;
- minuciosidad de recuerdos, tono preocupante;
- desacuerdos en lo recordado;
- ausencia de recuerdos;
- información delegada en otro que ocupa el lugar del saber: "*El pediatra dijo que todo eso estuvo bien, no comentó nunca nada*".

Este repertorio posible nos habla de padres ¿involucrados, olvidadizos, distraídos, abstraídos? teniendo en cuenta el valor del desarrollo en el vínculo y del vínculo en el desarrollo infantil.

"...la motricidad está siempre ligada de manera directa o indirecta a una experiencia emocional impuesta por una relación con otras personas. Vivo mi cuerpo simultáneamente con el del otro en virtud de la emoción que este expresa y que suscita en mi". (Bernard, 1985: 42).

La evocación de los hitos del desarrollo se liga también a formas de estar y compartir con el bebé, los espacios, las ocupaciones o los intermediarios: carrito, brazos, cuna, corralito, bebesit, andador, el suelo, y dan cuenta también de la calidad de las experiencias favorecedoras u obstaculizadoras para el desarrollo.

▶ *Lenguaje y comunicación*

La mirada, sonrisa y carcajada, gorgojitos, balbuceo y primeras palabras van marcando aspectos madurativos y puentes transformadores en las interacciones. Incluso la imitación, que es un proceso cognitivo y comunicacional a la vez, porque cuando el bebé imita al adulto éste tiende a sentirse referente para el niño, desplegando nuevamente el gesto más actuado-jugado y el niño lo capta con esa intencionalidad de comunicarse. La gestualidad donada por otro e interiorizada por el niño, afianza la identificación. Es así cómo padres e hijos se van pareciendo en las formas de moverse, hablar, en las posturas y la gestualidad. Padres e hijos adoptivos llegan a parecerse y afianzar la filiación a partir de este espejamiento.

Es relevante la referencia al lenguaje receptivo-comprensivo. Hay padres que cuentan que el bebé entiende "todo" cuando por ejemplo le dicen "¿me das?", "¿dónde está?" o "trae…", otras familias en cambio, no hacen referencia a nada de ello, entonces es imperioso identificar si el niño no comprende o no ha tenido oportunidades para estos intercambios que lo sitúan en una posición más activa en relación a otro.

▸ *Los niveles de autonomía*

Están ligados directamente a los cuidados básicos enmarcados en rutinas y rituales compartidos con el bebé-niño. Estos se organizan en un pasaje paulatino de hacerle al bebé, sin dejar de participarlo como sujeto, a dejarlo hacer por sí mismo mediado por acciones facilitadoras intermedias.

Se contempla: la alimentación en relación a la comensalidad, es decir cómo transcurre ese escenario propicio para los aprendizajes y la comunicación.

Vestido e higiene y todos los sucesos cotidianos que transcurren en y sobre su cuerpo.

La organización del sueño y el dormir-se, el pasaje de la vigilia al sueño para algunos niños es un momento vivenciado con dificultad.

▸ *Juego*

Al preguntar acerca del juego, es interesante escuchar a qué apuntan los padres: a los juguetes que tiene, al jugar con o sin elementos, a momentos compartidos, los espacios de juego. Al aburrimiento y la demanda de compañía para jugar, vivido como una exigencia.

Hoy en día es imperioso indagar acerca del tiempo frente a las pantallas, ya que su uso es considerado como juego, desinvolucrando al adulto de la experiencia lúdica.

▸ *Eventos que pudieran configurar estresores desde la gestación*

Puede existir una correlación entre eventos estresantes y dificultades en el desarrollo psicomotor, comportamental o en ambos: detenciones, regresiones, retraso. El impacto de las experiencias estresantes dependerá de la intensidad o severidad del factor que lo causa, si es un episodio aislado o recurrente, de la edad y capacidad de regulación del niño que lo padeció y de la posibilidad de acompañamiento, contención y actitudes reparadoras de sus cuidadores.

"Estas experiencias dañan y dejan cicatrices en el vulnerable desarrollo del niño, dejando como resultado, en algunos casos, fallas severas. Los niños reflejan a través de su desarrollo, el mundo en el cual son criados". (Oliver, 2009: 7).

El siguiente gráfico de la línea de vida resulta útil y sencillo para visualizar cantidad y recurrencia de estresores en el curso de desarrollo. He aquí un ejemplo:

## Viñeta 5

> Un niño de 2 a 4 meses es el primer hijo de la pareja, tiene un hermano de 8 meses que asiste al jardín. La familia consulta por trastornos de sueño y dificultades en la puesta de límites. El niño se manifiesta como un "pequeño dictador". Practican colecho sólo con él; frecuentemente el padre termina durmiendo en la cama del niño, mientras éste comparte la cama con su madre, es él quien a veces "lo echa". El padre expresa no poder poner límites al niño porque "no le hace caso", quedando sin ejercer su función normativa.

## 3° trimestre de embarazo

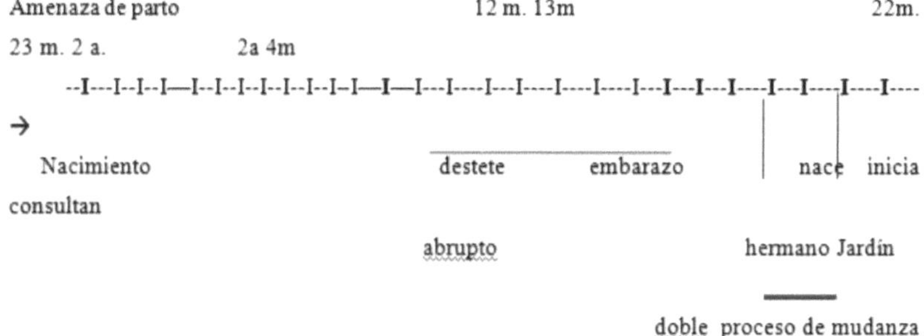


▸ *Cómo es el temperamento*

La forma de enunciar "cómo es el niño" tiene una connotación afectiva que remite a lo que el niño es y la relación que pueden entablar a partir de dichas percepciones. El cuerpo se va construyendo en el lenguaje y el relato que va historizando al niño.

Los bebés no entienden todas las palabras, pero construyen un diccionario de tonos y tonalidades, de crispaciones, de calma, de amorosidad, de rechazo, de silencios.

• El placer de la relación con el bebé: "es un divino", "dulce", "curioso", "se mata de risa". El niño fácil, feliz y seductor; facilita el proceso de identificación, vínculo y comunión.

- El malestar que genera: "insoportable", "llora y se retuerce", "duerme poco y estamos agotados". Estos pueden ser signos ruidosos de sufrimiento psíquico.

  Son bebés que no se calman fácil, cuyo estado de alerta es tal, que cualquier mínimo movimiento o ruido (aunque leve) los despierta; pareciera que nunca terminan de relajarse y descansar. Interfiere en el diálogo tónico-emocional por la actitud de tensión corporal de ambos, en un campo de resonancia tónica que se vuelve menos plástica en la acomodación recíproca.

- La comodidad del bebé extremadamente tranquilo: "es muy tranquilo, casi no llora, se puede quedar en la cuna un montón de tiempo". La hipo demanda del bebé enciende una alarma por configurar posibles signos silenciosos de sufrimiento psíquico. Niño que no comunica, ¿se sobre adapta?, ¿no siente necesidades?, ¿no cuenta con el otro? Es un signo de alerta vincular ya que corre el riesgo de quedar desatendido.

> *Motivo de consulta y de preocupación*

El motivo de consulta no siempre coincide con la preocupación de los padres. El primero se expresa en forma directa en la demanda de un turno para la atención y puede estar "dado" por la derivación del jardín, el pediatra u otro especialista.

Sobre el final de la entrevista, suelo preguntar a cada uno: ¿qué les preocupa? Puede suceder:

- que los padres no sientan preocupación: *"Hasta que no nos sugirieron la consulta para nosotros estaba todo bien"*;
- que no coincidan ambos padres su visión sobre el motivo consultado;
- que a uno no le preocupe nada y al otro le preocupen muchos temas;
- que la preocupación sea con una visión de futuro, y eso obtura (en parte) gestionar cambios en el momento actual.

## Viñeta 6

"F" de 4 años, nació con una malformación en una mano, había sido operado, le faltaba un dedo. Nunca habían hablado sobre eso con el niño y éste había comenzado a manifestar incomodidad en su diferencia, escondiéndola y también desapareciendo en los dibujos de la figura humana. Era primer hijo de la pareja, no así del papá quien ya tenía dos hijas adolescentes.

> El padre había respondido que él no estaba preocupado como su mujer, quien era demasiado apegada al niño y exageraba mucho.
>
> La madre por su parte mantenía una relación sobreprotectora, poco sociable para no ponerlo en evidencia. Ante la pregunta para ubicar su preocupación, se angustia y responde, "tengo miedo que cuando sea grande lo burlen y que no tenga novia".

Durante la entrevista, otros aspectos que son de nuestra incumbencia y se registran de manera simultánea a la escucha:

- *Manifestaciones corporales de los padres:* gestualidad, posturas, tonos de voz y sus variaciones según los temas o estado afectivos al contar sobre su historia. El contenido del relato se sustenta en cómo se lo relata.
- *Intercambios entre ellos:* miradas, posiciones enfrentadas, manifestaciones de afecto, a veces conteniéndose mutuamente en los momentos de angustia.
- *Cómo es el sostén del bebé:* quién lo sostiene, si hay pase de manos cuando el bebé se inquieta o llora, de qué manera fluye la acomodación recíproca de posturas. Cómo es la resonancia tónico-emocional.
- *Recursos cuando el bebé reclama:* siguen conversando sin escucharlo, se dirigen al bebé, buscan reorientar la atención, le hablan, le muestran cosas del entorno, ¿aparece el "no" cuando el bebé va a tocar algo que no está permitido?
- *Concordancia entre el lenguaje verbal y no verbal.*

De las respuestas de los padres emergen otras preguntas, algunas con carácter hipotético; éstas serán materia para tallar la observación directa en interacción con el bebé-niño.

NBJ:  —*Desde su experiencia, su trayectoria y formación profesional, ¿cuáles son para usted los recursos que no deben faltarle al profesional de la Psicomotricidad que considera formarse, capacitarse en el área de la Estimulación Temprana?*

PL:  —La referencia a los recursos es bastante amplia ya que puede plantearse en relación a los *"materiales"* y *"técnicos"* en los que podemos apoyar las intervenciones terapéuticas, o bien los recursos *"inmateriales"*, que refieren al trabajo corporal y personal, siendo que en nuestra disciplina es indispensable, ya que el cuerpo es al mismo tiempo objeto de estudio y recurso para la intervención. Finalmente, *los conceptos o marcos conceptuales*, aquellos conocimientos que se van transformando en saberes, una vez que se ligan a la experiencia con los niños y las familias. A estos dos últimos aspectos me referiré.

En principio quiero ubicar algunas cuestiones en relación al término "Estimulación Temprana", ya que en cada época se va gestando una revisión conceptual que lleva, a su vez, a la reformulación de enunciados y términos específicos que se reconvierten a la luz de las nuevas miradas hacia las infancias, las terapéuticas, las concepciones de la salud, lo normal y lo patológico, el discapacitado, la persona con discapacidad, la educación especial, el alumno con necesidades educativas especiales, la inclusión e integración, los diagnósticos…

Aun así, van quedando vicios como en el caso de la Estimulación Temprana que, a pesar de las valiosas reformulaciones, dicha nominación perdura como prestación en el sistema de salud.

No puedo dejar de hacer un poco de historia del surgimiento de la Estimulación Temprana en nuestro país. Aproximadamente en 1958, impulsado por el Dr. Florencio Escardó (1904-1992), en el Hospital de Niños Ricardo Gutiérrez se empieza a implementar la internación conjunta del bebé de alto riesgo o enfermo junto con su madre, cobrando relevancia el vínculo temprano de la díada madre-bebé para su recuperación. En ese mismo hospital, entre los años sesenta y setenta, ha sido la Dra. Lydia Coriat (1920-1980) quien realizó un viraje en la atención de niños que padecían mongolismo (como se denominaba en ese entonces), para luego extenderse a niños con diversos problemas neurológicos, dado los resultados alentadores que se iban vislumbrando con una evolución favorable.

Entre los cambios de este paradigma, fueron significativos: la inclusión de los padres con una participación activa en el tratamiento a través del juego con el bebé como escenario principal, el abordaje interdisciplinario junto con psicólogos y fonoaudiólogos y el inicio de la atención en edades más tempranas de lo que hasta el momento venía implementándose.

Es la Dra. Coriat quien, además de ser precursora de este nuevo encuadre y modalidad terapéutica, acuña el término de Estimulación Temprana en Argentina con reconocimiento mundial.

La nominación de Estimulación Temprana, reemplaza la de Estimulación Precoz. Entre las acepciones del significado *precoz* encontramos en el diccionario de la Real Academia Española: "*adj. Dicho de un proceso: que aparece antes de lo habitual*". Por lo tanto, la reformulación del término considera y valida que no hay que estimular al niño forzando el advenimiento de pautas madurativas antes de su tiempo de desarrollo y de sus posibilidades de construirlas.

El abordaje de la estimulación precoz se basaba en un conjunto de ejercitaciones rehabilitadoras para modificar patrones motores, posturales y del tono muscular, cuyas intervenciones se dirigen y se ejercen exclusivamente sobre el cuerpo del bebé, en función de los déficits presentados.

La atención en Estimulación Temprana, en cambio, empieza a constituirse en torno a la concepción del bebé como sujeto, sostenido por sus padres en el proceso de estructuración y de integración somato psíquica, que va habilitándose a desarrollar cambios esperables.

¿Qué nos dice el Diccionario de la Real Academia Española acerca del término *estimular*? Entre las acepciones encontramos:

1) *"Poner en funcionamiento un órgano, una actividad o una función, o reactivarlos"*. Este es un significado aliado con el enfoque de rehabilitación.

2) *"Hacer que alguien quiera hacer algo o hacerlo en mayor medida"*, llevándolo al plano terapéutico podemos pensar que esta acepción remite a generar en el bebé-niño el deseo de hacer, jugar, explorar, comunicarse en mayor medida de lo que hasta el momento ha podido.

"Los bebés se van constituyendo en esta trama: sabiendo acerca de sí mismo, a través y por el otro. A su vez el otro lo sostiene y habilita en este proceso, le pide y lo espera, lo anticipa y tironea hacia adelante para que siga creciendo". (Sykuler, 2009: 165).

En este fragmento que nos presentara Sykuler, cada verbo enunciado tiene en sí un peso significativo en el entendimiento de lo que implica la interacción con un lazo emocional-afectivo con el bebé.

*Pedir*: es generar expectativas considerando al bebé como un interlocutor activo capaz de dar respuestas.

*Esperar*: los bebés tienen tiempos más lentos para organizar sus respuestas, no pueden hacerlo en ritmo adulto, por lo que ese espacio entre el "pedido" y la respuesta cobra un valor crucial. Cuando el adulto des-espera, es decir desanda ese paréntesis de silencio, hablando, actuando, o ejecutando él mismo aquello que se "espera" del bebé, este último pierde la oportunidad para responder. Ese paréntesis de espera es lo que, desde hace muchos años, he llamado "compás de espera con el bebé", y que tiene su fundamento en el ritmo de maduración neurológica, en gran parte dependiente del proceso de mielinización.

*Anticipar*: puede entenderse al menos, desde dos miradas. Una crea posibilidad y la otra resulta un obstáculo. El cuidador primario que anticipa le está ofreciendo al bebé indicios sutiles o claros de lo que va a venir, suceder ó ingresar por los sentidos. Organiza la información que el bebé por su inmadurez aún no es capaz de percibir, reconocer y asociar a sucesos anteriores por sí mismo. Esta anticipación le da confianza y hace previsible su estar en el mundo; un mundo que inevitablemente está lleno de eventos imprevisibles.

Desde otro punto de vista, la anticipación constante de hacer y decir por el niño "para ayudarlo"; a veces por sobre protección, por pensar que el bebé no puede o por suprimir el compás de espera anula al bebé para desarrollar su potencial y su autonomía quedando en una posición dependiente del adulto. Si hacen por él, ¿qué expectativas tiene el entorno para que el bebé-niño haga por sí mismo?, si dicen por él, decodificando inmediatamente sus gestos ¿qué necesidad de comunicar podrá desarrollar?

*Tironear:* este término enmarcado en este texto-contexto, ¿qué nos dice?, ¿será forzar al bebé en aquello que todavía no hace? No, siendo precedido por todo lo anterior… tironear es invitarlo a que se proyecte hacia adelante avanzando de la mano de otro. Es manifestar que algo de él se espera, un movimiento hacia algún lado para hacerlo crecer en el proceso de humanización que lo lleva a transformarse, construir su cuerpo y constituirse como persona.

Desde el abordaje en Atención Temprana también a los bebés les pedimos, los esperamos, les anticipamos y tironeamos junto con los padres para habilitarlos en aquellos aspectos que están demorados, detenidos, desviados… pero captando y capitalizando todo aquello que está y que tiene. Aun siendo respuestas reflejas e involuntarias, es sobre lo que "tironeamos" con ternura.

"…las primeras acciones son reflejas, no tienen direccionalidad o intencionalidad. Son descargas motoras. Es la respuesta del medio la que señala, la que da lugar a la emergencia de la intencionalidad, la direccionalidad. Es el encuentro con el objeto el que transforma la desestructuración en 'necesidad de' (del objeto). Al transformarse la necesidad se transforma también el sujeto de esa necesidad". (Quiroga, 1999: 8).

En el *Libro blanco de la Atención Temprana* encontramos la siguiente definición:

"Se entiende por Atención Temprana el conjunto de intervenciones, dirigidas a la población infantil de 0-6 años, a la familia y al entorno, que tienen por objetivo dar respuesta lo más pronto posible a las necesidades transitorias o permanentes que presentan los niños con trastornos en su desarrollo o que tienen el riesgo de padecerlos. Estas intervenciones, que deben considerar la globalidad del niño, han de ser planificadas por un equipo de profesionales de orientación interdisciplinar o transdisciplinar". (*Libro blanco de la AT,* 2000: 13).

En este libro se elaboran (en España) consensos para la atención temprana desde los diversos sectores: educativo, terapéutico y social, elaborando programas que incluyen a la familia.

En *Los años formativos* (2010), un manual elaborado por el equipo interdisciplinario de la Maternidad Sardá en nuestro país, y citando a Montenegro, se explica que:

"La *estimulación temprana* (et) es el conjunto de acciones que proporciona al niño las experiencias necesarias desde el nacimiento para desarrollar al máximo su potencial, a través de personas y objetos en cantidad, calidad y oportunidad adecuadas, en el contexto de situaciones de variada complejidad, que generen en el niño un cierto grado de interés y actividad, logrando una relación dinámica con su medio ambiente y un aprendizaje efectivo". (2010: 30).

En ambas definiciones observamos el carácter decisivo que configuran las experiencias en los primeros años de vida; y es a partir de las investigaciones, la toma de conciencia y la sensibilización hacia la población, que se introduce la estimulación temprana, también en ámbitos pedagógicos (jardines maternales) y socio comunitarios, a fin de ofrecer a los bebés, niños pequeños y sus familias experiencias oportunas para su desarrollo. Dichas acciones se enmarcarían dentro de la prevención primaria, tomando la franja etaria de los primeros cinco o seis años de vida.

A través de estas reconsideraciones las preguntas que nos llevan a re pensar esta práctica remiten al término "estimulación" y también a lo "temprano".

La Atención Temprana amplía sus fronteras abarcando: la prevención primaria, pruebas de pesquiza para la detección de niños en potencial riesgo de padecer un problema del desarrollo; evaluación para la derivación oportuna; seguimiento y monitoreo del desarrollo en bebés de alto riesgo internados en la Unidad de Cuidado Intensivo Neonatal (UCIN) y ambulatorios. El término estimulación fue reemplazándose por el de Intervención dadas las competencias más abarcativas y el de Temprana por el de Oportuna; o bien Tempana y Oportuna.

Específicamente desde el campo de la Psicomotricidad, cuando nos referimos a bebés y niños pequeños que presentan problemas del desarrollo podemos referirlo como Intervención Temprana en

Psicomotricidad que se extiende en la franja etaria de 0 a 3 años, considerando la edad de desarrollo, no la edad cronológica.

De la definición de Montenegro, quiero detenerme en la siguiente referencia: *"a través de personas y objetos en cantidad, calidad y oportunidad adecuadas"*. Los estímulos, o la fuente que puede resultar estimulante, también somos las personas, no solo los objetos; o bien, los objetos mediados por el vínculo con las personas. Es a partir de vivencias anteriores e interiorizadas que los objetos pueden cobrar carácter de estímulos oportunos para la exploración y el despliegue del fantaseo en un plano simbólico, porque hubo algo del orden del lenguaje que ha mediado entre el sujeto y los objetos.

Calmels realiza una interesante diferenciación entre "el estímulo" y "lo estimulante" de la siguiente forma:

"Debemos descartar la idea de que el estímulo de por sí es estimulante, como así también reconocer que no todo lo estimulante es producto de la estimulación intencionada (...) No existen carencias por falta de estímulos, sino por la ausencia de vínculos estimulantes". (Calmels, 1997: 85 y 86).

Por otra parte, los términos "cantidad, calidad y oportunidad" son claves al momento de pensar y regular la intervención temprana.

La calidad de lo que resulta estimulante depende entonces de la mediación por otro y de cómo el bebé se irá apropiando de esa vivencia. Será estimulante en tanto sea significativo, que le despierte curiosidad, expectación para ir hacia, placer de volver a repetir para disfrutar-dominar, realizar una combinatoria con otros objetos o acciones, comunicarse y aprehender. Placer en los desafío por lograr un dominio que le da "poder" de hacer por sí mismo desarrollando su autonomía.

La calidad depende también de la intensidad y el carácter del estímulo; si es unimodal-multimodal y cómo esta confluencia afecta al bebé según su modalidad de procesamiento e integración de la información, preservando su homeostasis y su regulación.

La calidad está en dar tiempo para que el bebé pueda elegir, aceptar, rechazar o re inventar aquello que ofrecemos.

A su vez, la calidad está emparentada con la cantidad y es ésta una de las cualidades que vuelve la interacción oportuna o inadecuada.

…Y exactamente, ¿qué es lo oportuno? Es proveer y promover experiencias acordes a la etapa evolutiva, a los intereses y a la capacidad de recibirlos para transformar, contemplando los factores de riesgo biológico y ambiental, para generar factores protectores que preserven el curso esperable de desarrollo.

Somos seres bio-psico-sociales, de manera que debemos comprender el desarrollo con una mirada integral.

Desde la neurociencia Breuer (2000), citando a Barnet, refiere que:

"En un entorno rico en experiencias y aprendizaje de todo tipo, el crecimiento de las sinapsis –las conexiones entre células nerviosas del cerebro por donde circula la información– es más exuberante y la mayor complejidad de los circuitos resultantes aumenta la capacidad del cerebro. Los niños pequeños a los que nadie sostiene, no toca, que no ven estimulada su curiosidad ni sus ganas de jugar, no pueden formar tantas conexiones". (Breuer, 2000: 38).

Desde la psicología los estudios de Spitz (1945) acerca de la depresión analítica y el hospitalismo, producto de la deprivación afectiva del contacto humano, han demostrado el deterioro en muchos casos irreversible, aun manteniendo los cuidados de alimentación, abrigo e higiene. Como escuchara afirmar a la Dra. Oliver (en una clase en 2015 en la Sociedad Argentina de Pediatría), "*El psiquismo es vincular*". Ella explicaba que la resiliencia no es biológica, sino producto del vínculo con otros que brinden la seguridad afectiva.

Así como la hipo estimulación y la deprivación afectiva afectan el desarrollo neurológico y psíquico, la hiper estimulación resulta contraproducente. La sobrecarga de estímulos o estímulos aversivos, producen grados de estrés que cierran las "ventanas abiertas al aprendizaje", la segregación de cortisol impacta negativamente en la salud física, mental y emocional, por someter a los bebés a situaciones con un grado de exigencia que no pueden afrontar, procesar, elaborar.

"El cerebro emocional impone cierto nivel de control y coordinación de respuestas del cuerpo, vital para todos los procesos corticales más elevados, en su papel de mediador entre el cerebro razonador y el cuerpo, informa y motiva al cerebro pensante. Imbuye al pensamiento de sentimientos, de modo tal que resulten inseparables". (Barnet, 2000: 204).

La irritabilidad, el llanto persistente, el estado de alerta excesivo acompañado por tensión corporal (ese cuerpito que parece no descansar casi nunca), la desorganización psicomotriz, agitación constante de las extremidades alejadas en exceso de la línea media, incurvación de tronco en opistótonos, la dificultad para volver a la calma, trastornos de sueño, la resistencia para pasar de la vigilia al sueño, mantener el sueño profundo y reparador, o la hipersomnia (como respuesta auto protectora), serían algunos de los síntomas de estrés en los bebés a causa de la hiper estimulación, falta de regulación o fallas en la co-regulación externa del adulto cuidador.

"El adulto forma parte del sistema regulador del infante y su presencia es un prerrequisito para la autorregulación posterior del niño. (...) la regulación diádica y la autorregulación afectiva aluden a la capacidad para controlar y modular los afectos, evitando el efecto desorganizante que los mismos pueden llegar a tener en la constitución y funcionamiento psíquicos cuando no hay modo de ligarlos". (Duhalde *et al.*, 2008: 72).

Muchos de los que trabajamos en Atención Temprana sostenemos el postulado que: "más no es mejor"; ni más estímulos, ni más rápido, ni muchos tratamientos simultáneos en los primeros años, debiendo jerarquizar la disciplina más urgente o pertinente etapa por etapa.

"¿No está el ritmo de la sociedad actual con su velocidad, haciendo que entremos en el torbellino y apuremos a muchos de nuestros bebés con los riesgos que ello supone - arrasando la temporalidad tan deliciosa que ellos tratan de imprimirnos?". (Ravera Verdesio, 2012: 35).

Este interrogante planteado por Ravera Verdesio tiene un doble sentido y nos lleva al tercer aspecto de lo bio-psico-social. Por un lado plantea la dificultad de sincronizar con los ritmos de los bebés, nos convoca a pensar sobre la tendencia (en muchos casos) a apurarlos, sabiendo que cuidar el tiempo propio constituye un factor protector. Pero esa dificultad está atravesada por una sociedad devorada por el tiempo. Tiempo de inmediatez, de lo rápido, de lo "ya". El tiempo debería ser derecho y propiedad de la infancia.

En los últimos años ha surgido el movimiento de vida slow, que promueve recuperar un ritmo lento. Un ritmo que nos proteja de lo superficial para ir más profundo. Involucrarse en la crianza es profundo y todos los procesos del desarrollo requieren amor y tiempo. Una de las características comunes de los movimientos slow es *"devolver el tiempo a las personas"*. Las personas hemos cambiado el valor del tiempo para estar con los niños; bajo el lema "lo que cuenta es la calidad y no la cantidad" se les fue robando tiempo de atención amorosa en la infancia, en términos de disponibilidad emocional y no solo de presencia física. Cantidad y calidad, ambas son importantes.

Si bien existe un fuerte pensamiento sobre la importancia de no acelerar los tiempos de desarrollo, respetando los ritmos propios, por un lado el planteo es, ¿cuánto esperar?, teniendo en cuenta el período ventana en relación al desarrollo neurológico.

Cuál es el delicado límite entre el respetar el "tempo singular" y/o advertir que ese margen ha traspasado una instancia en la que se enciende un alerta sobre la demora. Me inquieta escuchar las erróneas interpretaciones que a veces hacen los padres acerca de "cada niño tiene su tiempo, ya lo va a hacer…", esa visión los sitúa en una posición pasiva en relación al devenir del desarrollo, porque "va a suceder en algún momento".

No tengo respuestas claras aún, y se va viendo la singularidad del caso por caso, pero quiero dejar este planteo para seguir pensando juntos.

¿Qué serían esas ventanas abiertas al aprendizaje?,

"El aprendizaje tiene lugar a lo largo de toda la vida; el paisaje del cerebro continúa cambiando bajo la influencia de un constante caudal de experiencias. Pero existen períodos en que uno u otro sistema cerebral está más abierto a las experiencias nuevas y más capacitado para aprovecharlas". (Barnet, 2000: 35).

Esas ventanas abiertas al aprendizaje se ubican en los llamados períodos sensibles y períodos críticos,

"…hay una diferencia entre ambas definiciones: la primera hace énfasis en las condiciones necesarias para el desarrollo normal y la segunda se refiere a los periodos en los que puede haber mayor vulnerabilidad del sistema nervioso central". (Lejarraga, 2008: 113).

La maduración neurobiológica se inicia durante la gestación presentando una programación cuyo andamiaje principal para la estructura cerebral transcurre principalmente en los primeros mil días de vida (gestación y los dos primeros años). Esta programación transcurre en seis fases que se van dando de manera sucesiva, pero también continúan su maduración simultáneamente: división celular, migración neuronal, interconexión neural (se inicia en la vida prenatal pero el principal cableado que armará cada individuo dependerá prioritariamente de sus experiencias en la vida posnatal), la síntesis de los neurotransmisores, el proceso de mielinización (se atenúa alrededor de los dos años) y por último un proceso indispensable que es la poda neuronal o apoptosis (se van muriendo las neuronas que no son utilizadas, que no se conectan con otras neuronas). Este proceso esperable da espacio para el desarrollo de las redes sinápticas que se van consolidando. Esta poda que es progresiva, decrece recién en la adolescencia.

Si bien en esos períodos sensibles, como ventana de aprendizaje y de oportunidad, las conexiones sinápticas se dan con una celeridad máxima, no fundamenta el bombardeo constante de estímulos. Los adultos cuidadores deberán sincronizar con los ritmos propios del bebé, en una delicada construcción singular que se da en un vínculo sensible e íntimo; equilibrando las vivencias estimulantes entre lo familiar, lo anticipable y lo novedoso.

En la década de los noventa en interconsulta con el neuropediatra y coordinador de nuestro grupo de trabajo interdisciplinario en el hospital Durand, consulté hasta cuándo continuar con la atención de terapia psicomotriz dado que la evolución era muy favorable; se trataba de un niño que entonces tendría 5 años y padecía hipo melanosis de ito. Mi ignorante pregunta fue ¿"hay un techo"?, a lo que el neurólogo me respondió con la siguiente metáfora: la neurología se ha convertido en una caja de pandora, es imposible hoy en día saber cuánto podrá evolucionar este paciente, no hay techos precisos. De esta manera, me introduje en el concepto de plasticidad neuronal, entendiendo que es un proceso dinámico y abierto y que ante una injuria, el sistema nervioso es capaz de crear circuitos alternativos a las vías predeterminadas o construidas por el uso propiamente dicho; siendo factible recuperar y habilitar el funcionamiento a través de las experiencias responsablemente creadas y oportunamente ofrecidas no solo en la infancia. El cerebro es susceptible de organizar y reorganizar su funcionamiento a lo largo de todo el ciclo vital.

La neurobiología y las experiencias ambientales desempeñan un papel mutuamente modificante e interdependiente.

"Cada vida se teje con hebras del material genético individual y experiencias únicas. El tapiz emergente está entretejido con la trama social". (Barnet, 2000: 359).

La plasticidad neurológica y psíquica y la capacidad de aprendizaje continua son los fundamentos por los cuales no es prudente establecer diagnósticos cerrados en los primeros años de vida, sobre todo si las intervenciones en atención temprana incluyen el ambiente. Si bien existe un copioso marco conceptual que sustenta lo contraproducente de la patologización en la primera infancia, evoco en esta oportunidad el concepto de matrices de aprendizaje que Quiroga define como:

"...la modalidad con la que cada sujeto organiza y significa el universo de su experiencia, su universo de conocimiento. Esta matriz o modelo es una estructura interna, compleja y contradictoria, y se sustenta en una infraestructura biológica. Está socialmente determinada e incluye no solo aspectos conceptuales sino afectivos, emocionales y esquemas de acción. (...) no constituyen una estructura cerrada, sino una gestalt-gestaltum, una estructura en movimiento, susceptible de modificación salvo en los casos de extrema patología". (Quiroga, 1999: 35-36).

Considerando nuevamente los recursos y la intervención con el bebé y sus padres, nos es imprescindible hacer referencia a la teoría del apego y la relación con la capacidad de exploración.

J. Bowlby (1907-1990) desarrolló la teoría del apego y sus seguidores han profundizado ampliando conceptos con variadas investigaciones actualizadas.

El apego se entiende como la búsqueda de proximidad física y afectiva entre el niño y una figura específica (generalmente la madre) y surge por la necesidad afiliativa de crear lazo con otros. Dicha búsqueda de proximidad tiene por un lado una perspectiva de base biológica de supervivencia y se activa en momentos de soledad, desasosiego, enfermedad o estrés. Pueden también existir diferentes figuras a lo largo de la vida o en diferentes contextos; como dice Bowlby, es una relación que dura desde la cuna hasta la tumba.

"Esa proximidad se manifiesta en abrazos, caricias, búsqueda de ser sostenido, sonrisa y vocalizaciones en la interacción social, etc. La proclividad biológica de apegarse y buscar cercanía permanente con la figura de apego constituiría una 'base segura' para el niño, la cual le facilitará la exploración del mundo circundante. Los niños pequeños muestran una intensa preocupación por localizar a las figuras de apego en entornos desconocidos". (Schejtam, 2008: 43).

El vínculo de apego puede no ser recíproco, siendo el niño quien lo establece con aquella figura específica sin que ésta la haya establecido con él.

Mary Ainshwort, sucesora de Bowlby en esta teoría, realizó una experiencia de laboratorio que se dió en llamar la situación del extraño (1960). Fue un estudio longitudinal a partir del cual se observaron variadas reacciones de los bebés (de doce meses aproximadamente) frente a una sucesión de situaciones (con duración de veinte minutos) en las que, encontrándose con su madre en situación de juego, ingresa un extraño, luego la madre sale de escena quedando solo con el extraño y luego la madre regresa. A partir de observar las reacciones del bebé, cómo activa su estado de alerta frente a un desconocido al tiempo que se aproxima a su madre como base segura; al salir su madre rompe a llorar sin poder calmarse con ese extraño pese a los intentos de apaciguamiento. Pero sobre todo se observa al retornar la madre, cómo es el reencuentro con el bebé (luego de haberse ausentado). Algunos bebés logran calmarse rápidamente, otros en cambio, persisten con tensión y llanto.

A partir de este experimento, M. Ainshwort distingue diferentes tipos de apego: seguro e inseguro. Dentro del apego inseguro a su vez clasifica en: evitativo, ambivalente o desorganizado. Estas modalidades de relación básicamente se organizan en función de las respuestas de las figuras de apego, si son más o menos sensibles, responsivas y están disponibles a las necesidades del niño, su constancia o alternancia entre estados empáticos o sub involucrados. Esto determinará, a su vez, actitudes y disposición del niño en su estado de ánimo, características y posibilidades para crear lazos sociales.

Los bebés alternan entre estados de necesidad y satisfacción muchas veces al día, cuando la figura de apego responde y satisface al bebé cubriendo sus requerimientos, y éste a su vez responde en esa comunicación, construyen entre ambos esa base segura. El bebé interioriza a esa figura con la que sabe que puede contar y esa seguridad afectiva le permite explorar el mundo.

Se ha encontrado una relación directa entre la capacidad de exploración que implica alejamiento del cuerpo del adulto e investimento del espacio y de los objetos, y el tipo de apego. Los bebés de apego inseguro mantienen un estado de alerta y vigilancia a la proximidad de la figura por temor a quedarse desprotegidos; eso les impide abrir la mirada y ponerse en acción para descubrir cosas nuevas.

"La sensación de seguridad desactiva las conductas de búsqueda de proximidad, y da lugar a la exploración óptima, e inversamente, el estrés y la inseguridad dan lugar a las conductas orientadas a lograr la proximidad con la figura de apego y detienen la exploración. Los objetivos de exploración son reemplazados por la necesidad de tomar contacto con la figura de apego. Exploración y apego son dos sistemas en un continuo balance". (Di Bártolo, 2016: 9).

Encuentro una relación entre la teoría del apego como base segura y el sistema exploratorio con la idea que Winnicott (1958) sitúa acerca de la "capacidad para estar a solas", cuando el bebé puede desarrollar un campo de juego en presencia de su madre, pero al mismo tiempo solo. Esto que al parecer es paradójico, se refiere a la capacidad del niño que, sin depender de la acción y mirada de la madre activamente con él, sabe que guarda una mirada hacia él. Esta interiorización de la mirada-presencia de la madre le permite encontrarse con sus propios recursos psicomotores, cognitivos, perceptivos que se retroalimentan sobre la base de su curiosidad. Es decir que puede tolerar estar a solas porque ha internalizado a su madre permitiéndole ir más allá.

Estas experiencias tempranas que crean huellas y, al mismo tiempo, matrices de aprendizaje para abrirse al mundo, se enlazan a su vez con el proceso creativo.

"...los estudios de jóvenes con talento, los adolescentes que no pueden soportar estar solos tienden a no desarrollar sus destrezas, porque practicar música o estudiar matemáticas requiere una soledad que temen. Sólo aquellos que pueden tolerar estar solos son capaces de dominar el contenido simbólico de un campo". (Csikzentmihaly, 2006: 88).

En este vínculo que es afectivo y corporal a la vez, los psicomotricistas que trabajamos en atención temprana tenemos una implicancia también con el cuerpo del bebé. Un intercambio corporal en el que se pone en juego nuestra emocionalidad, nuestra aceptación, deseo, frustración o sensación de rechazo.

Las interacciones entre los bebés y los psicomotricistas son variadas, siempre gestionando la atención conjunta, alternamos o confluimos con miradas, sonrisas, caras de asombro, imitaciones de gestos del bebé, exageración de mensajes gestuales o posturales convocándolos. Mediamos con sonidos, melodías, vocalizaciones y palabras, manteniendo esa entonación particular del maternés, apropiada para que entren en comunicación.

Los objetos son mediadores y también transgresores de un espacio muy próximo; una pelota que rueda y traspasa el límite del espacio peri personal invita a ponerse en marcha estirando un brazo o una pierna. Los bebés toman los objetos con sus manos y con sus pies, muchos, con buena capacidad prensil que podría asemejarse a un grasping o barrido, transportando con ambos pies hacia el torso y de ahí a las manos.

La regulación de la proxemia es importante, niños en alerta excesivo ante el acercamiento, otros estiran sus brazos para ser aupados o usarnos como apoyos para ponerse de pie, algunos parecen no registrar, otros son completamente evitativos.

Algunos juegos corporales pueden operar en los intercambios como bien lo he relatado anteriormente.

Y en ese repertorio también está el sostén para conocerlo, dialogar o para apaciguarlo.

Cuando un bebé muestra signos de estrés, entre las estrategias para regularlo, están los brazos, el abrazo, el mecimiento o la quietud. Tacto y propiocepción sensible.

Algunos bebés son tensos cuyas reacciones de sobresalto dificultan mantener una interacción apacible, un sobresalto es una discontinuidad para el bebé y para el adulto que comparte junto a él. Otros bebés se desparraman blandos, no resultando fácil armar un continente.

"En efecto, la hipertonicidad, la hipotonicidad y la 'détente' corporal del niño pueden verse como expresiones apelativas (en cualquier caso así son sentidas por la madre)". (Ajuriaguerra, 1985: 13).

Estas variables tienen una resonancia en la inter corporalidad en diálogo con los bebés; en un repertorio de sensaciones que se tramita en el cuerpo y son tamizadas por su estado emocional.

"Las realizaciones funcionales de uno y otro abren el campo de la reciprocidad que tiene el valor de un discurso, a partir de la decodificación de señales: monólogo de dos, diálogo implícito visto bajo el ángulo de la mutualidad". (Ajuriaguerra, 1985: 14).

El dispositivo en atención temprana nos aleja bastante de la imagen formal del profesional de la salud, tanto médico como de salud mental, lo cual no desdibuja nuestra posición como terapeutas, pero debemos conciliar el encuadre entre lo serio y lo lúdico. El suelo es el espacio privilegiado, la indumentaria informal y cómoda la más apropiada, y el mantener una actitud juguetona y disponible, nos expone ante la mirada de los padres.

Para mantener un carácter juguetón se necesita trabajar sobre las propias inhibiciones. Esto también operará de alguna manera como modelo para aquellos padres que no han podido experimentarlo y en los que la comunicación con los bebés no es fluida.

Por otra parte, debemos controlar o modular voluntariamente nuestras intervenciones para pivotear entre la interacción con el bebe-niño y el dar lugar a los padres.

Los psicomotricistas tenemos que trabajar sobre el desarrollo psicomotor y al mismo tiempo sobre el propio registro corporal para lograr una mutualidad, en términos de Ajuriaguerra, y brindar un estado de bienestar al bebé y también a los padres.

Es deseable trabajar sobre las resonancias emocionales que se filtran en nuestro propio tono de relación transformando las actitudes corporales para generar empatía con el bebé.

Ravera Verdesio define la empatía tónico-emocional como:

"Proceso por el cual se pueden captar los estados no verbales, tanto sensoriales, perceptivos y emocionales de un sujeto expresados a través de cambios en su tono muscular. (...) implica un proceso que transcurre en un devenir témporo-espacial, por lo que podemos considerar una secuencia que da cuenta de un fluir continuo (...). Gracias a la capacidad de empatía de la madre, cuidador o terapeuta, el bebé podrá entrar en 'comunión afectiva' y establecer un diálogo tónico a partir del cual se relacionará a la vez con su mundo interior y con el mundo exterior...". (Ravera Verdesio, 2012: 291-292).

El cuerpo tiene memoria de nuestras experiencias más primarias, quedan en un registro inconsciente, y es a partir del trabajo corporal con otro que pueden emerger espontánea e imprevistamente, lo que servirá para empatizar o, por el contrario, generará resistencia.

"Sin un proceso de formación personal, el dispositivo transferencial, que se pone en marcha en toda relación humana, provocará que la comprensión e intervención del psicomotricista con el niño se desvíe y se pierda entre fantasmas, deseos, frustraciones, (...) de su propia realidad psíquica". (Camps y Mila, 2011: 110).

El trabajo interdisciplinario se puede contemplar dentro de los recursos fundamentales en Atención Temprana. E. Morin nos convoca a pensarlo de la siguiente manera:

"No es suficiente, pues, encontrarse en el interior de una disciplina para conocer todos los problemas referentes a ella misma (...) La apertura es, por lo tanto, necesaria. Ocurre que aun una mirada naif de un amateur, ajeno a la disciplina, (...) resuelve un problema cuya solución era invisible en el seno de la disciplina. La mirada naif que no conoce evidentemente los obstáculos que la teoría existente impone a la elaboración de una nueva visión, puede, frecuentemente, pero a veces con razón, permitirse esta visión". (Morin, s/f: 1-2).

La interdisciplina requiere un encuentro y un intercambio de saberes que no compiten sino que se enriquecen. No se trata de un pase de informaciones parceladas, sino desde una mirada común hacia el niño, el desarrollo, los vínculos, lo esperable y lo patológico entre tantos otros aspectos…

Un encuentro que, además, implica compartir un espacio y un tiempo de dedicación por fuera de las sesiones con los niños, que en esta época a veces resulta un esfuerzo. Intercambios que nos enfrenta con nuestros saberes y nuestros vacíos. También nos confronta con otros puntos de vista que nos convoca a desestructurar para organizar un nuevo entendimiento, deconstruir para armar una nueva arquitectura disciplinar. Es un posicionamiento terapéutico, a pesar de todos los obstáculos que uno pudiera encontrar, configura una posición y una ética de trabajo.

"La interdisciplina nace, para ser exactos, de la incontrolable indisciplina de los problemas que se nos presentan actualmente. De la dificultad de encasillarlos. Los problemas no se presentan como objetos, sino como demandas complejas y difusas que dan lugar a prácticas sociales inervadas de contradicciones e imbricadas con cuerpos conceptuales diversos. Tal es el caso de Salud o Educación…". (Stolkiner, 1987: 2).

Creo que en cierto modo la interdisciplina nos convoca a integrar de manera creativa los diversos saberes sin perder nuestra especificidad. Entonces he llegado finalmente al último aspecto que quiero hacer mención como recurso que debemos desarrollar; me refiero a la creatividad.

¿Nacemos o nos volvemos creativos?, sin lugar a dudas diversas circunstancias darán lugar al desarrollo de la creatividad, desde el azar, la pasión, la perseverancia en la búsqueda de fundamentos y herramientas, los contextos favorecedores, entre otros.

En la creatividad podemos sostener nuestros propios vacíos, los de los niños y los de sus padres, para co-construir juntos aunando miradas.

Establecemos una dirección de tratamiento pero desconocemos exactamente cómo llegaremos a nuestros objetivos. Se crean recursos a partir de lo que no encaja, no sirve, aburre, no convoca, fracasa. Los psicomotricistas contamos con diversas herramientas, saberes, estrategias, juegos, modos de jugar; pero lo que ha servido con algunos pacientes no les sirve a otros. Por suerte, porque entonces reconocemos las singularidades, eso nos obliga a no repetir pero si a re-crear. Es un gran desafío porque desplegamos nuestras intervenciones en un terreno no totalmente predecible, ni certero, ni exitoso en primera instancia. Iremos tanteando, modificando hasta alcanzar las formas apropiadas.

La persona creativa mantiene simultáneamente dos tipos de pensamiento casi opuestos, el convergente y el divergente; el primero

"...entraña resolver problemas racionales bien definidos que tienen una sola respuesta correcta. El pensamiento divergente lleva a una solución no convenida. Supone fluidez, o capacidad para generar una gran cantidad de ideas; o flexibilidad para cambiar de una perspectiva a otra; y originalidad a la hora de escoger asociaciones inusitadas de ideas". (Csikzentmihaly, 2006: 83).

NBJ:    —*¿Cómo y por qué llega a priorizar el masaje para bebés como recurso para la intervención?*

PL:     —Fue a partir de la publicación del libro *Shantala* (1978), escrito por F. Leboyer (1918-2017), obstetra de origen francés, que comienza a difundirse en occidente esta práctica milenaria (como dice el autor). Cuando dicho texto, con sus elocuentes fotografías en blanco y negro y su escritura entre lo explicativo y lo poético, pasó delante de mis ojos, dejaron alguna huella íntima con la convicción de querer hacer "eso" cuando fuera madre. El masaje llegó a mí un poco por azar abriendo algo de mi sensibilidad.

Cuando nació mi hija, yo ya tenía el libro que, junto con el de lactancia materna, fueron pilares en la crianza durante el primer año de vida. La experiencia del masaje propició mucha intimidad y conocimiento mutuo, descubrimos un modo de comunicación que nos permitía compartir desde otra instancia. Al nacer mi segundo hijo, quise profundizar más sobre esta práctica y con mi profesora de yoga armamos un grupo de tres madres con nuestros bebés. Compartirlo en una micro comunidad de tres mujeres masajeando a nuestro hijos fue muy enriquecedor porque haciendo lo mismo al mismo tiempo, pasaban cosas diferentes. Los ritmos, la calma, las discontinuidades, el umbral de tolerancia a la recepción del estímulo táctil, las variaciones en la profundidad de los contactos, las reacciones de los bebés al ser masajeados en diferentes partes del cuerpo, la expresión de las miradas, la sonrisas y el llanto, fases de relajación y también de activación. Se iba armando un saber que en ese contexto era puramente vivencial y muy amoroso. Por suerte me centré en mi maternidad y fui a la búsqueda del conocimiento formal un poco más adelante.

En el año 1999 se organizó por primera vez en Argentina un curso con la finalidad de formar a los primeros educadores de masaje infantil con certificación de la International Association of Infant Massage (IAIM) fundada por Vimala Mc Clure. Mercé Simón, quien dirigiera entonces la Asociación Española del Masaje Infantil (AEMI), fue la formadora del primer grupo de educadores en el cual participé. De ahí en más siempre continué ampliando los conocimientos.

Comencé a armar los talleres para padres en mi consultorio y en instituciones que se orientaban al trabajo corporal con embarazadas y así fui trabajando también en equipo con psicólogas, abordando estos encuentros de manera más integral en la escucha de las madres en el período posparto, en el armado de una nueva dinámica familiar, en las variadas inquietudes desde el sostén, la manipulación en el vestido-desvestido, el llanto y los estados de irritabilidad, el sueño, o cómo ayudar a calmar los cólicos del lactante. Es un tiempo de altísima exigencia de adaptación a situaciones nuevas, de revolución hormonal para la mujer y de reordenamiento de los espacios simbólicos que cada uno deja de ocupar y comienza a ocupar en la nueva familia, incluyendo a los hermanos.

La práctica del masaje expandía la posibilidad de convertirse en una oportunidad para acompañar a las madres y a los padres con sus bebés en este primer tiempo de gestación extrauterina o uterogestación, como lo refiere A. Montagu (1971), que se prolonga hasta que el bebé comienza a gatear, etapa en la que resulta casi imposible realizar un masaje al bebé, dado su impulso por moverse e ir a la conquista del espacio de acción.

Mis talleres de masaje siempre estuvieron abiertos para incluir a todas aquellas personas que los padres quisieran invitar por formar parte de la red de apoyo en la crianza; así conocí abuelas maternas y paternas, madrinas, hermanos, cuidadoras.

Fui descubriendo y construyendo a través de la enseñanza del masaje una práctica muy ligada al campo de la Psicomotricidad, en un tiempo en que verdaderamente el organismo y el equipamiento neurobiológico están preponderantemente presentes y progresivamente se va constituyendo el cuerpo.

La piel y el sistema nervioso que nacen de la misma capa embrionaria (el ectodermo) mantienen una interfuncionalidad a lo largo de todo el ciclo vital. Todo lo que sentimos a través de la piel (tacto, presión, vibración, temperatura, dolor, placer…) son impresiones que se captan a través de la sensibilidad superficial, profunda o cortical, mediada por receptores diferenciados para cada modalidad. Dicha información se percibe y localiza en una parte del cuerpo u órgano a modo de sensación (de manera más precisa o difusa), pero se procesa en el cerebro.

La integridad funcional de la piel (el órgano más grande de nuestro cuerpo) junto con el cerebro, nos permite estar vivos y conectados al universo humano.

El sistema táctil-propioceptivo colabora en la progresiva conciencia del cuerpo y de su ubicación en el espacio, aportando un registro de superficie, profundidad y volumen; también se van delimitando zonas de mayor sensualidad, placer o dolor que, entre otras variables, como la mirada que los otros imprimen sobre nosotros, van configurando nuestra imagen inconsciente del cuerpo.

La sensibilidad es la facultad de la corteza cerebral para reaccionar a los estímulos aportados por vías aferentes que, en junto a un mecanismo de excitación, marcha paralelamente con un proceso psíquico. D. Anzieu nos presenta el concepto de YO-Piel, y lo define de la siguiente forma:

"La piel es la envoltura del cuerpo, de la misma forma que la conciencia tiende a envolver al aparato psíquico (...). El YO-piel aparece en primer lugar como un concepto operatorio que precisa el apoyo del Yo en la piel e implica una homología entre las funciones del Yo y las de nuestra envoltura corporal (limitar, contener, proteger). Considerar que el Yo, como la piel, se estructura en una interfaz permite enriquecer las nociones de 'frontera', de 'límite' y de 'continente', en una perspectiva psicoanalítica". (Anzieu, 1994: prólogo).

En el pasaje de la vida intrauterina a la vida aérea confluyen múltiples estímulos que impactan caóticamente sobre la superficie dérmica; la piel, a su vez, es el espacio privilegiado para la comunicación en interfaz con el mundo externo.

Además de proteger las estructuras internas contra agentes externos y de constituir un órgano sensorial, la piel cumple otras funciones fisiológicas como la eliminación de toxinas, la regulación de la temperatura y el metabolismo del agua y las sales mediante la transpiración. También regula el tono muscular que es de interés para el campo de la Psicomotricidad. Esta regulación, que no es solo tónico-motriz sino tónico emocional, va constituyendo una estructura del tono de relación, de las actitudes y el movimiento.

S. Saal (2011) re conceptualiza lo que Calmels ha dado en llamar las dimensiones en Psicomotricidad, proponiendo un interesante giro en el que señala tres ejes que se encuentran transversalmente atravesados, sostenidos y diría también determinados por *la matriz tónico-emocional* constituyendo un denominador común de base para todos. Los ejes propuestos serían: *motriz-instrumental, práxico-cognitivo* y *afectivo-contextual*. Este último incorpora el contexto siendo que la estructura tónica se va organizando en la relación con otro.

Catherine Doltó, desde la haptonomía, conceptualiza ese valor estructurante como "*contacto psicotactil afectivo-confirmante*" y dice:

"...es indispensable para que el sujeto se desarrolle y despliegue todas sus posibilidades contenidas en su constelación significativa, cuyos datos filogenéticos y ontogenéticos son los elementos de base. Estos datos genéticos necesitan, para expresarse, de experiencias, de representaciones; reencuentros en los cuales el hecho de vivirse como bueno, en una seguridad afectiva experimentada en la reciprocidad, juegan un papel esencial. Estos intercambios que constituyen representaciones emocionales pertenecen al terreno de la evolución epigenética (que concierne a los efectos del medio sobre el desarrollo) desde la vida prenatal". (Doltó , 2005: 59).

Esas perspectivas desde la haptonomía y el yo–piel, entretejen el pasaje de lo motor a lo psicomotor, del estímulo sensorial, a la comunicación e inscripción que nos constituye en el cómo vamos siendo en nuestra corporeidad. Los padres han ido confirmando que, a través del masaje, hay una apropiación del saber sobre el bebé, descubriéndose también a sí mismos en esa relación.

En el año 2004 en el Hospital C. G. Durand, como mencioné anteriormente, creé un equipo interdisciplinario para llevar a cabo la investigación Masaje infantil y salud (Disp. N° 00394) a fin de comprobar de manera científica los beneficios del masaje para bebés prematuros externados.

Tomando la ideología de la Asociación Internacional de Masaje Infantil, el masaje era realizado por las madres a quienes mostrábamos la técnica con un muñeco. Junto con la Lic. Ma. Andrea Ballesi, fuimos las psicomotricistas a cargo de la enseñanza a padres y del seguimiento hasta los seis meses de edad corregida. La Lic. Ma. Natalia Freire, psicóloga, administraba el Perfil de observación del vínculo madre-bebé (0 a 6 meses) de la Dra. Oiberman (2001) para estudiar la variable vínculo y comunicación en la díada. El Dr. Jaime Tallis fue el director formal dentro del hospital, quien facilitó generosamente nuestro desarrollo dentro del ámbito institucional. Obtuvimos un aval de los comités de ética y de docencia e investigación, este último bajo la dirección de la Dra. Ma. Angélica Lamas, quien nos guió en la confección de informes y enmienda del protocolo luego de la experiencia piloto. El estudio se desarrolló con los bebés que asistían a los consultorios de seguimiento de alto riesgo a cargo de las Dras. Rosana Scoccola y Nora Goyeneche con quienes trabajamos muy sólida y cálidamente en interdisciplina.

Dos pilares me llevaron a elaborar este proyecto; dar una entidad científica a lo que F. Leboyere llamara "un arte milenario", ya que en el mundo médico no se habla de arte sino de estadísticas, porcentajes, resultados sigifinifativamente válidos al 95 % de confiabilidad, y eso hicimos con absoluta rigurosidad. Por otra parte, la enseñanza del masaje para bebés se desarrolla en ámbitos privados, por lo cual, implementarlo en un ámbito público, brindó equidad de oportunidades a una población de recursos socio económicos más bajos.

Ésta ha sido la primera Investigación Nacional sobre los beneficios del masaje para bebés prematuros, y en el año 2008 recibimos la beca de iniciación Ramón Carrillo Arturo Oñativia, otorgada por SACyT, Ministerio de Salud de la Nación. Dicho reconocimiento fortaleció nuestro quehacer frente al ámbito médico, y por otra parte fue un soporte económico, ya que trabajábamos *ad-honorem*.

"La técnica pareciera ser un concepto poco amigable para los psicomotricistas. Nuestra práctica es abierta y flexible, se construye con el otro. Miramos cada persona y cada intervención como únicas y singulares. Somos artesanos". (Marazzi, 2018: 1).

Nuestra artesanía en la práctica del masaje es partir de un saber y una técnica, orientándola a lo singular. Creo que hay que separar la técnica del tecnicismo rígido. Si bien una técnica conlleva una secuencia de pasos predeterminados como formas de tocar-contactar, secuencias en la espacialidad del cuerpo y por ende de las posiciones del cuerpo para abordarlas, esto no restringe la posibilidad de recrear y transformar. Esto depende de la estructura de cada persona y también de cómo se transmite, desde qué posición concebimos el vínculo y la díada. No es una receta a pesar de serla. No es un reglamento a pesar de presentar pasos establecidos. No es rígido a pesar de estar regidos por pautas externas.

Contaré una vez más, dos viñetas que suelo compartir en mis seminarios de formación a profesionales, porque dan cuenta que, más allá de lo técnico de la técnica, los padres ven a sus bebés, empiezan a preguntarse cosas, a decodificar y encodificar sus manifestaciones corporales, a partir de las cuales se va dando este pasaje del organismo al cuerpo psicomotor y simbólico. En este sentido, nuestra intervención crea factores protectores en situaciones adversas como en el caso de bebés de alto riesgo. Ambas viñetas son en el ámbito hospitalario con bebés nacidos prematuros ya externados.

## Viñeta 7

La madre refiere *"Cuando masajeo los brazos no puedo llegar hasta sus manos… los puños están cerrados, siempre está nerviosa"*.

Aprovechamos un saber universal sobre los reflejos del bebé durante el primer trimestre de vida, explicándole que se trata del reflejo de prensión palmar, que es involuntario y se desencadena con un estímulo cutáneo. Todos los bebés reaccionan de la misma manera refleja y que no se debe a que está siempre nerviosa, ni porque ella no realiza el masaje correctamente. Dando a ver que en otro momento también se desencadena dicho reflejo. Sugerimos, además, observar a su bebé más allá del puño, por ejemplo si logra por momentos alinear su mirada, cómo son sus movimientos corporales, su gestualidad. etc.

## Viñeta 8

En el mismo contexto del relato anterior, otra madre refiere *"cuando le masajeo en los brazos, y llego a las manos, me agarra fuerte y no me deja ir"*, expresándose con una sonrisa de satisfacción en el rostro, y confirmándose a sí misma, en una conexión afectiva con su hijita.

En este caso, a diferencia del anterior, reconfirmamos ese sentir entre sonrisas, resonando con su percepción y nada se mencionó acerca del reflejo de prensión palmar.

La riqueza y profundidad de las intervenciones terapéuticas no están dadas por el uso o no de las técnicas sino por cómo se aprovechan las mismas entre lo común y lo que arma la diferencia. Podemos pensarlo en términos de la lengua. Todos aprendemos a hablar y a escribir sobre convenciones sociales, se hace de determinada manera para poder comunicarnos y, sin embargo, cada cual hace un uso diferente de esa convención social; desde el contenido, la estructura lingüística, la creatividad, la repitencia de guiones ajenos.

La técnica de masaje para bebés prematuros fue pensada y elaborada desde una mirada bio-psico-social, teniendo en cuenta las características de esa población vulnerable. En los bebés prematuros se da una interrupción del desarrollo intrauterino antes de tiempo pero, además, hay una discontinuidad en el pasaje a la exterogestación o, al decir de Porres (1993), de poder alojar al bebé en la "placenta externa", que es el cuerpo materno, los brazos, los senos, el calor, el arrullo, el percibir los latidos del corazón junto al pecho, el campo emocional de la madre. Los bebés prematuros pasan a la incubadora en situación de mayor o mediano riesgo en un lapso de tiempo variable en el que se impone una distancia física, en una circunstancia que, además, pendula entre la vida y el riesgo de morir en muchos casos.

La brecha entre el bebé fantaseado e idealizado se aleja más aun del bebé real al que a veces no se lo puede tocar-alzar, y que por otra parte el cuerpo del niño está plagado de elementos no humanos como sondas, vías, gasas, adhesivos, sensores y máquinas que interfieren sensiblemente el encuentro. La imagen del bebé real que perciben durante la internación en neonatología es con una adhesión casi ortopédica de elementos para la supervivencia.

Las madres con frecuencia comentaban sus dificultades reales y sus temores para alzarlos y acomodarse mutuamente con un cuerpo demasiado diminuto, la extrañeza del encuentro interfiriendo en el dialogo tónico-emocional interceptados, además, por el personal a cargo que se disputa el saber sobre el bebé.

La técnica de masaje que denominé de *contención, integración y estimulación*, consta de tres fases: la primera se inicia con un *contacto suave de contención* como indicador de la aproximación al cuerpo del bebé que luego se desarrollará a través de diferentes maneras de tocar y contactar con *deslizamientos, amasaditos, tacto profundo y movimientos vibratorios relajantes*. Incluye *estímulos que se asemejan a las sensaciones intrauterinas* y se propician canales de comunicación integrando *la mirada intencional* sobre el final de la segunda fase, cuando (con las yemas de los dedos suavemente) se masajea la cabeza del bebé alineando la mirada cara a cara. En la fase final se realiza una *envoltura con acercamiento al cuerpo del adulto*.

Este masaje-envoltura apunta a que el bebé recupere algunas sensaciones vividas en el vientre materno que lo apacigüen e ir integrando a partir de un contacto corporal respetuoso una vivencia reparadora de su vivencia en la UCIN, y reparadora también en aquellas partes del cuerpo agredidas por las manipulaciones médico-asistenciales necesarias, pero de carácter disruptivo para el estado de homeostasis.

¿Por qué integración? Mientras que la sensación de placer y bienestar promueven una vivencia corporal integrada, frente al dolor hay una inversión de energía que desgasta y fragmenta la vivencia corporal y se hacen presentes de manera irreverente las partes que reciben estímulos aversivos.

Si bien la vivencia corporal de todo recién nacido es en partes, ya que aún no han conformado una unidad corporal, y a la vez está indiferenciada entre "yo"-"no yo", en los bebés prematuros hay otra fragmentación a partir de las sensaciones nociceptivas. No serían partes aún no integradas al yo corporal, sino partes que quedan con una memoria corporal que no permiten una integración apacible.

Se observa en los bebés prematuros que han estado internados en la UCIN, que ante la proximidad hacia su cuerpo reaccionan con un aumento de su estado de alerta y tensión, desencadenando manifestaciones reflejas defensivas de stop; miembros superiores en extensión operando como distanciamiento. La sensibilidad de los pies, por ejemplo, podría quedar afectada a largo plazo, en casos que las extracciones de sangre en el talón, hayan sido muy reiteradas en un lapso de tiempo prolongado, pudiendo causar hasta dificultades en el apoyo plantar o la marcha.

Acerca del dolor y el placer, A. Damasio explica que:

"Deberíamos distinguir al menos dos componentes en el dolor y el placer. En el primero. El cerebro traza la representación de un cambio de estado corporal local, que se refiere a una parte del cuerpo. Se trata de una percepción somatosensorial en el sentido distintivo. Deriva de la piel, o de una mucosa, o de una parte de un órgano. El segundo componente del dolor y del placer proviene de un cambio más general en el estado del cuerpo, en realidad de una emoción". (Damasio, 1996: 241).

Más adelante agrega:

"La liberación de endorfinas (la morfina del propio organismo), que se unen a receptores opioides (que son similares a aquellos sobre los que actúa la morfina), es un factor importante en la percepción de un 'paisaje de placer', y puede suprimir o reducir la percepción de un 'paisaje de dolor'". (Ídem).

A través del estímulo del masaje se segregan endorfinas que son anestésicos naturales, tomando esta doble vertiente entre lo fisiológico y lo emocional; construimos la hipótesis que brindando a los bebés prematuros sensaciones de placer enmarcadas en un contacto respetuoso podrían superar esa remembranza de las agresiones recibidas en su cuerpo. En esta experiencia, podrían re inscribir en la piel como envoltura muscular y corporal, sensaciones de bienestar en aquellas partes "heridas" reparando al mismo tiempo un vínculo que ha demorado un verdadero encuentro.

En torno a las memorias que van creándose de lo somatosensorial en lo corporal, D. Jerusalinsky nos aporta:

"Las neurociencias y el psicoanálisis tienen objetos de estudio diferentes, aunque con muchas intersecciones; una de ellas, que es fundamental e incorpora las bases de la plasticidad sináptica y neuronal, es la de la serie huella sináptica, huella mnémica, huella psíquica y significante (...). La memoria sería, a nivel de las neuronas y sinapsis, y a nivel circuital, el resultado de cambios a nivel sináptico y neuronal, producidos por la experiencia.

Sin embargo la memoria pareciera ser algo diferente (....) estas son las bases biológicas que la hacen posible, pero que la memoria, además, cobra una cierta independencia. Porque esa experiencia que va a transformar sinapsis y circuitos creando, a través del proceso de consolidación de la memoria, una representación que no existía, va a su vez a transformar otras representaciones comparándola, modificando, anulando, asociando o integrándose con ellas, modificando así el cerebro mucho más allá de la mera representación de esa experiencia, en el camino de apropiarse de ella". (Jerusalinsky, 2019: 46-47).

El ponerse en contacto con el cuerpo del bebé para compartir el masaje sin la responsabilidad del sostén, coloca al adulto de manera más despreocupada de los temores e inseguridades antes mencionadas, logrando estar más disponibles en el encuentro. El masaje es sobre el cuerpo del bebé, pero es con el bebé. Durante la investigación hacíamos especial hincapié en reconocer los indicios comunicacionales; si el bebé no se mostraba receptivo para el masaje en ese momento, debían suspenderlo y posponerlo. Tal fue el énfasis en este aspecto que estaba explícito en el consentimiento informado que firmaban los padres. Es decir, en ese documento se certificaba la importancia de respetar al bebé y escuchar su receptividad para ser masajeado.

Por otra parte, ¿por qué con el bebé, y no al bebé? El tacto siempre es contacto, esa doble vía de estimulación cutánea redunda beneficiosamente a quien masajea. Al masajear el cuerpo del bebé, las manos del adulto son masajeadas y en ese efecto recíproco se reconocía un aumento de confianza en el manejo del bebé en términos de handling. Los adultos modifican también sus estados tensionales-emocionales, pudiendo recurrir a esa herramienta en diferentes momentos según las necesidades.

## Viñeta 9

La madre de "B" relató enérgicamente que su familia estaba atravesando una situación muy crítica respecto de circunstancias económicas adversas a lo que se sumaba la demanda más alta de atención y de controles médicos para su bebé que había nacido prematuro.

Describe al bebé demandante e irritable con un concomitante aumento de intolerancia por parte suya; luego finaliza narrando "el otro día me puse tan nerviosa que casi lo 'estrolo', pero me acordé de los masajes y cuando le hice, se fue calmando". Claramente esa madre lo incorporó como una herramienta para calmarlo-calmarse y pudo instrumentarlo como factor protector.

¿Por qué incluir durante el masaje, en cierto momento, la mirada intencional? Esto surge en parte por dos motivos. Un aspecto está dado por la imposibilidad del bebé de mantenerse en línea media para el encuentro cara a cara, dado que su postura se encuentra lateralizada por el reflejo tónico cervical asimétrico. Hemos escuchado decir a las madres *"ni me mira, no se entera que le estoy haciendo masaje"* dando cuenta de permanecer más a la espera que esto ocurra por iniciativa del bebé y también por el peso que tiene la mirada confirmando el intercambio. Se debe tener en cuenta que los bebés a veces retiran la mirada para autoregularse.

Durante el período previo al inicio de la investigación realicé un tiempo de observación en el consultorio de seguimiento de alto riesgo para conocer a la población. La pregunta dirigida hacia las médicas sobre cuándo empieza a ver el bebé, se reiteraba, bajo el supuesto de que el bebé chiquito e inmaduro y aún no veía. Y bajo el supuesto de la no visión, los padres no miraban a sus bebés para entrar en comunicación porque encontrarían ahí un vacío en el feedback. Si bien hay un desconocimiento habitual sobre la maduración de los bebés recién nacidos, éste se percibía incrementado con los bebés prematuros, porque el saber estuvo puesto en los médicos salvadores, a veces disputado con las enfermeras en relación a los cuidados básicos.

Ajuriaguerra citando las ideas de Scheller, explica:

"Para el autor, la percepción del otro es 'un-ser-capaz-de-participar-en-el-ser', ya que, al haber un intercambio de miradas, 'no solo veo unos ojos, sino que veo una persona que me mira'". (Ajuriaguerra, 1993: 71).

Si bien Ajuriguerra destaca este efecto de la importancia de la mirada en la vida del niño, también lo es para los padres de los bebés prematuros, cuyo semblante de apatía es frecuente durante el primer tiempo de vida.

No desarrollaré todas las variables estudiadas en la investigación, pero quiero hacer mención a un resultado en relación a la decodificación de señales.

Hemos implementado un calendario mensual en donde las madres debían consignar la cantidad de días que realizaban el masaje a los bebés. Este calendario además proponía observar y consignar los estados del bebé siendo las opciones: **A**: atento contento vivaz, **B**: duerme mejor, **C**: llora, **D**: no nota cambios.

Las respuestas podían ser combinadas, las más reiteradas por ejemplo eran A y B. Había un espacio en blanco para "observaciones", en el que podían ampliar otras variables comunicacionales que fueran descubriendo.

De 109 calendarios y 2.329 casilleros, el procesamiento de datos (compatible con T Student) arrojó diferencias significativas sobre la respuesta **A**: atento contento vivaz, respecto de las otras tres opciones. Es alentador observar cómo el masaje ha colaborado en fomentar la atención mutua ligada a un estado emocional positivo.

Respuestas obtenidas de los calendarios

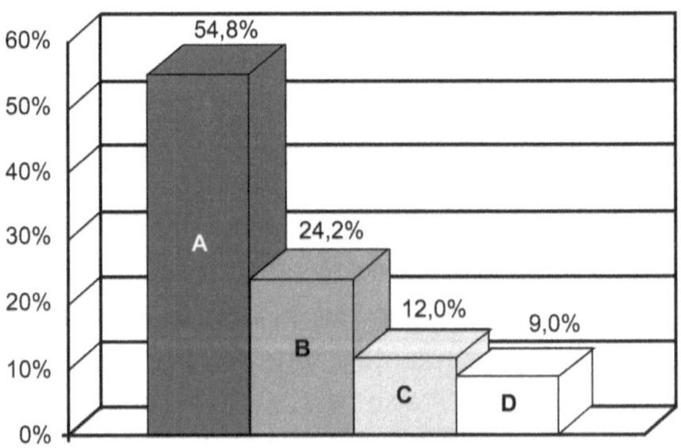


*Diferencias significativas al 95% de confianza* (Prueba T)
Respuesta entre "A" y "B" - "C" - "D"

**A**: atento contento vivaz 54,8 %      **B**: duerme mejor 24,2 %
**C**: llora 12,0 %      **D**: no nota cambios 9, 0 %

"...el tono muscular (...) está estrechamente unido a los procesos de atención y percepción. Encontramos así una fuerte interrelación entre la actividad tónica muscular y la actividad tónica cerebral (Da Fonseca, 1998). De este modo, al intervenir sobre el control de la tonicidad muscular, intervenimos también sobre los procesos de atención, lo que resulta imprescindible para cualquier aprendizaje. La función tónica, por ser generadora de las actitudes, se pone en relación tanto con la vida afectiva, como con la interpretación perceptiva de la realidad". (Berreuzo y Adelantado, 2000: 54-55).

Actualmente continúo con el firme objetivo de seguir transmitiendo a profesionales de la salud los beneficios del masaje terapéutico. En los seminarios que dicto desde el año 2010 abordo una serie de temáticas afines que sustentan los fundamentos y la didáctica para la enseñanza a los padres que se ponen en comunicación con sus bebés a través del contacto. Es en esa experiencia de reciprocidad lograda a través del masaje que ambos son transformadores y transformados en una vivencia corporal de continuidad. Vivencia reparadora de las discontinuidades disruptivas que los expone el acto del nacimiento antes de tiempo.

NBJ: —*Teniendo en cuenta que la mirada y la pausa son privilegios en la crianza, y de algún modo u otro, estamos atravesando un tiempo de tecnología, de vínculos virtuales, me surge preguntar, ¿cómo avizoras el futuro de la práctica psicomotriz en intervención temprana "en tiempos de educación a distancia"?*

PL: —El surgimiento de la educación a distancia sin dudas ha abierto fronteras en la posibilidad de formarse o capacitarse en lugares lejanos (y no tanto), con profesionales que seguramente, de no existir esa instancia, no se podría acceder. Las plataformas educativas a través de la tecnología suprimen el obstáculo espacio-temporal para la formación, actualización y el acceso a la información.

Pero no toda disciplina puede sostenerse en la educación a distancia, dependiendo cuáles sean las competencias formales, técnicas y la implicancia humana y emocional que en ella transcurra.

Estamos viviendo un tiempo en que la tecnología no solo forma parte de nuestras vidas sino que la ha transformado, somos vividos y cada vez más controlados por el uso de múltiples dispositivos en los que ya no solo utilizamos nosotros la información disponible sino que las grandes empresas, la economía mundial y las políticas disponen de nuestra información personal.

Es una época de muchas contradicciones, de buscar saberes afuera despojándonos de criterios propios. Obviamente no podemos globalizar esta opinión dado que existen diversas realidades, allí donde hay pobreza estructural, desnutrición y falta de oportunidades para el acceso a la salud y la educación, emergen otras problemáticas respecto de sus necesidades básicas insatisfechas; pero lo pienso como una tendencia hacia.

La sobreinformación "*al alcance de un enter*", como se menciona al inicio de este intercambio, obtenida muchas veces de manera indiscriminada, más que fortalecer a los padres en su funciones materna y paterna, los dejan bastante a orillas de un acantilado… y eso puede paralizar, sobre todo cuando están angustiados intentando armar preguntas o respuestas en relación a la crianza o a los problemas del desarrollo de los hijos.

El título de mi libro *Interacciones Tempranas, prohibida la educación a distancia*, es una alegoría a la imperiosa necesidad que tienen los niños de desarrollarse sostenidos en vínculos humanos para constituirse como sujetos, lo que implica una co presencia estable. Primero necesitan una unión muy sensible, íntima y empática, que soporte los embates y malestares, que sacien su voracidad de mirar y sonreír frente al rostro humano. La necesidad de recibir contacto y decires a través de la piel, del sostén que estructure progresivamente el eje axial a partir del cual el cuerpo empieza a organizarse en las posturas, el movimiento y el equilibrio.

La distancia corporal que se interpone con los bebés y niños pequeños crece década tras década; hoy nos encontramos con artefactos y dispositivos tecnológicos que desplazan el cuerpo del adulto o su disponibilidad corporal, en los actos más bellos como mecer, mirar, mimar, sostener, cantar nanas y mostrar las cosas que hay en mundo.

Las empresas los desarrollan para que los bebés sean sostenidos por bebesit, huevitos y andadores. Mecidos por hamacas que vibran con música. Pantallas de todos los tamaños para incorporar en el cochecito de paseo, en el auto, la mesa de comer y en la pelela.

Hoy los bebes desde temprano "conocen el mundo" a través de las pantallas. ¿Conocen el mundo?

Lo miran, pero construir el mundo es manosear, oler, chupar, tocar, sentir, empujar, apretar, estirar, levantar, hundir los dedos. El conocimiento del mundo se construye con destrezas sensorio motrices. Se han viralizado videos de bebés tocando-rozando, las imágenes de un libro como si funcionaran con touch; qué contrariedad que eso cause gracia a los padres, sin poder advertir la importancia de ayudarlos a discriminar entre el mundo real y el mundo virtual. No se trata de dejar de incluir la pantalla, sino considerar cómo hacerlo manteniendo la atención conjunta, en lugar del aislamiento. Que las mismas formen una parte del espectro de experiencias oportunas y socializadoras ya que luego sobrevienen las alarmas encendidas cuando los niños no miran a los ojos, no comprenden, no entran en diálogo, retrasan el desarrollo del lenguaje, no saben dónde queda su pie para calzarse, no agarran solos la cuchara para comer, no juegan.

La "educación a distancia" promueve un desconocimiento del cuerpo, un vacío en la construcción corporal que se organiza a través de los cuidados básicos.

En Psicomotricidad hablamos y alentamos la disponibilidad corporal; ésta es una cualidad y una competencia que debemos trabajarla mucho ya que espontáneamente no siempre podemos estar verdaderamente disponibles, ni por estados emocionales propios, o por las vicisitudes que surgen con diferentes pacientes y sus familias. Trabajar con el cuerpo con y para otros nos convoca primero a trabajar corporalmente junto con pares que estén en el mismo proceso de conocimiento y autoconocimiento, en un contexto en el que se pueda ligar con aspectos propios del campo psicomotor.

La disponibilidad corporal

"...es (...) la capacidad de olvidarse por lo menos, provisionalmente, de todo lo anteriormente aprendido, de desprenderse de todo patrón de conducta adquirido, para responder con frescura a las situaciones, y dejarse sorprender por lo que, siempre por primera vez, está pasando. Involucra la capacidad de escuchar-ver, tanto 'externamente' como 'internamente', con una atención extrema, lo que acontece y lo que los acontecimientos van generando. Y, al mismo tiempo, la capacidad de convocar y movilizar, en cualquier momento de ese aquí y ahora, todas las huellas de la existencia depositadas en la memoria corporal, cerebral y emocional de cada uno". (Casanova y Klein, 2013: 58).

Esto que parece una paradoja del despojamiento de lo aprendido anteriormente, refiere a no anteponer patrones preestablecidos o anticiparse en ese mirar-escuchar. Como una atención flotante corporal para estar disponibles al encuentro con los otros, habiendo construido la consciencia de los propios límites y fronteras de involucramiento y para no desplazar en los otros lo que es propio.

"Las técnicas de trabajo corporal revelan hasta qué punto el cuerpo guarda el registro de la historia vincular de aprendizaje. Al abordar y movilizar zonas como la piel, la espalda, el eje tronco piernas, la cara, las mejillas, la cabeza, las manos, van emergiendo fantasías, imagos muy primarias, afectos primitivos que señalan al cuerpo como memoria de la experiencia y de la forma en que esa experiencia fue interpretada y significada por el sujeto y por el otro, en el interior del vínculo". (Quiroga, 1999: 52).

Desde este otro ángulo, pensando en tu pregunta, Natalia, no imagino que la formación de los psicomotricistas pueda ser a distancia, ni para la atención temprana ni para los demás campos de desarrollo.

"Para poder utilizar el jugar en nuestra práctica profesional, hace falta jugar con otros y 'estudiarse' en ese juego, 'estudiar' al otro y 'estudiar' el fenómeno de jugar.

Es necesario probar, experimentar, saborear el jugar. Sentirlo, observarlo, registrarlo, analizarlo. Aprender a hacer una lectura de la experiencia". (Marazzi, 2018: 5).

Trabajar con el cuerpo implica afrontar las emociones que emergen en una relación, descubrir rastros de historia que quedan alojadas en el tono, el movimiento, en las miradas que tuvimos o no de los otros y nos constituyeron. Huellas de nuestra propia sensorialidad, de nuestra imagen corporal, de la niñez que hemos transitado, de las experiencias con nuestros propios hijos.

NBJ:     —*Querida Paula tomo un último párrafo para agradecer tu tiempo y compromiso para con esta entrevista. Este texto que elaboraste para responder mis preguntas teorizando tu hacer, tu saber aprehendido y vivenciado... tu experiencia, forman parte de la historia de esta práctica que compartimos y que seguimos transitando con amor y pasión en el abordaje diario del hacer con los bebés-niños, como vos los mencionas, con sus padres y familias. Gracias nuevamente... seguiremos construyendo... aun en tiempos de inmediatez.*

## Referencias bibliográficas

Aberastury, A. (1981). *El niño y sus juegos* (6° reimpresión- Vol 3). Bs. Aires-Barcelona: Paidós.

Ajuriaguerra, J. (1993). *Manual de psiquiatría infantil* (6ta. Reimpresión) España: Masson.

Ajuriaguerra, J. (1985). *Discurso do profesor Dr. J. de Ajuriaguerra.* Río de Janeiro: Vol. IV, N° 12. Disponible en: [www.raco.cat/index.php/anuariopsicologia/article/viewFile/64510/88306].

Ansermet, F. y Magistretti, P. (2012). *A cada cual su cerebro: plasticidad neuronal e inconsciente* (4ª reimp). Argentina-España: Katz.

Anzieu, D. (1994). *El yo piel.* (2° ed.). España: Editorial Biblioteca Nueva España.

Armus, M.; Duhalde, C.; Oliver, M. y Woscoboinik, N. (2012). *Desarrollo emocional, clave en la primera infancia 0 a 3.* Argentina: Unicef.

Barnet A. y R. (2000). *El pensamiento del bebé.* Argentina: Javier Vergara.

Berruezo y Adelantado, P. P. (2000), en: Bottini, P. (comp.), *Psicomotricidad: prácticas y conceptos* (capítulo II). Madrid-Buenos Aires: Miño y Dávila editores.

Bottini, P. (2018). *Jugarse Jugando*. Buenos Aires: Miño y Dávila editores.

Bruer, J. (2000). *El mito de los tres primeros años*. Barcelona: Paidós.

Calmels, D. (1997). *Cuerpo y Saber*. Buenos Aires: D&B.

Calmels, D. (2003). *¿Qué es la psicomotricidad? Los trastornos psicomotores y la práctica psicomotriz*. Argentina: Lumen.

Calmels, D. (2004). *Juegos de crianza- el juego corporal en los primeros años de vida*. Buenos Aires: Biblos.

Casanova, G. y Klein, M.G. (2013). *El gesto y la huella, una poética de la experiencia corporal*. Buenos Aires: Biblos.

Coriat, L. (1974). *La maduración psicomotriz del primer año de vida*. Buenos Aires: Hemisur.

Csikzentmihaly, M. (2006). *Creatividad. El fluir y la psicología del descubrimiento y la invención*. Barcelona: Paidós.

Del Olmo, C. (2013). *¿Dónde está mi tribu? Maternidad y crianza en una sociedad individualista*. Argentina: Capital Intelectual.

Diccionario (1998). *Sinónimos, antónimos, parónimos*. Argentina: Sigmar.

Diccionario Real Academia Española. Disponible en [https:/www.rae.es].

Di Bártolo (2016). *El apego. Cómo nuestros vínculos nos hacen quienes somos*. Argentina: Lugar Editorial.

Dolto, C. (2005). *Haptonomía* pre y postnatal, por una ética de la seguridad afectiva. Buenos Aires: Creavida.

Duncan, I. (1980). *Mi vida*. Argentina: Losada.

Garbarz, J. (1992). Clase desgrabada (inédita) del Seminario Aprendizaje y Desarrollo-Estimulación Temprana. Hospital C.G. Durand. Argentina.

GAT (2000). *Libro blanco de la atención temprana*. España: Real Patronato de Atención a la Discapacidad.

Huizinga, J. (1968). *Homo Ludens*. Argentina: Emecé Editores.

Jerusalinsky, D. (2019) "Contribuciones de las neurociencias al conocimiento de los problemas del desarrollo humano. La complejidad del sistema nervioso y las funciones emergentes", en: Rowensztein, E. y Kremenchusky, J. (comps.), *Pediatría, Desarrollo infantil e interdisciplina. Una mirada desde la complejidad*. Argentina: Noveduc.

Keogh, K. B. (2006). *Temperamento y rendimiento escolar. Qué es cómo influye, cómo se valora*. Madrid: Narcea.

Leboyer, F. (1978). *Shantala. Un arte tradicional el masaje de los niños*. Argentina: Hachete.

LANDEN, P. (2013). *Interacciones Tempranas: Prohibida la educación a distancia*. Argentina: Ed. Albatros.

LE BOULCH, J. (1992). *Hacia una ciencia del movimiento humano- Introducción a la psicokinética*. Barcelona: Paidós Ibérica.

LEJARRAGA, H. (2008). *Desarrollo del niño en contexto*. Argentina: Paidós.

MARAZZI, M. (2018). *Lo técnico en la formación de los psicomotricistas Armado de un repertorio, lectura y usos de las variable psicomotrices y construcción de una actitud psicomotriz*. Artículo inédito.

MONTAGU, A. (1971). *Sentido del tacto - Touching: the Human Significant of the Skin*. Nueva York: Edit. Harper & Row.

MORIN, E. (s/f) *Sobre la interdisciplinariedad*. Disponible en: [www.pensamientocomplejo.com.ar].

OLIVER, M. (2009). *Estrés en la infancia. Prevención e intervención en pediatría*. Argentina: FUNDASAP Sociedad Argentina de Pediatría.

OSSONA, P. (1984). *La educación por la danza - enfoque metodológico* (1° reimpr.). Barcelona-Buenos Aires: Paidós.

PIKLER, E. (1984). *Moverse en libertad, Desarrollo de la Motricidad Global*. Madrid: Narcea.

PORRES, E. (1993). *Tocame mamá. Amor, tacto y nacimiento sensorial*. España: Plus Vitae.

RAVERA VERDESIO, C. (2012). *Clínica psicomotriz del bebé* (2da. ed.). Uruguay: Paulo de los Santos.

ROGOFF, B. (1993). *Aprendices del pensamiento. El desarrollo cognitivo en el contexto social*. Barcelona: Paidós.

SAAL, S. (2011). "Caracterización y estudio del trastorno de inhibición psicomotriz", en: González, L. (comp.), *Temas de Investigación en Psicomotricidad*. Argentina: Eduntref.

SYKULER, C. (2009). "La interconsulta con estimulación temprana en la atención de bebés y niños pequeños", en: *El desarrollo del cahorro humano. TGD y otros problemas. Pediatría e interdisciplina*. Buenos Aires: Noveduc.

WALLON, H. (1979). *La evolución psicológica del niño*. Buenos Aires: Editorial Psique.

WALLON, H. (1982). *Los orígenes del carácter en el niño*. Buenos Aires: Ediciones Nueva Visión.

WINNICOTT, D. (1957) *El niño y el mundo externo*. Buenos Aires: Paidós.

Winnicott, D. (1989) *Los bebés y sus madres*. Buenos Aires: Paidós.

---

*¡Gracias Paula y Natalia!*

# Los caminos de la regulación de la profesión del psicomotricista en Brasil

## Entrevista a Rita Thompson y Gustavo Vasconcellos[12]

*por Ceres Fassarella*

...................................................................................................

*Estimados psicomotricistas y compañeros interesados en la Psicomotricidad, es con gran honor y felicidad que les presento esta maravillosa entrevista. El siguiente material ha sido pensado, reflejado y dialogado a seis manos, y es un gran privilegio hablar con las referencias de la Psicomotricidad a nivel nacional e internacional. Gustavo y Rita están a la vanguardia de un movimiento potente y ético que guía a los profesionales brasileños en el quehacer psicomotriz. ¡Que podamos disfrutar de sus ricas contribuciones y profundizar en sus trayectorias y contribuciones!*

...................................................................................................

Ceres Fassarella (cf): —*El 3 de enero de 2019, la Psicomotricidad fue regulada como profesión en Brasil por medio de la ley 13.794 del Diario Oficial de la Unión. Ustedes forman parte del movimiento que posibilitó esa conquista para todos nosotros, psicomotricistas brasileños en formación. ¿Cuáles son los desdoblamientos de esta reglamentación para la Psicomotricidad brasileña?*

Rita Thompson (rt) y Gustavo Vasconcellos (gv): —Históricamente, la Psicomotricidad en Brasil surgió entre los años sesenta y setenta, debido a la preocupación de los profesionales de diversas áreas, que buscaban conocimientos sobre la importancia y el lugar del cuerpo y del movimiento en el proceso del desarrollo humano. Teníamos dos frentes principales de difusión de la Psicomotricidad en Brasil: Río de Janeiro y São Paulo.

*Río de Janeiro:*

1965 – La Secretaría de Educación de la Municipalidad de Río de Janeiro trae el primer documento escrito sobre la Psicomotricidad (colección de la Escuela Pública de la ABBR).

---

12  Entrevista traducida por Ceres Fasarella.

1970 – Simone Ramain imparte el primer curso de Psicomotricidad en el Instituto Helena Antipoff.

1972 – Simone Ramain propone a Solange Thiers que asuma el método Ramain en Brasil.

1973 – El Instituto Helena Antipoff, siguiendo la Escuela Francesa de Psicomotricidad, comienza una formación basada en Huguette Bucher, Picq y Vayer y Le Boulch.

1973 – Marta Lovisaro, en contacto con el Conservatorio de Música de Río de Janeiro, sistematiza el trabajo psicomotriz a la música, dando lugar a una nueva profesión: la musicoterapia.

1973 – Françoise Desobeau es invitada a venir a Brasil, alentando la creación de la Sociedad Brasileña de Terapia Psicomotriz – SBTP.

1980 – Fundación de la Sociedad Brasileña de Psicomotricidad – SBT, afiliada a la ISTP – Bélgica.

1982 – Beatriz Saboya y Regina Morizot organizan el I° Congreso de Psicomotricidad – UERJ.

1983 – Apertura de cursos de posgrado en Psicomotricidad en el Instituto Brasileño de Medicina y Rehabilitación y en la Universidad Estácio de Sá.

1986 – Curso de posgrado en Educación y Reeducación Psicomotriz en la UERJ.

1989 – Creación de la primera Licenciatura de Psicomotricidad en el Instituto Brasileño de Medicina y Rehabilitación – IBMR.

1995 – Reconocimiento del Curso de Psicomotricidad IBMR como un curso de nivel superior por el Consejo Federal de Educación – MEC, publicado en el Diario Oficial de la Unión (D.O.U. 97.782).

1998 – Inicio del proceso de legalización de la profesión.

*São Paulo:*

1975 – Primer curso de posgrado en Psicomotricidad, organizado por Beatriz Loureiro, que trajo a profesionales extranjeros: Giselle Soubiran, Dalila Costallat y Vitor da Fonseca.

1977 – Fundación del Grupo de Actividades Especializadas, responsable por la formación de psicomotricistas.

1985 – I° Congreso Enapsin.

1986 - Creación del vínculo científico-cultural oficial entre Brasil-Francia a través de la Delegación brasileña de la OIPR (París).

1992 – Creación de la Organización de la Orden Nacional de los Psicomotricistas – ONP.

1992 – Creación del posgrado ISPE-GAE.

La regulación de la profesión de psicomotricista fue un largo proceso que duró exactamente veinte años. El Proyecto de Ley número 02419, en su primera versión, es de 1999. Desafortunadamente, tuvo una negación. El proyecto de ley sufrió algunos cambios, que culminó en la redacción final en 2003. Fue aprobado en algunos comités, pero no se llevó a cabo, permaneciendo inmóvil en el Congreso durante catorce años. En 2017, recuperamos fuerza y, con una red de apoyo muy amplia, pasamos por cada etapa en el poder legislativo, culminando en el día histórico 3 de enero de 2019, y la Psicomotricidad fue regulada como una profesión en Brasil, a través de la Ley 13.794 del Diario Oficial de la Unión. ¡Una gran victoria!

Durante este período, también se aprobó la creación de una Categoría Funcional de psicomotricista en la ciudad de Río de Janeiro, a través del Proyecto de Ley 531/2001, y el 12 de septiembre de 2018 nos incluyeron en la Clasificación Brasileña de Ocupaciones – CBO.

En este momento estamos luchando por la creación de los Consejos Federales y Regionales, que tendrán como objetivos principales guiar y supervisar en carácter privado el ejercicio de las actividades de la Psicomotricidad, haciendo uso de las normas reguladoras previstas.

Actualmente la Psicomotricidad está muy presente en todo el territorio nacional, con mayor énfasis en el Sureste, Sur y Noreste. Consideramos que con el reconocimiento de la profesión, la tendencia es que, cada vez más, los ámbitos de la Educación y la Salud incluyan esta noble ciencia en el cuidado de nuestra población y en la agenda de implementación de políticas públicas a favor de la Salud Colectiva.

CF:   *—En el momento actual, para ser psicomotricista en Brasil los estudiantes cursan Posgrados y Formaciones en el área. Ustedes forman parte de una generación de profesionales que cursaron la Graduación en Psicomotricidad ofrecida en el país por el Instituto Brasileño de Medicina y Rehabilitación –IBMR–. ¿Cómo describen su trayectoria profesional? ¿Cuál es la importancia de la Psicomotricidad en ese recorrido?*

RT:   —La Psicomotricidad adentró en mi vida durante el período en que, en los años ochenta, vivía en São Paulo y comencé a trabajar en la AMA, asociación que ayudaba a niños autistas. En ese momento, ya me había graduado en Pedagogía y estaba estudiando Psicología. Pero en mi trabajo diario con estos niños, me sentí extremadamente insegura e insatisfecha, pensando que faltaba algo más. Fue entonces cuando me encontré con un libro sobre la Psicomotricidad. Me encanté. En la búsqueda por capacitación, encontré el Postgrado del

GAE, dirigido por Beatriz Loureiro, con quien realicé mi primera formación y que me presentó a la Psicomotricidad, mostrando cómo la adopción de actividades sensoriomotrices con diferentes enfoques podría influir en el niño autista, en el descubrimiento de su cuerpo como un todo. Me di cuenta de que el enfoque psicomotriz podría ser una forma muy importante de manejo en niños con TEA, ya que su intervención era sobre sus necesidades, que tienen características evidentes de desestructuración sensorial, motriz, del lenguaje y de la capacidad de percibir entornos sociales, contextuales y correlacionar con el lenguaje verbal o no verbal.

Al regresar a Río en 1989, el Instituto Brasileño de Medicina y Rehabilitación creó la primera licenciatura y decidí hacer el curso, participando en la primera clase de grado en Psicomotricidad en Brasil. El curso duró cuatro años, con temas centrados en las áreas de Neurología, Antropología, Anatomía, Biología, Psicología, Fundamentos del Lenguaje, Kinesiología, Neuropsicología, Psiquiatría, Gerontología, Filogénesis y Ontogénesis de la Psicomotricidad, Evaluación Psicomotriz, Fundamentos del Psicoanálisis, Desarrollo infantil y juvenil, Métodos y Técnicas Psicomotrices, Musicoterapia, Estimulación Temprana, Ética Profesional, además de pasantías en instituciones de salud y educación.

GV:      —Durante treinta y cinco años trabajo diariamente con la Psicomotricidad, tanto en el ámbito pedagógico, como en la clínica con la terapia psicomotriz. Mi carrera profesional comienza con la Educación Física a principios de los años ochenta y el encuentro con la Psicomotricidad surgió de mi interés por trabajar con la primera infancia, un campo donde reina la práctica psicomotriz, porque tiene sus propias técnicas capaces de contribuir profundamente a la maduración del niño, con la comprensión de la singularidad de su cuerpo y sus expresiones. Los niños quedan fascinados con la libertad vivenciada en el trabajo psicomotor.

CF:      —*Brasil presenta un vasto panorama de la Psicomotricidad, en el que son reconocidas y ofrecidas más de diez formaciones. Entre esas, citamos la SocioPsicomotricidad Ramain-Thiers, la Psicomotricidad Relacional, la Psicomotricidad Sistémica, la Práctica Psicomotriz Aucouturier, la Psicomotricidad Acuática, la Psicomotricidad Relacional Somática, la TransPsicomotricidad, la Formación en Psicomotricidad del Agathon, la Psicomotricidad Heurística y la Formación Aión en Psicomotricidad. Este número tiende a crecer con los estudios e investigaciones en el área.*

*En este sentido, ¿en qué enfoque trabajan y cuáles son sus fundamentos y estrategias?*

RT y GV: —La práctica de la Psicomotricidad se desarrolló inicialmente sobre una base organicista y mecanicista, siguiendo la orientación pedagógica. Nos encontramos con una práctica múltiple con perspectivas diversas, tanto organicistas como las tendencias más psicológicas. Sin embargo, observamos un proceso de evolución, de una lucha continua por la adquisición de una verdadera identidad y autonomía profesional. Tanto en entornos académicos como de formación, el estudio y la investigación han crecido. La regulación nos ha fortalecido internacionalmente, y ello seguramente proporcionará intercambios con otros países, lo cual es muy importante para la evolución del trabajo del psicomotricista.

La base de nuestras formaciones provino de centros de estudio y de las referencias internacionales en Psicomotricidad, en su mayoría franceses, mucha práctica corporal desde técnicas de expresividad motriz como trabajos de relajación y conciencia de los límites y posibilidades del cuerpo tanto en el campo motor como en el universo de la subjetividad a través del estudio profundizado en el Psicoanálisis, en la Filosofía y en la Antropología.

CF: —*Ustedes tienen una rica trayectoria en la Psicomotricidad nacional e internacional, con diversas investigaciones, artículos y libros publicados, además de participar en y organizar grandes eventos en este campo. ¿Cuáles son sus áreas de acción en la Psicomotricidad y cómo se desarrollan estos trabajos?*

RT: —Hace veinte años, coordino una clínica ambulatoria para niños con autismo. Es un trabajo voluntario, donde el equipo está formado por psicomotricistas, psicopedagogos, logopedas, psicólogos, neuropediatras y psiquiatras infantiles y juveniles. El trastorno del espectro autista se clasifica como un trastorno del neurodesarrollo. Su incidencia debe tenerse en cuenta, dada la extensión y severidad de los síntomas presentados por el paciente y el consiguiente deterioro de todas las áreas de la vida del individuo. El tratamiento de un niño autista es largo, y la forma en que evoluciona cada uno de estos niños depende de una serie de factores, que se relacionan y que hablan sobre el grado de afección psíquica del niño y cómo pueden verse afectados por el enfoque terapéutico.

GV: —Trabajo hace treinta y cinco años con la educación psicomotora en la primera infancia, donde logramos la inclusión de clases de Psicomotricidad en los currículos de las escuelas. El cuerpo y su amplio potencial de movimiento entra con potencia para afirmar la singularidad de los niños, despertando su capacidad creativa.

CF:    —*Ustedes desarrollan un importante trabajo en el campo de la educación y sus interrelaciones con la salud. ¿Cuáles son sus temas de estudio y cómo se estructuran sus investigaciones?*

RT:    —Mi gran interés es el Trastorno del Espectro Autista. El Autismo, en todas sus formas, es uno de los diagnósticos más complejos para los profesionales que trabajan en el campo. Como regla general, la percepción de que algo no va bien con su hijo ocurre cuando los padres llevan al niño a un parque y hay una comparación inevitable con otros niños, o cuando en la escuela se dan cuenta de que ese niño necesita atención especial, porque presenta comportamientos diferentes de sus pares y su desarrollo no es el esperado para la franja de edad en el que se encuentra.

Los estudios existentes sobre la prevalencia del trastorno indican un aumento significativo de niños con la afección, lo que marca claramente un problema de salud pública mundial, y el conocimiento de las intervenciones existentes es cada vez más relevante.

En los niños con TEA se informan cambios motores desde el nacimiento, aunque no se les da suficiente importancia. Cambios en la marcha, coordinación y en el equilibrio están presentes. Tienen dificultades para coordinar el uso de las manos simultáneamente, para evitar obstáculos, cambios en el tono, cambios en la planificación motriz, entre otros.

La Psicomotricidad permitirá al niño con TEA adquirir lo que es más necesario y más eficiente: apropiarse de su imagen y esquema corporal y de su conciencia corporal. Los niños sometidos a la intervención psicomotriz temprana, con diferentes actividades y diferentes experiencias, respetando las estrategias y criterios de mediación, interacción y relación, serán más sensibles a su modificabilidad afectiva, cognitiva y ejecutiva.

GV:    —Actualmente estoy estudiando los efectos de la tecnología en la formación de niños y adolescentes y cómo este fenómeno interfiere con sus cuerpos, en las relaciones de afecto y en el proceso de aprendizaje. Me preocupa mucho lo que he estado acompañando a través del atravesamiento del mundo virtual en la construcción de los vínculos, tanto en las familias como en las instituciones educativas y clínicas. Entiendo que conectarse con el cuerpo nos brinda la serenidad necesaria para soportar los excesos del mundo contemporáneo. La Psicomotricidad propone enfrentar este desafío.

CF:  —*Actualmente, ustedes integran la Dirección de la Asociación Brasileña de Psicomotricidad – Capítulo Nacional. ¿Cómo se realiza el trabajo interdisciplinario de la Psicomotricidad con otros saberes y prácticas? ¿Cómo viven esa realidad en sus actuaciones?*

RT:  —La concepción interdisciplinaria supone que no se trata sólo de transmitir o transferir conocimientos de una persona a otra. Es, en primer lugar, contribuir a pensar bien, es decir, establecer relaciones de ayuda que permitan la aparición de acciones, con el objetivo de mejorar y desarrollar las potencialidades en el paciente. Desde esta perspectiva, podemos ver la presencia de una acción intencional. Es, por lo tanto, una acción planificada, concebida como un factor de cambio, renovación y progresos deseables. El diagnóstico del TEA es eminentemente clínico e interdisciplinario.

Existen escalas de detección, pero depende principalmente de la historia médica de los padres, los informes escolares y los terapeutas que le acompañan, así como la observación lúdica y social del niño. No hay marcadores biológicos para esta patología. Es esencial que los profesionales de la salud y la educación conozcan y se mantengan actualizados sobre las pautas de diagnóstico para el TEA, de modo que dar sus opiniones sobre la situación del niño pueda contribuir al mejor proceso terapéutico, lo que sin duda conducirá a una mayor seguridad para las familias. La percepción de las necesidades y peculiaridades de comunicación de cada persona implica el reconocimiento de la diversidad como un parámetro guía de la propuesta pedagógica.

El autismo requiere del sistema educativo dos cosas importantes: diversidad y personalización. Por lo tanto, para tener intervenciones pedagógicas efectivas es necesario tener en cuenta esta diversidad y mantener a todos los profesionales en contacto constante para desmitificar el diagnóstico empírico, a menudo practicado por profesionales de la salud y la educación.

GV:  —La interdisciplinariedad es un hecho que cualquier especialidad necesita trabajar, ningún área de conocimiento tiene el derecho de llamarse superior a otra, ya que todas buscan lo mejor para el individuo, por lo que el intercambio de saberes debe apuntar a honrar el arte del cuidado de personas, evaluando las intervenciones necesarias para cada particularidad.

La Psicomotricidad, en este aspecto, contribuye con su vasto y probado conocimiento y ahora que está regulada en nuestro país puede, y ciertamente tiene la intención de, ayudar a enriquecer las estrategias de mejora de la salud y la educación de la población brasileña.

CF:    *—La formación en Psicomotricidad debe contemplar cinco pilares: la formación teórica, la formación corporal, la práctica profesional, la supervisión clínica y un proceso psicoterapéutico individual. A partir de esta premisa, según ustedes, ¿cuáles son las competencias necesarias para actuar como psicomotricista?*

RT y GV:    —En cuanto a la formación teórica del psicomotricista tenemos una vasta bibliografía internacional y nacional sobre nuestra ciencia, así como múltiples investigaciones en áreas relacionadas como la neurociencia, las ciencias humanas y biológicas. Estudiar nunca es demasiado para quienes buscan el desarrollo profesional.

La formación corporal es un diferencial en la construcción de esta "nueva profesión". Aprender a cuidarse para escuchar y cuidar del otro, trabajar suavemente los matices de cada cuerpo y sus expresiones, sus velocidades, ritmos y capacidades. Por lo tanto, estamos creando conciencia sobre el proyecto para construir y expandir la agenda de cuidados para el siglo XXI.

Al igual que cualquier área que trabaje en el campo subjetivo, necesitamos una supervisión clínica constante donde se mejoren las habilidades del psicomotricista sobre la mirada cuidadosa y sabia de profesionales con vasta experiencia.

CF:    *—Por ser un país con aproximadamente 210 millones de personas y dividido en 27 unidades federativas (26 Estados y 1 Distrito Federal) Brasil presenta una pluralidad cultural que se manifiesta en todos los ámbitos de la vida de sus habitantes, incluso en su manera de construir la salud y la educación en el país. Rita y Gustavo, en su percepción, ¿cuáles son los desafíos encontrados por el psicomotricista brasileño? ¿Qué recomendaciones harían a esos profesionales?*

RT:    —Para conocer y tratar al individuo, uno debe considerarlo como una unidad espiritual y corporal, es decir, una persona con sus miedos, conflictos, alegrías, en su entorno, viviendo en el contexto de una sociedad y de un momento histórico contemporáneo, que también es protagonista y receptor de sus tensiones y conflictos. El psicomotricista debe asumir un papel activo y ético, con su propia identidad corporal, con el objetivo de mejorar las posibilidades perceptomotrices, la potenciación de sus capacidades cognitivas, el autocontrol corporal, la expresión de emociones y afectos de sus pacientes. Los problemas sociales exigen soluciones más grandes, por lo que el psicomotricista tiene nuevos desafíos. Además de conocer los puntos positivos y negativos, también necesita adaptar sus saberes y desarrollar conocimientos sobre la salud mental de los niños, jóvenes, adultos y adultos mayores con quienes se pondrá en contacto.

Debemos invertir en la creación de universidades públicas y/o privadas para el desarrollo de programas de formación permanente; asegurar la integración curricular entre la formación profesional y la académica; buscar la validación de la calidad de los efectos obtenidos con la intervención psicomotriz.

GV:   —Ha llegado el momento de que la regulación muestre cuánto podemos contribuir a la salud y la educación de nuestro país. Competencia sería la palabra clave para enfrentar los desafíos de establecernos en las escuelas, en los hospitales, en las clínicas, en las universidades, en resumen, en todos los espacios en los que contribuirá la Psicomotricidad.

Sabemos que todavía tenemos un largo camino por recorrer. Vivimos en un mundo que hoy enfrenta el desafío de la velocidad y la fluidez, ya que la tecnología ha llevado a cambios exponenciales en el ritmo de los cambios. Todavía requerirá persistencia, resistencia, disponibilidad y mucha lucha.

CF:   —*Gracias a Rita y a Gustavo, estimados maestros y profesionales dedicados, por la conversación, la disponibilidad y la lucha constante por los derechos de los psicomotricistas brasileños. Espero que esta lectura pueda motivar al lector a seguir los caminos necesarios para la formación de este saber hacer; de un saber tocar y ser tocado.*

---

*¡Obrigado Rita, Gustavo y Ceres!*

# Con los frutos de nuestros gestos, sembrando los destinos de la Psicomotricidad

---

## Entrevista a Rui Roque Martins

### por Tatiana Gurovich

*Soy psicomotricista, así me defino. Mi camino hasta allí surge desde la pedagogía de Educación Física, al igual que mi entrevistado. Vivo en Chile, un país que pareciera se está cayendo del continente al intenso Océano Pacífico. Habitamos a kilómetros de distancia, pero es interesante y sorprendente escuchar, escribir y leer que tenemos muchas cosas en común.*

*Mi nombre es Tatiana Gurovich y tuve la tarea de entrevistar a un gran amigo y profesor, Rui Martins, de Portugal, país que, al igual que el mío, está en la puerta de entrada al continente, en este caso Europa y mirando siempre al mar.*

*Hablamos, evidentemente de Psicomotricidad, pero intentamos llevar la conversación a un plano más humano. En donde se expresará claramente, el cómo y por qué había llegado a trabajar en y con Psicomotricidad en Portugal. También hablamos de su posición política en el trabajo del Fórum Europeo de Psicomotricidad, eje fundamental de la unificación de la profesión en el viejo continente, y de cómo fue forjándose la formación universitaria en paralelo a su propio y experto camino.*

*Rui se desempeña como Profesor Asociado y Vicedecano en la Facultad de Motricidad Humana de la Universidad de Lisboa (FMH-UL). Es Profesor en la licenciatura en Rehabilitación Psicomotora de la FMH-UL y Coordinador Científico del Máster en Rehabilitación Psicomotora de la misma Universidad. Es orientador de tesis de máster y de doctorado en dos líneas principales de investigación: Relación entre la Psicomotricidad y: a) habilidades de aprendizaje; b) manejo del estrés; c) impacto de la relajación. Miembro fundador en 1996 del Foro Europeo de Psicomotricidad, y fue su presidente entre 2011 y 2017. Es delegado portugués en la Organización Internacional de Psicomotricidad y Relajación desde 1989. Profesor Honoris Causa por la Organización Internacional de Psicomotricidad y Relajación, por su contribución al desarrollo Internacional de la Psicomotricidad.*

Tatiana Gurovich (TG): —*Esta entrevista tiene la finalidad de que cuentes tu camino como precursor de una disciplina en un país europeo, y por eso es importante que quizás relates cómo surgió este interés que tenías, porque sé que tú estudiaste Educación Física inicialmente.*

Rui Roque Martins (RRM): —Lo que es interesante desde mi punto de vista, es que mi camino personal ha sido un camino paralelo con el camino de la Psicomotricidad en Portugal…

TG:    —*¿Tú crees que eso es casualidad?*

RRM:   —Mmm… casualidad o causalidad… eso es una pregunta que siempre se pone sobre las cosas en la vida, porque lo que pasa es que muchas veces las cosas aparecen como oportunidades que no se soñaban… y que después, por un conjunto de circunstancias, nos muestran y lanzan en un camino.

      Y esto fue un poco así, porque yo he hecho mi formación inicial de Educación Física en el Instituto Superior de Educación Física que después se transformó en Facultad de Motricidad Humana que pertenece la Universidad de Lisboa, que tiene ahora cerca de cincuenta mil estudiantes en dieciocho facultades….

      Y entonces, cuando yo era estudiante de Educación Física, se crearon dos disciplinas en ese curso, para aportar competencias a los profesores para manejar situaciones de necesidades especiales en clases.

TG:    —*¿Sí?, ¡qué interesante!, ¿puedes contarme un poco más?*

RRM:   —Entonces, fueron dos unidades curriculares, una para tener conocimiento sobre atipicidades de desarrollo y otra para tener conocimiento metodológico, es decir, cómo manejar la inclusión de esas personas en una clase de Educación Física y adaptar actividades para sus discapacidades o dificultades…

TG:    —*Entiendo y siento que eso te aportó un cambio de mirada en ese camino profesional que estabas creando. Además, que me siento muy identificada, ya que sabes que, al igual que tú, también estudié Educación Física y me interesó mucho el camino de la inclusión; es por eso que luego me especialicé en Psicopedagogía y posteriormente en Psicomotricidad. ¡Interesante!*

RRM:   —Luego, me invitaron para la función de estudiante monitor para colaborar en las clases, durante tres años… y cuando terminé el curso fui invitado para que me quedara en la planta académica como asistente universitario y trabajé en conexión directa con el profesor Vítor da Fonseca que, en Portugal, fue una figura fundamental para aportar validez y reconocimiento científico, metodológico y profesional a la disciplina.

Trabajé con él en dos disciplinas de formación en Psicomotricidad, que en ese tiempo fueron introducidas en un segundo curso creado en 1989, en el dominio de la Educación Especial y Rehabilitación, cuando la institución se abrió epistemológicamente y se transformó en Facultad de Motricidad Humana.

TG:   —*¿Cómo fue que se abrió la institución? Cuéntame sobre ello.*

RRM:   —Antes existía una visión centrada en la Educación Física, en el concepto del físico, un corte epistemológico focalizado en el concepto de motricidad humana, y este nuevo paradigma, permitió conceptualizar la corporalidad y la motricidad como estando indisociablemente conectadas con la organización cognitiva y emocional. Esta nueva visión abrió camino para la creación del grado en Educación Especial y Rehabilitación, en el cual ya teníamos tres especializaciones, una de la cuales era Reeducación y Terapia Psicomotora… y teníamos en el plan de estudios dos disciplinas de base de formación en Psicomotricidad.

TG:   —*Perfecto, voy entendiendo ese camino de creación de la formación. Qué emocionante, además, que puedas decir que formas parte de esa génesis.*

RRM:   —Sí, y... para terminar esta historia de la Facultad de Motricidad Humana… en 2002 se sintió que había espacio y oportunidad para abrir una licenciatura específica en Rehabilitación Psicomotora, porque existía un efectivo reconocimiento de su valor, de la parte de las instituciones, y de los otros profesionales y también de los decisores políticos, de que la Psicomotricidad tenía un impacto positivo en los encuadres reeducativos o terapéuticos, en los cuales trabajaban los estudiantes y profesionales de Rehabilitación Psicomotora.

TG:   —*¡Okey, perfecto! Es decir, esto demuestra que, poco a poco, las cosas se hicieron en la medida necesaria, sin prisas, ya que así aparece ese reconocimiento político que da credibilidad.*

RRM:   —Después de la creación del grado en Rehabilitación Psicomotora, se creó también en 2009 un máster en esa especialización, el cual estoy coordinando desde su creación y que permite a los profesionales con grado en Psicomotricidad especializarse en sus competencias profesionales y en la concepción e implementación de proyectos de investigación. Esto significa que, a partir del momento que creas una licenciatura específica, defines un encuadre centrado en la identidad específica profesional de un psicomotricista y de una profesión, que es la Psicomotricidad…

Y bueno, entonces nuestros estudiantes tienen actualmente la posibilidad de realizar tres años de formación en grado… en el encuadre del modelo que se creó a partir del proceso de Bolonia y después opcionalmente pueden inscribirse en nuestro máster que se desarrolla en dos años de formación. Entonces, con el grado, los psicomotricistas son reconocidos por la asociación profesional como psicomotricistas generalistas y con el máster, se les reconoce con el estatuto de especialistas.

TG:     —*Perfecto, ¿te puedo hacer una pregunta?*

RRM:     —Claro, claro…

TG:     —*Me interesa saber sobre estos procesos ocurridos en Portugal. La actual Universidad de Lisboa, ¿fue la primera Universidad en Portugal en realizar formación de grado en Psicomotricidad? ¿O había otras iniciativas en otro lado?…*

RRM:     —Sí… históricamente la Facultad de Motricidad Humana fue la fuente de todo este desarrollo y un poco más tarde se crearon otros cuatro cursos de grados… dos en universidades públicas y dos en universidades privadas con el liderazgo de personas que habían hecho la formación en la Facultad de Motricidad Humana y que después sintieron que esta oportunidad podría también tener una expresión más amplia en otras universidades del país…

TG:     —*Entiendo, la Facultad fue, tal como dices, una fuente que marcó tendencias.*

RRM:     —Sí, pero lo que pasó fue que las universidades privadas, por cuestiones de calidad y también de "ratio" entre el número de estudiantes formados y el nivel de empleabilidad de los profesionales, cerraron los estudios… entonces, actualmente sólo existen cursos en las tres universidades públicas, la de Lisboa, otra en Villa Real y otra en Évora… Estas tres universidades se sitúan respectivamente en el centro. norte y sur del país, lo que permite tener una expresión geográfica más amplia y localizada, lo que es positivo desde el punto de vista de afirmación geográfica de la disciplina en Portugal.

TG:     —*¡Claro! Y ¿qué sientes tú que ha cambiado en los estudiantes a lo largo del tiempo?*

RRM:     —¿Estamos hablando sólo del grado de Psicomotricidad?

TG:  —*Sí, pero también en función del máster… porque entiendo que en el máster pueden entrar también personas que vienen de otras formaciones de base.*

RRM:  —Sí… lo que pasó es que cuando creamos el grado teníamos cuatro años de formación y después con la implementación del proceso de Bolonia, en Europa, fuimos obligado a tener sólo tres años de formación en grado…

TG:  —*Entiendo, era parte del proceso de globalización y estandarización que el Tratado de Bolonia proponía, lo que por un lado es muy positivo, ya que hace que la formación haya entrado en un mercado más amplio facilitador del intercambio estudiantil y académico, y, por otro lado, imagino que no fue fácil reajustar los contenidos curriculares. Háblame de ello.*

RRM:  —Para nosotros, este cambio para un curso de tres años fue negativo, porque nos parece ser una temporalidad insuficiente para habilitar con seguridad y profundidad personas para trabajar con cuadros tan variados en sectores tan diversificados de actividad y con una responsabilidad de cuidar y aportar cambio en la salud y aprendizaje.

Con tres años, la formación permite una titulación y, claro que tiene las competencias básicas, genéricas para tener una actuación ética y deontológicamente responsable. Los profesionales que van por el máster hacen esa opción porque sienten que necesitan profundizar sus competencias profesionales, sobre todo desde el punto de vista de métodos de evaluación, de diagnóstico, de metodologías de intervención y de una visión más abierta de las formas de entender las patologías desde el punto de vista integrativo. Otra área de formación fundamental en el máster se relaciona con la adquisición de las competencias para desarrollar proyectos de investigación, porque un área científica, si quiere tener futuro, necesita de una validación científica que pruebe su valor desde el punto de vista de los conceptos que fundamenten su existencia y de las metodologías y prácticas que pueden impactar en las personas, buscar dejar huella, de forma diferente de los otros profesionales…

TG:  —*Pero, mi pregunta iba más centrada en las características de los estudiantes, o sea, quizás en un principio, tú sentías que los estudiantes entraban a estudiar Psicomotricidad porque les motivaba algo, ¿y que hoy los motiva otra cosa?… ¿Crees que puedes determinar alguna diferenciación respecto a ello?*

RRM:  —Sí… sí… yo creo que hay aspectos positivos y negativos, en relación con tu pregunta…

El positivo es porque cada vez más hay estudiantes que entran a nuestro curso, en primera opción. Esto quiere decir que ahora tenemos casi ochenta por ciento de estudiantes en primera opción y los otros como segunda y tercera opción. Pero esto no fue siempre así y en el inicio, teníamos cerca de cincuenta por ciento de estudiantes en primera opción, lo que significa que querían Fisioterapia, Terapia Ocupacional, Medicina o Psicología… y como no tenían calificaciones suficientes para entrar en primera opción, entraban en nuestro curso como segunda opción… y casi siempre les gustaba el curso y eran tocados por su especificidad y lograban terminar con éxito el proceso. Siempre tuvimos muchos más candidatos que puestos en el curso, y en los últimos años la clasificación mínima de entrada bajó un poco, también porque hay menos estudiantes que entran a la Universidad en nuestro país debido a la baja de natalidad en Portugal. Los estudiantes que eligen nuestro grado vienen directo de secundaria para la universidad y muchas veces no son muy claras para ellos las competencias profesionales o de participación social que van a adquirir. Lo que pasa es que durante el curso van creando progresivamente la conciencia profesional.

Pero, respondiendo a tu pregunta, cada vez sentimos que los estudiantes entran más superficiales, menos conscientes, un poco más inmaduros e individualistas, y competitivos… y ésta es la parte mala…

En el máster la situación es diferente, porque la edad es mayor, lo que ya implica una elección más consciente, y también porque intentamos promover en los estudiantes una actividad permanente de búsqueda de información, de síntesis, de reflexión personal, de discusión en dinámica en grupo. La idea es promover autonomía y capacidad propia para evaluar las situaciones y medir los impactos de las decisiones tomadas en relación a las personas con quienes trabajan, o sea, los pacientes, otros profesionales y entidades de la comunidad.

TG:    *—Interesante análisis que has hecho de las generaciones más nuevas. Ahora quisiera hacerte otra pregunta, ¿por qué… o cómo podrías definir, bajo tu perspectiva y tu experiencia, que la Psicomotricidad es tan importante para las personas?*

RRM:    —Bueno, no creo que la sociedad en general tenga ya una consciencia genérica de que la Psicomotricidad, como grupo profesional en su especificidad, sea una elección inmediata para el apoyo a personas, en términos preventivos, reeducativos o terapéuticos.

TG:    *—Okey...*

RRM:  —Y, ese es un desafío que hay que vencerlo, porque mucha gente en Portugal no tiene una idea fundamentada de lo que es la Psicomotricidad.

TG:  *—Entiendo, ya que en Chile y en otros países de Latinoamérica pasa lo mismo. De alguna manera, la Psicomotricidad es "tierra de nadie y tierra de muchos", eso hace que el término se conozca y reconozca, pero no exista una claridad de lo que implica o es.*

RRM:  —Por lo mismo, ese es un esfuerzo de divulgación que se debe realizar, sobre todo basado en prácticas e intervenciones confirmadas y validadas científicamente y no solo por convicciones teóricas conceptuales.

TG:  *—Exacto, la validación por medio de investigación es una necesidad. Esa es una temática que sé que planteas en un discurso con convicción.*

RRM:  —Y se necesita tiempo… Lo que pasa es que nosotros estamos en una sociedad que es cada vez más tecnológica, cada vez más especializada, y con frecuente disociación entre la corporalidad y los dominios mental o cognitivo… y también de una gestión emocional individual y social que es cada vez menos corporeizada, con mayor distancia en la comunicación interpersonal y eso provoca problemas de ámbito psicosomático, de capacidad de expresar las emociones, de tomar conciencia de su funcionamiento interno, capacidad de escucharse, de movilizarse con intencionalidad, de focalizar su atención para los otros de una forma más corporeizada.

Los teléfonos celulares permiten muchos procesos de comunicación, pero con una distancia descorporeizada, desde un punto de vista de la presencia y de la capacidad de evaluar las reacciones corporales del otro… este funcionamiento de la sociedad, cada vez más virtual, está provocando problemas que tienen algunos impactos negativos socioemocionales, cognitivos y somáticos. La Psicomotricidad, con su visión holística e integrada del funcionamiento de la persona, puede aportar respuestas eficaces que otras visiones más especializadas tienen dificultades de encontrar…

TG:  *—¿Qué dirías tú … en una palabra?, ¿qué es lo que la humanidad ha olvidado y que la Psicomotricidad puede poner sobre la mesa, nuevamente?*

RRM:  —Interesante tu pregunta…. Yo creo que puede poner dos cosas fundamentales: interioridad e intencionalidad.

TG:  *—Okey… me hace todo el sentido, sobre todo con el análisis que has hecho de los estudiantes nuevos en el grado y sus características quizás* *más inmaduras, y de la tecnología como un elemento de comunicación, pero al mismo tiempo de distancia y que dificulta el encuentro...*

*Vamos a continuar... Quisiera ahora preguntarte algo que tiene que ver con los futuros estudiantes, quizás en coherencia con lo que acabamos de conversar, ¿cómo motivar a más jóvenes profesionales para que estudien Psicomotricidad, o se dediquen a esta área? ¿Quieres comentarme más sobre eso?*

RRM: —Para mí es el aspecto esencial de la cuestión, porque cuando me preguntas qué puede motivar a los estudiantes, esto nos lleva a la pregunta... ¿qué estudiantes? Porque la Psicomotricidad tiene una pregunta para resolver de base... La cuestión es... la Psicomotricidad, la representación social y política que quiere tener, ¿es una representación de especificidad de identidad profesional?, ¿o es sólo una representación de una metodología específica y post diferenciada de varios profesionales de la salud y de educación?

O sea... podemos estar hablando de estudiantes que ya tienen una profesión y están haciendo formación complementaria para adquirir otro estatuto profesional o mejor una competencia complementaria, y que buscan una metodología para profundizar y mejorar su calidad de trabajo. Entonces, en esto caso, la Psicomotricidad no tiene una especificidad profesional. Quizás puede tener, pero como complemento... por ejemplo, acá hay profesiones que devienen para ser terapeutas familiares que ya son psicólogos, son psiquiatras, o del área de las ciencias sociales, pero cuando ponen su propio consultorio ponen el aviso en la puerta, Psicólogo, que hace Terapia Familiar... o sea de partida otros profesionales pueden o no adquirir una especificidad complementaria de identidad, pero habitualmente no lo hacen. Son psicólogos que hacen Psicomotricidad, son terapeutas ocupacionales que hacen Psicomotricidad, etc... y bueno, éste es un camino...

TG: *—O sea, la Psicomotricidad, se hace... porque yo te estoy escuchando, estoy consciente de lo que estás diciendo, porque aquí en Chile pasa lo mismo y claro, yo no podría hacer terapia ocupacional si no soy Terapeuta Ocupacional, pero sí podría hacer Psicomotricidad sin serlo, sin ser psicomotricista... hay una diferencia importante...*

RRM: —Bueno... para estos profesionales, les motiva a hacer de la Psicomotricidad, una especificación, una profundización, para una mejor comprensión de las patologías y de las posibilidades de intervención para tener más eficacia y más impacto en sus prácticas... y más aceptación también social y política, porque amplifican su cuadro de competencias. Y además pueden responder a algunas problemáticas que quizás con las competencias iniciales no lo harían….

Bueno, ese puede ser un camino, pero hay otro camino que en Europa y en América del Sur fue elegido por algunos países y algunas instituciones de formación universitarias o de enseñanza superior, de crear cursos de grado, para formar un psicomotricista, con una identidad específica, una persona que sólo hace Psicomotricidad. Entonces, la pregunta sería… ¿qué motiva a estos estudiantes después de hacer estudios secundarios a entrar en una universidad para hacer un curso de tres años, con una titulación de psicomotricista? Estas personas no tienen otra profesión, no tienen otra formación de base cuando entran…

Bueno, entonces la cuestión que se pregunta es… ¿es que hay desde el punto de vista social, político, institucional y en la sociedad en general, una comprensión y necesidad de un rol profesional que pueda ocupar un cuadro específico, sin superponerse a los otros tipos de profesionales, y que puede producir transformaciones e impactos positivos en las personas que necesiten de apoyo, que los otros no pueden aportar…

La sociedad deberá tener alguna percepción de una necesidad sin respuesta que necesita de un servicio especializado para un determinado cliente o persona. Los estudiantes no se irán a inscribir en un sector que es absolutamente inseguro, inestable, no reconocido, no reglamentado y sin formación reconocida desde el punto de vista universitario o de enseñanza superior. Tiene que sentir credibilidad. Entonces un estudiante que se va a inscribir en un curso necesita sentir esta seguridad, ya que tienen un proyecto de vida y requieren una cierta continuidad de oportunidad de trabajo, de reconocimiento social institucional y político sobre su trabajo, de validación de sus efectos a través de la investigación y la ciencia. No sólo es decir "lo estoy haciendo bien", pero hay que probarlo.

Además, un grupo con identidad profesional; tener grupo profesional exige sentirse que se comparte los mismos valores, los mismos conocimientos, el mismo lenguaje y que se tiene reconocimiento y espacio específico de impacto en la sociedad.

Estos dos caminos de la Psicomotricidad no pueden coexistir en la misma realidad política y social, porque uno es la negación del otro en términos profesionales, no en términos de práctica.

En cada país, las instituciones formativas, asociativas profesionales y políticas, o a nivel internacional las entidades como la Organización Internacional de Psicomotricidad y Relajación, o el Fórum Europeo de Psicomotricidad, o la Red Fortaleza Universitaria, deberán realizar alguna reflexión sobre estas opciones, porque condicionan la viabilidad futura de la Psicomotricidad.

TG:    —*Okey… y cuando los estudiantes entran a primer año, ¿es que acaso ustedes hacen alguna pesquisa de esa pregunta?*

RRM:    —Ah sí, siempre llenan un cuestionario donde les preguntamos sobre sus datos sociodemográficos y cuáles fueron los aspectos positivos que ya conocían que los llevaron a elegir el curso.

TG:    —*Perfecto, y ¿cuáles son los tipos de respuestas?*

RRM:    —Algunas son muy genéricas, por ejemplo: ayudar a las personas, tener una visión social de su actividad. Otros ya tienen una idea más o menos concreta porque hablaron con colegas, con amigos, con familiares, que ya conocían el curso y que les aportaron información positiva. El futuro de la Psicomotricidad depende de que estas personas sean formadas para ser competentes, que tengan una intencionalidad en su práctica profesional… esto no es para animación sociocultural o para recreación… es para una mediación corporal educativa, o terapéutica, o de apoyo profiláctico, asumida por un profesional con un sólido perfil de competencias conceptuales, metodológicas y de actitud y gestión emocional.

Estos profesionales deben tener una formación sólida sobre diferentes aspectos: a) sobre el desarrollo humano; b) conocimiento de los problemas, perturbaciones, desórdenes o psicopatologías; c) conocimiento metodológico específico, diferente de los otros profesionales.

La especificidad de estos profesionales no está sobre todo conectado con las actividades, pero sí con el tipo de mediación establecida, lo que quiere decir que su formación personal psico-corporal es fundamental para definir esta consciencia sobre lo que está aportando en una relación con fuerte mediación no verbal.

La Psicomotricidad es un recurso, sobretodo para personas que no tienen la posibilidad de mentalizar o de pensar o hablar de forma intencional u objetiva y de expresar sus emociones. El punto de partida es siempre una relación de confianza, de vínculo con el otro, que le permita confrontarse con sus dificultades y avanzar en su desarrollo personal.

TG:    —*Me surge entonces la siguiente inquietud, ¿con qué grupo de personas está trabajando la Psicomotricidad en Portugal principalmente?*

RRM:    —Bueno, los psicomotricistas están preparados para actuar en todas las edades de la vida. En el periodo de la gestación, con las mujeres embarazadas y con el padre en una perspectiva de trío vinculado, no hay muchas oportunidades. El trabajo incide sobre todo en las fases preescolares y escolares, con niños que tienen problemas de desarrollo o de aprendizaje. Con adolescentes hay trabajo, sobre todo con problemas del comportamiento y problemas de organización social y de delincuencia, en el ámbito de la justicia.

También trabajamos con adultos, sobre todo en salud mental. Asimismo, se hace el trabajo con personas con discapacidad en todas las edades. Por ejemplo: dificultades motoras, sensoriales, personas dentro del espectro del autismo, hiperactividad, entre otros. Y ahora, cada vez más, es el trabajo con los ancianos. Esta es un área estratégica de desarrollo por que cada vez hay más ancianos en la sociedad con problemas enormes de inclusión y que están más aislados, desvalorados y que necesitan, en verdad, de un apoyo integral. Existen países que tienen también cuidados en personas en situaciones terminales.

TG:    *—Como en Francia y en los países nórdicos, ¿verdad?*

RRM:    —Sí, y nosotros estamos empezando a tratar a pacientes oncológicos, pero son situaciones y experiencias muy contadas.

TG:    *—Bien, es un camino, y para ello siento que están teniendo visión. Cuéntame, ¿con qué otras áreas están trabajando la Psicomotricidad?, además de lo terapéutico o lo educativo... Bueno te pregunto, porque yo sé que te gusta la poesía, la literatura, el arte, la música... entonces, ¿con qué otras áreas hace red la Psicomotricidad en Portugal? ... o quizás no lo hace aún, quizás te gustaría que eso fuese un proyecto para ti, para futuro.*

RRM:    —Nosotros tenemos formación también en terapias expresivas. Sabemos que en algunos países las terapias expresivas son formaciones y profesiones autónomas, pero en Portugal integramos mucho las terapias expresivas en las prácticas de la Psicomotricidad, es decir, la música, la expresión artística, la modulación, la danza, entre otras.

O sea, para responder a tu pregunta con un ejemplo, no es sólo la danza en su expresión estética. Es la danza como una oportunidad de expresión y de mentalización. Por ejemplo, en términos de relajación, hay métodos que habitualmente colocan al paciente en situación estática y pasiva, pero hay personas que estando estáticas y pasivas se quedan más estresados, más angustiados y ansiosos; lo que quiere decir que algunos perfiles personales, o determinadas fases de la terapia, pueden necesitar diferentes formas de expresión, para el mismo objetivo. En estos casos, la danza puede permitir despertar sus emociones, sus posibilidades de comunicación, de una forma más dinámica, más improvisada y no tan metodológicamente estructurada.

Esta adaptabilidad y esta plasticidad es una de las características del psicomotricista y de la Psicomotricidad que, en mi perspectiva, no trabaja nunca con programas pre-estructurados, pre-determinados, pero siempre con una actividad que parte de la posibilidad de la persona, de su interés, de su disponibilidad, de su iniciativa, para después poder ser mediada por el psicomotricista en control de sus objetivos.

Sin embargo, algunas personas más desestructuradas, o que son muy dependientes, podrán necesitar de una contención y pre-organización más estructurada y directiva mediada por el psicomotricista; o sea… hay variabilidad, no hay regla generalizable, pero hay que tener consciencia y conocimientos sobre las diferentes posibilidades de actuación metodológica en función de la variabilidad de la persona, en relación con su historia personal, su patología, sus contextos de vida.

No hay recetas en Psicomotricidad, no hay métodos que se apliquen a todos, pero hay que tener conocimiento sobre varias posibilidades de actividades y estrategias para poder elegir la técnica o el método que pueda ajustarse a la especificidad de la persona.

TG:    *—Y, por ejemplo, en innovación… hablando del área de innovación, qué puedes decirme ahí en relación con la Psicomotricidad en Portugal, o quizás a tu visión global como ex presidente del Fórum Europeo de Psicomotricidad.*

RRM:    —Ah, sí… nuevas tecnologías… más que alejarlas o intentar vencerlas, es cómo integrarlas, cómo es que las nuevas tecnologías pueden entrar como formas. Te pondré un ejemplo, si los niños tienen una conexión privilegiada con el computador y con el móvil, además de colocarlos fuera de la sesión, cómo es que podríamos hacer actividades corporales y motoras que tengan conexiones representativas con estos dispositivos. O utilizar las fotografías como una forma de secuenciar, de mostrar subjetividad y conexiones coherentes concretas o simbólicas, entre el mondo externo e interno. Eso es un desafío en verdad, ¿cómo integrar las nuevas tecnologías en nuestras sesiones?, y no hay mucho entrenamiento específico en las formaciones de Psicomotricidad en estos momentos a nivel mundial.

TG:    *—Entiendo, o sea, tú crees que esa es un área que quizás haya que investigar un poco más a nivel global.*

RRM:    —¡Ah sí… sin duda!

TG:     —*Interesante, porque siento que en el discurso que tú me estás dando, hay siempre la necesidad de reinventarse. Es como si la Psicomotricidad tuviera que ir muy de la mano de la velocidad de evolución de la persona, del ser humano. Es decir, existe necesidad constante de volver a mirar para poder cambiar, porque si no cambia, queda un desfase con la persona. Este tema es uno de los desafíos que nos impone la sociedad moderna y que de alguna manera va a condicionar a la educación, como tú mencionas. Por una parte la globalización, los cambios tecnológicos y los datos o BIG DATA.*

*O sea, los desafíos aparecen dado que, quizás por una parte nuestra sociedad es cada vez más especializada, lo que puede llevar a una parcialización de los modos de funcionamiento del cuerpo. O que tengamos un pensamiento intelectualizado y de gran influencia tecnológica, lo que nos pondría en un camino de dicotomía del cuerpo, disociado del psiquismo (hacer para no pensar). Y es ese mismo cuerpo y sus producciones las que son el objeto de estudio de la Psicomotricidad.*

RRM:    —Claro, mirar otra área de oportunidad en función también a los cambios sociales… hoy estamos viviendo en una sociedad genéricamente liberal y capitalista, con algunas excepciones, lo que quiere decir que la producción es el valor absoluto y la persona es muchas veces desvalorada como objeto productivo. Desvalorada en su identidad, en su especificidad personal. Se transforma en un número más, en función de la producción. Y esto quiere decir que los ritmos de trabajo, las oportunidades de participación en las empresas, la capacidad de equilibrar la vida profesional con la vida familiar y afectiva provoca muchas veces problemas de estrés que necesitan de una recapacitación de la persona para concentrarse en sí misma para tomar consciencia de sus estados corporales, reconectarlos con sus preocupaciones desde el punto de vista de manejo cognitivo o de gestión emocional y de encontrar capacidad de respuesta auto regulada para eso. Esto es un área en conexión con las empresas y el mundo productivo que los psicomotricistas tienen que definir como prioritario, además del trabajo con la tercera edad, ya que los ancianos se están transformando en una población numéricamente muy representativa en función de la inversión de la pirámide demográfica.

Las formaciones en Psicomotricidad deben preparase para dar respuesta a estas nuevas áreas de oportunidad, porque si no serán otros profesionales quienes lo hagan.

TG:     —*O sea, ¿tú estás planteando que de alguna forma este tema se está dejando de lado en las formaciones de psicomotricistas?*

RRM:   —Sí, en algunos países sí. Nosotros en el máster ya estamos haciendo una formación específica para esas necesidades. Esta es una oportunidad que hay que tomarla en las manos.

TG:   *—Y ¿qué otros temas crees tú que se están dejando de lado?, pensando en educación, por ejemplo, en infancia, o en las dificultades que existen en el mundo actual. Por ejemplo: las migraciones, las sequías, … no sé, estoy pensando muy a grosso modo.*

RRM:   —Eso es un tema también que no está muy consciente en nuestro país, pero que es muy importante, y es la necesidad de proporcionar respuestas con impacto intercultural y multicultural. Las migraciones aportaron una mezcla inmensa de culturas, de proximidad y diferencias, muchas veces de exclusiones. Bueno, esta es un área donde hay dificultades para encontrar respuestas en las sociedades, lo que quiere decir que, donde hay dificultad para encontrar respuestas hay oportunidad para una nueva visión, un nuevo aporte. Y los psicomotricistas, que conforman una de las profesiones más recientes en el área de la salud, tienen que mostrar excelencia y competencia para emerger como alternativa. Competencia en términos de eficacia, y ese problema es un área de oportunidad también. O sea: tecnología, ancianos, conexión con las empresas, multiculturalidad y respuesta a los problemas de las migraciones. Creo que esos deberían ser los focos de la Psicomotricidad.

TG:   *—Muy interesante tu planteamiento, siento que es con inmensa claridad y proyección. ¿Crees tú que esos serían o es lo que te movilizaría a ti para hacer investigación?, o sea, ¿qué llama la atención para poder invertir en investigación en relación con la Psicomotricidad?*

RRM:   —Sí, en relación con la gestión del estrés ya hay algunos proyectos de investigación, de caracterización y de validación de intervención en la gestión del estrés en trabajadores de las municipalidades.

TG:   *—En tu mirada desde Europa, ¿cuáles son los retos de la Psicomotricidad en América Latina? ¿Cuál es tu visión y cuáles son los retos?*

RRM:   —Okey, hay aspectos que son parecidos a los de Europa y otros que creo que son diferentes…

En Europa y en América Latina si queremos definir un área profesional, o que sea una disciplina científica con expresión profesional, la pregunta que tienes que tener es: ¿qué conceptos y metodologías comparten todos los países que dicen que tienen o hacen Psicomotricidad? ¿Cuál es la esencia que es compartida, que todos estamos de acuerdo, que eso ES Psicomotricidad? Bueno, eso hay que definirlo claramente.

El Fórum Europeo de Psicomotricidad trabajó en eso cuando yo estaba como presidente y definimos las competencias del perfil profesional de un psicomotricista. Estábamos de acuerdo en que en todos los países esas competencias debían estar presentes en la formación de un psicomotricista, y después había un conjunto de competencias complementarias que podían existir en algunos países y en otros no. (En algunos países estaban integrados en formación de nivel máster).

Esto hay que decirlo claramente, los psicomotricistas necesitan seguridad en su saber hacer, en reconocerse en su identidad común, diferente de los otros grupos profesionales… esto es absolutamente esencial para crear una identidad común, ya sea en Europa o en América Latina.

Es importante que no haya que negar las diferencias entre las diferentes expresiones profesionales de psicomotricistas, porque podemos aprender con esa diversidad, y es fundamental integrarlas. Pero hay que procurar cada vez más una homogeneidad de identidad profesional, fundamentada científicamente.

Entonces, en Europa este fue el desafío, porque acá hay siete países que tienen formación de grado de tres o cuatro años y hay cinco países que tienen máster.

En otros casos, sólo tienen máster, y hay otros países que no tienen grado, tampoco máster y que sólo hacen formaciones privadas y algunas horas de formación o de metodologías específicas. A mí me parece que esta diversidad no favorece la identidad. Es una dispersión que impide reconocimiento político y validación profesional.

Esto tiene que decidirse en los próximos años. Hay países que encontraron espacio, reconocimiento y reglamentación como profesión específica. Quizás haya que ayudar a los otros a conducirlos en ese camino. El Fórum Europeo de Psicomotricidad fue muy importante, porque permitió a las personas de diferentes países encontrarse en lo que era compartido, aprender con las diferencias y abrir un camino común.

Bueno, en América del Sur hay países como Uruguay, Argentina, Bolivia y Paraguay que tienen formación de grado. En Brasil consiguieron recién el reconocimiento de la profesión y creo que tienen ahora la oportunidad de avanzar con una formación específica de base. Hay otros países que tienen formaciones basadas en una metodología o aporte personal, pero en mi perspectiva esos tipos de formaciones no deberán habilitar para un reconocimiento profesional específico, sino sólo como formación complementaria de valoración.

En mi opinión, hay que definir lo que se quiere para América del Sur. Por un lado: ¿es la profesión o sólo la complementariedad metodológica para las diferentes profesiones?… ¿qué vamos a apoyar?, ¿cuál es la misión?, ¿cuál es la visión?, ¿cuál es el proyecto que tenemos compartido? Y ¿qué capacidad asociativa vamos a tener para que juntos lo defendamos? La Red Fortaleza es una buena iniciativa, pero creo que tiene ahí una misión aún por cumplir.

TG:   *—De alguna manera, con lo que comentas, quizás lo importante es que estemos en el mismo camino. Entonces, ¿qué me puedes destacar sobre la etapa en que está América Latina en relación con esas instancias de formación formal, y qué experiencias de desempeño profesional hay en América Latina que puedas destacar? En lo que has conocido a lo largo de tu trayectoria como profesor, como colaborador, como expositor internacional…*

RRM:  —Por cierto que mi visión, ya expresada claramente, es una identidad, una profesión, una formación específica de enseñanza superior, si es posible, universitaria, y con validación científica. Esto, para mí, es un camino de futuro, de esperanza y de claridad, lo que quiere decir que, en América del Sur, hay algunas situaciones históricamente muy sólidas, como es el caso de Uruguay, con cuarenta años de formación superior universitaria, lo que es un valor, es una referencia continental y mundial.

Argentina también tiene alguna solidez, pero menos camino histórico. Bolivia es una expresión reciente, pero que puede prometer también desarrollo muy interesante.

Paraguay es una de las más recientes, no es muy sólida por el momento y Chile está haciendo formación sobre todo a post graduados, pero ya está ahí en la universidad y creo que hay ahí un potencial de desarrollo inmenso. También creo que en América del Sur está faltando mayor capacidad asociativa, no es sólo de la red de instituciones superiores con formación en Psicomotricidad, sino también de asociaciones profesionales. Es decir, es absolutamente necesario, como aconteció en el continente europeo con el Fórum, que los países que tienen una formación específica definan un cuadro de organización de América del Sur para defender sus intereses y trabajar en conjunto, desde el punto de vista asociativo. No estoy hablando de las instituciones de formación, sino de las asociaciones profesionales.

Es importante que cada país tenga su asociación profesional activa, dinámica, productiva y encuadrada con las otras asociaciones de otros países. La internacionalización y el trabajo en red es absolutamente esencial para validar políticamente nuestra visibilidad, nuestra credibilidad científica y profesional. Para trabajar en conjunto y para tener después también conexiones intercontinentales entre las mismas asociaciones de diferentes continentes.

Si trabajamos juntos con los mismos referenciales, estaremos ganando fuerzas y capacidad de afirmación; pero si estamos separados y con diferencias metodológicas, sin poder decir lo que somos y lo que nos diferencia de los otros, y sin poder verificar los resultados eficaces de nuestras prácticas, nos quedaremos en la oscuridad y en una situación muy insegura.

TG:   *—Tus argumentos son muy tajantes, y por cierto que sé que tienes razón. Ya que tienes maestría… Por lo mismo, creo que, considerando las tecnologías, la experiencia, y los intereses que nos engloban en la modernidad, es que debemos, como continente, organizarnos para avanzar en ese camino.*

*Para tener la visión que has construido, considerando los años que estuviste a la cabeza de una entidad tan importante como el Fórum Europeo de Psicomotricidad, me gustaría volver a centrarnos en tu persona, háblame un poco de ti… ahora…*

*Cuando uno habla de la Psicomotricidad, muchas veces se asocia a la etapa de la infancia. Al juego, como mediador principal en esa relación terapéutica o inserta en el espacio educativo. Háblame entonces un poco de tu infancia, de esa etapa de intensa exploración, de tus recuerdos de juegos de niño, de exploración sobre los objetos de tu interés, de tus juguetes…*

RRM:  —¡Bien! Yo te cuento que hablar de uno mismo es siempre peligroso… porque si uno no tiene consciencia de sí mismo, de su identidad… eso también es peligroso. Es entonces en este encuentro de mirada interna y mirada externa, donde habitualmente encontramos la verdad de nosotros… Pero así, en general, te puedo decir que yo me considero un hombre lúdico.

TG:   *—¡¡¡Un Homo Ludens!!!*

RRM:  —O sea, el trabajo para mí tiene un sentido fundamental como capacidad de identificar mis competencias, de producir algo nuevo, ser creativo, tener participación significativa en los sistemas sociales, participación en los mecanismos de decisión, ¡eso me gusta! Por eso he tenido un liderazgo, creé en el año 2000, en Portugal, la Asociación Portuguesa de Psicomotricidad, donde fui presidente durante doce años. También fui fundador del Fórum Europeo, donde estuve veintidós años. Estuve quince años haciendo parte del comité ejecutivo y seis como presidente.

En la Facultad estoy actualmente como Vicepresidente y anteriormente ya estuve otros cuatro años y medio como Vicepresidente. O sea, para mí es importante tener una participación efectiva en la posibilidad de definir y de abrir caminos, de estar ahí. Puedes llamar a eso liderazgo, no sé, pero eso es importante para mí…

¡Pero después de esto, no es sólo trabajo! Ya que mismo en el trabajo hay que conciliar otra perspectiva de intencionalidad operativa con capacidad de gestionar relaciones personales, porque las personas en sistemas institucionales, si no están motivadas, si no sienten que participan, que tienen capacidad de decisión, que son llamadas también a la autorregulación y a la responsabilidad, se alejan. Me parece fundamental y me gusta estar implicado en las dinámicas institucionales. Es esa capacidad para juntar, para crear energía, para crear motivación. Y después la vida es mucho más que eso…

TG:    *—Creo que podría definirte así, como un profesional que integra, avanza, implica y proyecta camino e intencionalidad. ¡Eso es liderazgo! O sea, el trabajar en conjunto como delegados de nuestros países (Chile y Portugal) en la OIPR me ha permitido verificar que reúnes habilidades gerenciales o directivas, y que siempre han logrado influir en los equipos que has integrado o en personas determinadas, lo que hace lograr metas que quizás muchas veces han sido sólo tus visiones, pero que, de alguna manera, logras permear y hacerlas de todos.*

*¡Pero, espera un momento… aún no me has dicho nada de tu niñez!, háblame de tu infancia. Es interesante que un hombre que se define lúdico rememore esa etapa, ya que creo que se tiende a pensar que fue allí, en ese espacio/tiempo, lo que te marcó.*

RRM:    —Para llegar a mi infancia, tuve una infancia tranquila, genéricamente feliz y tranquila.

TG:    *—Y, ¿qué recuerdas?*

RRM:    —Afectivamente estable, en general… pero que me cuestionó mucho en mi desarrollo durante mi adolescencia, como todos, creo yo.

TG:    *—¡Claro!*

RRM:    —En esa fase recuerdo alguna inseguridad de qué hacer, qué querer ser, dónde estar, para dónde caminar…

Me recuerdo en esa fase de la vida, de tener inseguridades y quizás por eso es mi necesidad de estar siempre continuamente definiendo camino, definiendo intencionalidad, anticipando las cosas, gestionando afectos. Creo que es lo que intentamos hacer todos, pero esa capacidad de jugar, que siempre recuerdo desde niño, sobre todo con un tío, hermano de mi padre, que jugaba mucho conmigo y con quien pasaba mucho tiempo en actividades lúdicas, me abrió una perspectiva de placer compartido a través del juego. Yo creo que transporto eso conmigo en esta mirada de la Psicomotricidad en la forma de estar en la vida. Me gusta la creatividad, la originalidad, el juego, la definición de nuevos espacios, nuevas posibilidades… eso me hace sentir siempre lo propio, quizás está ahí en la infancia la fuente de todo eso.

TG:  —*Y ¿qué juguete recuerdas que utilizabas, o que procurabas?*

RRM:  —Bueno, los típicos juguetes, construcciones con legos. Hacía competencias de carreras de muñecos de plásticos que salían en los helados, yo los lanzaba en la bañera de un lado para ver cuáles llegaban al otro lado. También recuerdo jugar con canicas. Les colocaba figuras de ciclistas o de corredores de atletismo y hacía pistas, hacía carreras con mis amigos o jugaba solo.

Me acuerdo mucho de jugar con mis amigos en el liceo, fútbol mesa, pool o billar, tenis de mesa. Y practiqué deporte durante mucho tiempo, Handball (Balonmano) federado durante doce años. Tuve gimnasia desde muy pequeño y jugué futbol federado, después Handball y después con amigos durante catorce años, todos los martes teníamos un juego de fútbol de cinco, lo cual era más que nada para compartir socialmente, para estar juntos. Entonces esto fue una continuidad y un placer a través del juego, de estar en la vida conmigo y con los otros… y sí… lo considero que es esencial.

TG:  —*Bien, ¿te parece que juguemos un juego?*

RRM:  —¡Todo empieza por ahí en Psicomotricidad, juguemos!

TG:  —*Yo digo una palabra…y tú dices la primera palabra que se te viene a la mente… ¿Te parece?, a ver cómo resulta…*

RRM:  —¡Muy bien, avancemos!

TG:  —*Bien, voy a tomar palabras, que son comunes en el repertorio psicomotriz: Juego…*

RRM:  —Placer.

TG:  —*Movimiento…*

RRM:  —Intencionalidad, vida.

TG:    *—Diálogo tónico…*

RRM:   —Verdad.

TG:    *—Relajación…*

RRM:   —Encuentro.

TG:    *—¿Hay algún tema que creas que tenemos que tocar?… o quizás preguntarte ¿cómo te ves de aquí a diez años?*

RRM:   —De aquí a diez años… retirado de la vida universitaria… en realidad siete u ocho años más, pero continuando conectado con la Psicomotricidad. Me veo escribiendo, lo que siempre he querido hacer porque siempre he querido tiempo para poder concentrarme en la actividad de la escritura… pero hay que reforzar ese camino porque con los contactos internacionales de las personas que tengo de las conferencias, de los congresos, de los cursos… lo escrito es un refuerzo de mi imagen, de mi asignación profesional con los otros… y eso tengo que valorizarlo más… y tener algo más creativo, es algo que estoy pensando cómo hacer… más diferente…

TG:    *—¿Cómo es eso?*

RRM:   —De conectar la Psicomotricidad… no sé… hablamos de las nuevas tecnologías… ¿cómo es que podemos trabajar con las nuevas tecnologías? O conectividad de la poesía, me encanta la poesía… Cómo es que la poesía puede conectarse con la Psicomotricidad… no es que la poesía sea Psicomotricidad, pero la poesía y la Psicomotricidad comparten simbólicamente el placer de relación con la metáfora, lo que se expresa a través del cuerpo, que no se está diciendo, pero está ahí. Y en la poesía es un poco lo mismo, las palabras tienen segundo sentido que expresan contenidos efectivos, emocionales o imágenes, a través de palabras sustitutivas, en las cuales la metáfora es una forma bella, rítmica, para expresar el contenido que está implícito y ese descubrir en la palabra su contenido implícito es lo mismo que descubrir en la persona lo que está intentando expresar, sin poder colocar una palabra y así poder descifrar en su corporalidad y más que eso, poder en nuestra propia corporalidad tener una consciencia de comunicación sobre la forma en que el otro nos hace sentir, e interpretar y decodificar, y a partir de ahí, reconstruirse.

TG:    *—¿Es un desafío ahí para ti? Ok, entonces te voy a hacer un desafío. Me encantaría que pudieses pensar así rápidamente, alguna poesía que puedas crear ahora, en función de lo que hemos hablado, porque yo he leído poesías tuyas y siempre están evocando otras situaciones,* *te propongo que hagas una poesía pensando en Psicomotricidad o en la Psicomotricidad y en el camino que tú has vivido en función de eso.*

RRM: —¡¡Ah!! Pero ya escribí una… mi relación con la poesía, no es inmediatista... es reflexiva… o sea, las palabras me van apareciendo en función de lo que va caminando en mi mente y mi sensibilidad. Pero es una reconstrucción permanente, no es una cosa que sale todo entero de una vez. Como una construcción predefinida. Necesito de una reflexión construida progresivamente a partir de lo que voy sintiendo. Se llama "Poesía en el cuerpo de la Psicomotricidad"… yo creo que responde probablemente a tu pedido…

TG: —*¿Lo tienes en español o en portugués?*

RRM: —En español…

### Poesía en el cuerpo de la Psicomotricidad

**P** orque somos los frutos de nuestros gestos
**S** embramos los caminos de nuestros destinos
**I** lusionados de secretos deseos.
**C** orremos entre la sombra de los sueños
**O** bservando las palabras rescatadas
**M** urmuradas en el corazón de la vida.
**O** stentamos perfección y harmonía
**T** ransbordados en una danza de pasos leves
**R** itmos de caricias que nos tocan
**I** nseguras, el rastro de los días prometidos.
**C** omo olas sobre la piel de la memoria
**I** ndecibles en la exaltación de la vida,
**D** esdoblamos las manos en impulsos perfectos
**A** biertos a los secretos del viento
**D** escubriendo silencios en el cuerpo de las palabras.

*Rui Martins*

---

*¡Obrigado Rui, Gracias Tatiana!*

# Preguntas de Psicomotricidad a través del Río de la Plata

## Entrevista a Soledad Vázquez

por Sebastián Buniva

Sebastián Buniva (SB): —*Sabiendo que es una referente de Uruguay en torno a la Psicomotricidad y allí desempeña su profesión, ¿cuál es el nivel de desarrollo de la profesión en su país y qué campos de aplicación abarca? ¿Cuál es su actual rol en la especialidad en Gerontopsicomotricidad en su país?*

Soledad Vázquez (SV): La Psicomotricidad es una disciplina que surge para dar respuesta a dificultades en el desarrollo psicomotor de la población infantil, y a esta etapa de la vida es que se liga durante gran parte de su historia. Es a partir de los años noventa que en Francia se comienza a impulsar el tratamiento del proceso de envejecimiento y vejez y, siguiendo este cambio de paradigma, la Licenciatura en Psicomotricidad de la Escuela Universitaria de Tecnología Médica (EUTM) de la Facultad de Medicina de la Universidad de la República, a partir del año 2000, poco a poco comienza a incluir la temática del envejecimiento y la vejez en su formación de grado. En el año 2010 se presenta y aprueba la Carrera de Especialización en Gerontopsicomotricidad en el Consejo Directivo Central de la Universidad de la República.

La experiencia relacionada con los adultos mayores ha pasado de ser un área de desarrollo profesional muy poco explorada y muchas veces resistida, a lo que actualmente constituye una de las elecciones naturales que los estudiantes realizan a la hora de transitar sus lugares de práctica y cursar sus estudios de posgrado.

En lo que refiere al desarrollo en el país, actualmente se trata de una disciplina convocada y valorada para la elaboración de guías de buenas prácticas del Ministerio de Salud, como es el caso de las Guías de buenas prácticas en Demencias, y la referida a Caídas en personas mayores. A través de la actividad de investigación, declarada de interés por organismos del Estado, la Gerontopsicomotricidad se integra plenamente en el Sistema Integrado de Salud, el cual busca potenciar y profesionalizar las capacidades de cuidado y estimulación de la autonomía de las personas mayores.

SB: *—¿Siempre fue psicomotricista? ¿Cuál es su profesión de base?, ¿cómo, cuándo y por qué arribó a la Psicomotricidad? ¿Cómo fue y es su recorrido profesional hasta la actualidad?*

SV: —La búsqueda de la verdadera vocación no siempre es sencilla, y en mi caso no fue sino luego de pasar por tres orientaciones previas que llegué a descubrirla. Ya luego de captar mi absoluto interés, comprendí que la enseñanza de la Psicomotricidad en nuestro país alcanzaba, dentro de sus planes de estudio, las etapas de la infancia, siendo siempre mi inclinación natural el trato con las personas adultas y sobre todo, personas mayores.

Esta frustración inicial a mis expectativas de formación, lejos de desanimarme, solo ofició de motor para iniciar un camino de formación paralela en temas de geriatría y gerontología, al tiempo que me formaba en temas de primera infancia, integrando todos los conocimientos y ratificando la convicción de que las bases y fundamentos de la Psicomotricidad son unos, y la forma de llevarlos a cabo es lo que se modifica en función de las personas con las que se pretenda intervenir.

Ese camino inició de la mano de la docente Rosario Tuzzo, quien marcó sin dudas el inicio de la incorporación de la temática de envejecimiento y vejez, alentando a los estudiantes a abordar la poco popular opción para los trabajos finales de la asignatura Psicología de la Licenciatura en Psicomotricidad. En mi caso, como es de imaginar, esta habilitación fue la puerta de entrada al camino recorrido en Gerontopsicomotricidad.

De esta manera, y para cumplir con el trabajo propuesto por la docente, me acerqué a la Cátedra de Geriatría y Gerontología del Hospital de Clínicas, en aquel entonces dirigida por el ya fallecido Profesor Dr. Álvaro Pintos, gran académico y entrañable persona que siempre apostó a la capitalización de la interdisciplina como pilar fundamental en la atención integral de las personas mayores. En ese contexto, me presenté como estudiante con la intención de poder "aprender de Geriatría y Gerontología", y a partir de ese momento ya nunca más me fui. Allí participé de todos los cursos de formación que se ofertaban sobre Geriatría, Psicogeriatría, y cualquier otra temática relacionada, pasando las mañanas escuchando presentaciones de casos clínicos y aprendiendo "por inmersión" la complejidad de la atención a las personas mayores.

Finalizada mi trayectoria académica formal de la Licenciatura en Psicomotricidad, llegó el momento de redactar mi monografía final, requisito para la obtención del título, para lo cual me contacto con el Profesor Juan Mila, quien, con la apertura y disponibilidad que siempre lo han caracterizado, acepta ser tutor académico de la misma. En el proceso de redacción se inicia otro camino que personalmente sería la consolidación definitiva de mi orientación profesional y académica, y se trata de la creación del Equipo de Investigación y Docencia en Gerontopsicomotricidad (EIDG), gestado por Juan Mila y Rosario Tuzzo y para el que soy convocada. Con el EIDG se establecen contactos de intercambio con docentes de Francia que enriquecieron mi formación, junto al inicio de mi carrera docente, primero como docente colaborador honorario y luego a través de un cargo financiado por Facultad de Medicina, desarrollando tareas en la Cátedra de Geriatría y Gerontología.

Con la creación de la Carrera de Especialista en Gerontopsicomotricidad, bajo la dirección del Profesor Juan Mila, se cristaliza la importancia de la temática y mi trabajo académico como docente responsable de la formación de profesionales en el área, la cual año a año recibe mayor número de aspirantes haciendo crecer la importancia del área de conocimiento y desarrollo.

SB:   *—En el campo específico en que se especializa, ¿desde qué posturas nocionales lleva a cabo, articula y fundamenta su práctica profesional?*

SV:   —La Gerontología del siglo XX se ha caracterizado por una visión organicista y lineal del envejecimiento, de acuerdo al paradigma positivista imperante. Desde esa posición teórica es que se elaboraron las premisas de "envejecimiento activo", "exitoso", como metas en materia de políticas sociosanitarias, partiendo de generalizaciones acerca de los factores protectores y de riesgo para alcanzar dichos estándares.

Este paradigma positivista aún rige en el diseño de programas de atención, en la investigación académica y de nuestros proyectos terapéuticos, encontrándose en la práctica con las dificultades debidas a la escasa adherencia y a los resultados variables en términos de eficacia.

La Gerontopsicomotricidad, como campo disciplinar y como práctica profesional, se nutre del psicoanálisis que aporta la dimensión subjetiva del envejecimiento, de la psicología humanista, la línea cognitiva y las neurociencias, de manera de abandonar los estándares y categorías universales en favor de integrar la complejidad que representa el proceso de envejecimiento según la perspectiva teórica del ciclo vital.

La manera personal de "ser y estar en el mundo" cobra fuerza tanto en la práctica profesional como en los espacios de investigación, haciendo necesaria la elaboración y validación de nuevos instrumentos de observación, integradores de todos los aspectos involucrados en el proceso de envejecimiento, con especial interés en la vivencia subjetiva del cuerpo.

SB:　*—¿Cuáles son las áreas de intervención y los campos de acción que desarrollan los psicomotricistas en su país?*

SV:　—En el campo de la Atención Primaria de Salud, el objetivo fundamental es el mantenimiento de la autonomía y la mejora en la calidad de vida del paciente, potenciando su nivel de adaptación y relación con el entorno a través de su cuerpo y del movimiento significativo.

Se busca, a través de variados recursos de sensibilización, fomentar hábitos saludables, que si bien no detendrán el proceso de envejecimiento, ayudarán a prevenir efectos no deseados del mismo, a la vez que favorecerán una mejora en las funciones.

Con un perfil socio sanitario, el especialista en Gerontopsicomotricidad se integra plenamente en el ámbito hospitalario en los más diversos servicios, desarrollando tareas de promoción, prevención, tratamiento y rehabilitación, consolidándose en una profesión altamente valorada tanto por las especialidades clínicas como por los propios usuarios, por la mirada integradora y el aporte disciplinar específico.

Las personas mayores pueden ser atendidas ya sea en instituciones como en consultorios particulares. Las instituciones más frecuentes son las residencias de larga estancia, y los centros u hospitales de día, comprendiendo también la visita a domicilio. Las tareas pueden realizarse con individuos sanos o enfermos, en los ámbitos preventivo, educativo, diagnóstico y terapéutico.

Cada vez es mayor la demanda de especialistas en Gerontopsicomotricidad, por los cambios demográficos que tienden al envejecimiento poblacional, y también por las propias personas mayores que buscan para sí mismas un proceso de envejecimiento saludable y funcionalmente activo.

SB:　*—El campo de la Gerontopsicomotricidad ha brindado diversas herramientas a la hora de intervenir en el campo adulto, ¿cuáles son las aptitudes que debe trabajar un psicomotricista para la elaboración de su rol en dicho campo? ¿Cuál fue su camino de formación corporal y qué importancia tiene en su trayectoria?*

SV:　—La formación corporal es uno de los pilares fundamentales de la formación del psicomotricista. Para el caso del trabajo con la población de personas mayores, existen ciertas consideraciones referentes a la especificidad, y otras que le son comunes a todas las intervenciones psicomotrices. De esta manera, y en mi transcurso formativo y profesional, he aprovechado todas las instancias y oportunidades que se me presentan de profundizar en las habilidades y competencias necesarias para el desempeño, siempre teniendo especial atención en la rigurosidad de las propuestas y en quienes las brindan.

La formación personal es imprescindible en la intervención con personas mayores. Se trata de un proceso que permite al futuro especialista tomar contacto con su propia realidad psíquica puesta en juego en las relaciones interpersonales, de manera de comprender los procesos transferenciales y contratransferenciales que, de no ser adecuadamente gestionados, pueden poner en riesgo cualquier proceso terapéutico.

La formación del rol del psicomotricista especialista en Gerontopsicomotricidad a través del trabajo corporal es un espacio de formación curricular. En síntesis es importante que el gerontopsicomotricista vivencie, pero más importante es que él pueda decodificar por qué y para qué se hacen las propuestas en este espacio de formación, y pueda a su vez representar y mentalizar lo que él mismo vivenció a partir de dichas propuestas.

SB:  *—¿Qué lugar ocupa el cuerpo en el ámbito de la Gerontopsicomotricidad? ¿Cuál es la importancia que tiene la implicancia corporal del psicomotricista a la hora de intervenir en este campo de acción?*

SV:  —Como ocurre a lo largo de todo el ciclo vital, existen etapas de la vida en las que se presentan crisis. La edad formal que indica el pasaje de la adultez a la adultez mayor no es ajena a esta necesidad de adaptación activa, que requiere de un esfuerzo psíquico importante por quien transita esta etapa de la vida. El cuerpo refleja nuestra manera de existir, es la base de la imagen corporal, construida y reconstruida permanentemente en base a la relación con otro significativo. Es así que la vivencia que se tenga de uno mismo es un hecho corporal.

En esta elaboración, la persona mayor puede experimentar una especie de amenaza a su unicidad, como resultado de una desarticulación entre su mundo interno y externo.

A partir del abordaje gerontopsicomor, a medida que se logra una mayor identificación y conocimiento del propio cuerpo, se lo hace también del espacio, los objetos y de las personas, alcanzando el placer por dominar su movimiento y que éste le sea funcional a sus expectativas y su proyecto de vida.

Para ello, la disponibilidad corporal, la capacidad de escucha activa y la función de espejo del gerontopsicomotricista cobran especial importancia en nuestra intervención. Oficiar de espejo reafirmador de los logros, estando atento a pequeños destellos de creatividad en el movimiento para poder potenciarlos y ayudar a que evolucionen en la sesión, resulta de gran importancia. La creatividad implica flexibilidad, una cualidad imprescindible para lograr una adaptación activa al proceso de envejecimiento, que le permitirán buscar, seleccionar y optimizar las mejores estrategias de compensación a las modificaciones inherentes a esta etapa, de una manera personal y acorde a su subjetividad.

SB:    *—¿Qué consideraciones con respecto a las técnicas de intervención podría reflejar como principales estrategias de intervención en torno a la Gerontopsicomotricidad?*

SV:    —En lo que refiere a las técnicas de intervención existen, como ya se ha explicado, elementos fundamentales de la Psicomotricidad que deben adaptarse a la población mayor. Como aspectos técnicos a destacar especialmente se puede pensar en la provocación y la repetición.

Toda sesión, debe tener un mínimo de planificación, pero no centrada en las actividades a realizar sino en los objetivos que se persiguen, en el mediador seleccionado que se encuentre al servicio de dicha planificación y nunca al revés.

Si bien las diferentes personas con las que trabajamos convocan a una intervención centrada en la persona y sus circunstancias, resulta útil pensar algunas cuestiones que en la práctica muestran una cierta frecuencia, como lo es la tendencia a la inhibición, sobre todo en los momentos iniciales del proceso de intervención. Es así que podremos presentar propuestas tendientes a la directividad y otras en las que la creatividad y espontaneidad de los participantes sean protagonistas.

Cuando hablamos de la provocación y la repetición lo hacemos en contraposición a la variedad y la sorpresa. La variedad y la sorpresa, implican la presentación de propuestas novedosas y diferentes en cada sesión, cuyo efecto inmediato es la colocación en el lugar pasivo de receptor y ejecutor por parte de la persona mayor de un plan que el terapeuta podrá tener muy bien diseñado y planificado, pero que deja totalmente de lado los objetivos de la Gerontopsicomotricidad. La sorpresa sesión a sesión puede, incluso, generar momentos de ansiedad respecto a lo desconocido y a lo que se espera de uno.

La provocación y la repetición invitan a sentirse protagonistas, a lograr niveles de profundización crecientes en una misma propuesta y de esta manera a desplegarse a sí mismos en relación consigo mismos y con el ambiente de forma flexible y creativa. Lo que pretendemos no es más que tomar contacto con las personas, estar a la escucha permanente de sus emergentes para poder acompañarlos y ayudarlos a evolucionar hacia niveles de investimento y representación cada vez más profundos en su propio proceso de reestructuración del esquema corporal, de una mayor conciencia de su propio cuerpo, base para la elaboración de una conciencia corporal actualizada.

SB:  —*¿Qué mirada tiene acerca de la especificidad de la práctica psicomotriz? ¿Cuál es el futuro que le ve a la Psicomotricidad en su desarrollo?*

SV:  —La Gerontopsicomotricidad se presenta como parte importante de una respuesta a diversas problemáticas que se plantean en los abordajes tradicionales, tendientes a la rehabilitación y recuperación de la función perdida, anclados en el paradigma positivista y con las dificultades en el momento de ser implementados en la práctica.

De esta manera, es una disciplina que no solo toma a la persona y su subjetividad en el proceso de constructividad corporal, sino que también atiende de manera integradora a todos los aportes de otras disciplinas, se nutre de ellas y potencia su hacer.

La Gerontopsicomotricidad se constituye entonces, en un gran articulador de visiones y prácticas, contribuyendo a la formación de equipos en todos los niveles asistenciales y de cuidados, que enriquecen de múltiples maneras la atención a las personas en proceso de envejecimiento.

---

*¡Gracias Soledad y Sebastián!*

# Sobre los autores y entrevistados

*(por orden de aparición en el libro)*

**DALILA MOLINA DE COSTALLAT:** Argentina. No es necesario hablar sobre su trayectoria. Sus dichos en este libro hablan por sí solos. Simplemente agradecer su especial participación.

**ALEXANDRINE SAINT-CAST:** Francia. Psychomotricienne PhD (Institut Supérieur de Rééducation Psychomotrice – Francia; Université de Sherbrooke – Canadá). Son exercice clinique est tissé de bilans et suivis en psychomotricité ainsi que cures de relaxation psychosomatique auprès d'enfants, d'adolescents et d'adultes à l'Association pour la Recherche et le Développement Psychomoteur. Elle est Directrice Recherche-Masters-Développement Professionnel Continue à l'Institut Supérieur de Rééducation Psychomotrice et siège au Comité Exécutif de la Fondation pour la Recherche en Psychomotricité et Maladie de Civilisation, sous égide de la Fondation de France. Elle collabore au Comité Scientifique du Congrès Français de Psychiatrie et des prix de la Fondation Médéric Alzheimer. Elle est également Présidente-Fondatrice de l'Association Psychomotricité & Psycho-traumatisme, Secrétaire Fédérale chargée des relations internationales pour la Fédération Française des Psychomotriciens.

**CHANTAL REMOVILLE:** Francia. Psicomotricista de Isrp. Veinte años en psychiatrie infantil y seis años en geriatría y cuidados paliativos. Docente en Isrp y Salpetriere relajación. Master de psychomotricidad Isrp. Diplomas universitarios de neuropsicología, de oncología clínica y de ética biomédica. Experta en psicomotricidad. Terapeuta en relajación terapéutica Soubiran y Berges.

**ALFONSO LÁZARO LÁZARO:** España. Profesor especialista de Educación Especial, Educación Física y Psicomotricidad. Psicopedagogo. Doctor en Pedagogía. Presidente de la Asociación Colegio de la Luz, vinculada al Colegio de Educación Especial Gloria Fuertes de Andorra, Teruel, España. Autor de varios libros y de docenas de artículos relacionados con la Psicomotricidad y las estimulaciones básicas del desarrollo humano. Ha recibido importantes premios por su labor pedagógica.

**VERÓNICA AMOR:** Argentina. Licenciada en Psicomotricidad, Técnica superior en instrumentación quirúrgica. Psicomotricista en el Dispositivo Estratégico en Psicomotricidad Ce.S.A.C. Nº 24, Hospital Parmenio Piñero. Auxiliar de cátedra en la materia Seminario II de la Licenciatura en Psicomotricidad de la Facultad de Filosofía, Ciencias de la Educación y Humanidades de la Universidad de Morón. Miembro de la comisión directiva de la Asociación Muove.

**ANNE MARIE LAPIERRE:** Francia. Doctor Honoris Causa por la Sociedad Brasilera De Medicina Psicosomática. Df. Brasilia. Psicomotricista y analista corporal de la relación. Creadora con André Lapierre de la Psicomotricidad Relacional y del Análisis Corporal de la Relación. Fundadora de la Sociedad Europea de Análisis Corporal de la Relación. Profesora en cursos de postgrado en Psicomotricidad en varias universidades de España, Portugal, Italia y Brasil. Autora de varios libros, entre los más conocidos citamos *El adulto frente al niño; Psicoanálisis y análisis corporal de la relación* y *Fundamentos de Intervención en Psicomotricidad Relacional*.

**JOSEFINA SÁNCHEZ RODRÍGUEZ:** España. Licenciada en Fª y Ciencias de la Educación (Pedagogía). Tesis Doctoral en 1996. Profesora titular del Departamento de Didáctica e Investigación Educativa de la Facultad de Educación de la Universidad de La Laguna. Coordinadora del Seminario de Psicomotricidad y del Servicio de Psicomotricidad de la ULL. Directora del Curso de Postgrado de la Universidad de La Laguna Experto en Psicomotricidad Relacional y Atención Temprana. Autora de varias publicaciones.

**BEATRIZ LOUREIRO:** Brasil. Es licenciada en Pedagogía por la Universidad Federal de Minas Gerais (1974) y tiene una maestría en Master

Internationale en Santé – Institut Supèriéur de Reeducation Psychomotrice (2000). Actualmente es profesora invitada internacional – Organization Internationale de Psychomotricité et Relaxation. Presidente mundial de OIPR: elegido en 2014, París, Francia, presidente/socio del Instituto Superior de Psicomotricidad y Educación y Grupo de Actividades Especializadas (ISPEGAE). ISPEGAE ha estado operando por más de treinta y cinco años en Psicomotricidad en Brasil y en el extranjero. Es profesora, coordinadora y supervisora del Curso de Posgrado Lato Sens – Especialización en Psicomotricidad en ISPEGAE-OIPR/UNIITALO Diploma Honoris Causa por OIPR, Sorbonne, Paris (2008). Profesor honorario en el Centro Nacional de Epilepsia en Quito Ecuador (2009).

**LARA LOUREIRO CHIMINAZZI:** Brasil. Graduação em Biologia pela Universidade Presbiteriana Mackenzie (2005). Concluiu a Pós-graduação em Psicomotricidade ISPE-GAE-OIPR/ FMABC em 2007. Atualmente é Terapeuta em Psicomotricidade no ISPE-GAE – Intituto Superior de Psicomotricidade e Educação _Grupo de Atividades Espec. Defendeu o memoire em Julho de 2008 em Paris/França no ISRP/OIPR (Institut Superieur de Reeducation Psychomotrice - Organisation Internationale de Psychomotricité et Relaxation) É mediadora no Programa de Enrriquecimento Instrumental (PEI) I, II e Básico pelo CBM-PEI. É professora na pós-graduação em Psicomotricidade no ISPEGAE-OIPR/FMABC desde 2008 na disciplina de bioestatística.

**BEGOÑA SUÁREZ RIAÑO:** México. Lic. en Educación Preescolar. Lic. en Educación Especial. Ortofonista (España). Posgrado y Master en Psicomotricidad. Especialista en Grafomotricidad (Francia). Diplomados: Filosofía y Pedagogía y Desarrollo de la Creatividad. Título Honoris Causa por las aportaciones a escala mundial en la disciplina de la psicomotricidad, París (2008). Profesora titular del posgrado y master en Psicomotricidad y relajación, desde 1994. Catedrática, coorganizadora y responsable de los diplomados en Psicomotricidad en las Universidades UIA, UDEM, UNAM, UVM. Delegada y Vicepresidente de la OIPR. Directora de IRAPSIR. Ha publicado diversos artículos en revistas nacionales e internacionales y libros en creatividad y Psicomotricidad. Ha participado en diversos foros, cursos, talleres, seminarios, coloquios y congresos, a escala nacional e internacional, en América, Europa y África.

**MICHELLE ZARZA:** México. Lic. Terapeuta en Comunicación Humana (I.N.C.H.); Certificado Internacional en Ciencias y Técnicas del Cuerpo, Master Internacional en Psicomotricidad y Relajación. Especialidad en Relajación y en Grafomotricidad (IRAPSIR – OIPR); Lic. en Educación Preescolar (S.E.P.); Diplomado en Integración Sensorial (CTRO. SERENDIPITY). Maestra y Coordinadora de programas de Estimulación temprana y Psicomotricidad neonatal, Psicomotricidad educativa y grafomotricidad para preescolar. Desde 2001 a la fecha, IRAPSIR: Terapeuta (Psicomotricidad, Lenguaje y aprendizaje), miembro del comité científico, Docente del CISTC, ponente en diversos cursos. Miembro fundador de Asociación Mexicana de Psicomotricidad y Relajación en México.

**CORI CAMPS LLAURADÓ:** España. Licenciada y Doctora en Psicología. Profesora Titular de Universidad (Universidad Rovira i Virgili, URV, Tarragona, España). Coordinadora del grupo de investigación de la URV "Desarrollo psicológico, psicomotricidad e intervención en contextos educativos". Coordinadora y docente del Master Internacional en Educación y Terapia Psicomotriz (URV). Autora de libros, capítulos de libro, artículos, ponencias y comunicaciones en congresos en el ámbito de la Psicomotricidad y la Psicología de la educación. Ha ejercido distintos cargos de gestión en la URV, entre ellos: Decana de la Facultad de Ciencias de la Educación y Psicología (2001 a 2008), y actualmente Vicerectora de Relaciones Institucionales, Cultura y Compromiso Social.

**NATIVIDAD CASTELLANI:** Argentina. Licenciada y Profesora en Psicomotricidad (CISTC-OIPR, París). Psicomotricista en el Hospital Infantil Municipal de la ciudad de Córdoba. Docente de la Universidad Provincial de Córdoba. Psicomotricista en Fundación Arkho, para la Atención Integral de la Personas con Discapacidad (Córdoba, Argentina). Co-autora, junto a Marcela Carta, del libro: *Psicomotricidad y trastornos de la conducta alimentaria. Miradas complejas para una intervención en el campo adulto* (Miño y Dávila editores, 2018). Investigadora Principal del proyecto de investigación "Estereotipos negativos hacia la vejez en Estudiantes de la Universidad Provincial de Córdoba", con el aval de la Dirección de posgrado e investigación de la Universidad Provincial de Córdoba.

**DAYSE CAMPOS DE SOUZA:** Brasil. Psicomotricista y Psicóloga Educativa y Clínica, Master en Educación Especial. Socio fundadora del capítulo de Psicomotricidad de ABP/CEARÁ/BRASIL. Coordinadora y profesora del curso de pos-grado en Psicomotricidad en la Universidad Estatal de Ceará-UECE. Profesora cursos de postgrado en Psicomotricidad, inclusión y educación especial en varios Estados del país. Ponente en congresos brasileños e internacionales sobre Psicomotricidad e inclusión social. Ciudadana Honoraria Red Latino-Americana de Universidad con Formación en Psicomotricidad. Autora de libros y artículos en Psicomotricidad. Diseñó, implementó y coordinó el sector de Psicomotricidad del Instituto de la Primera Infancia – IPREDE-CEARA-BRASIL.

**MARCELA CARTA**: Argentina. Licenciada y Profesora en Psicomotricidad. CISTC – OIPR, París, Francia ("Certificat International en sciences et techniques du corps"). Doctoranda en Psicología con orientación en Neurociencia cognitiva aplicada, en la Universidad de Maimónides, Buenos Aires, Argentina. Docente de la Universidad Provincial de Córdoba, en la Facultad de Educación y Salud, en las carreras plenas de Lic. en Psicomotricidad, y Lic. en Psicopedagogía. Coordinadora del área de Psicomotricidad en Salud y educación en la Fundación para la Atención Integral de la Persona con Discapacidad Arkho. Co-directora del proyecto de investigación "Estereotipos negativos hacia la vejez en Estudiantes de la Universidad Provincial de Córdoba", con el aval de la Dirección de posgrado e investigación de la UPC. Universidad Provincial de Córdoba, Argentina. Co-autora junto a Natividad Castellani del libro: *Psicomotricidad y Trastornos de la Conducta Alimentaria. Miradas y prácticas complejas para una intervención en el campo adulto* (Miño y Dávila editores, 2018).

**EDUARDO COSTA:** Brasil. Doutor e Mestre em Ciências: Saúde da Criança – IFF/FIOCRUZ. Psicomotricista Educacional e Clinico, Sócio titular da Associação Brasileira de Psicomotricidade. Criador e Coordenador da Formação em TransPsicomotricidade Educacional e Clínica. Docente de várias Pós-graduações em Educação e Saúde no Brasil.

**PABLO BOTTINI:** Argentina. Psicólogo Social, Psicomotricista. Coordinador del Dispositivo Estratégico en Psicomotricidad del Ce.S.A.C. Nº 24 del Hospital Piñero (Ministerio de Salud G.C.A.B.A, Buenos Aires, Argentina). Director de la colección: "Psicomotricidad, cuerpo y movimiento" de la editorial Miño y Dávila.

Docente en la Licenciatura en Psicomotricidad en la Univiversidad de Morón, Argentina. Prof. Honoris Causa y delegado de la Organización Internacional de Psicomotricidad y Relajación (OIPR), París, Francia. Presidente de la Asociación Civil MUOVE.

**FRANCO BOSCAINI:** Italia. Fisioterapeuta, logopéda, terapeuta occupacional y psicologo-psicoterapeuta; psicomotricista en el ISRP, París; Master int. en Pscomotricidad en OIPR, París. Doctorando, Universidad de Jaen (España). Laurea Honoris Causa OIPR, París y UNIBE-Asunción Vice-Presidente y Delegado Nacional da OIPR. Presidente de FISSPP, Federación Escuelas Psicomotricidad. Director fundador del CISERPP desde 1979. Coordinador y Profesor Master Int. Psicomotricidad, Verona-París. Realizó múltiples publicaciones en diversos idiomas.

**TOMMASO LAVAGNOLI:** Italia. Graduado en Educación Física en la Universidad de Verona. Graduado en Psicomotricidad en el ISRP en París. Es kinesiólogo y psicomotricista en gimnasios, jardines de infantes y clubes deportivos, el foco de sus proyectos está puesto en el bienestar psicofísico de personas de todas las edades.

**GÉRARD HERMANT:** Francia. Psicomotricista. Director general del Instituto Superior de Reeducación Psicomotriz, ISRP. Secretario General de la Organización Internacional de Psicomotricidad. Miembro del Alto Consejo cerca el Ministro Francés de Salud. Profesor Ad Honorem de la UDELAR de Montevideo

**JUAN MILA DEMARCHI:** Uruguay. Licenciado en Psicomotricidad. Especialista en Gerontopsicomotricidad, Escuela de Graduados Facultad de Medicina Universidad de la República. Doctor en Educación. Escuela Internacional de Doctorado. Universidad de Murcia. España. Profesor Director Licenciatura de Psicomotricidad. Profesor Director Carrera de Especialista en Gerontopsicomotricidad. Escuela de Graduados, Facultad de Medicina, Universidad de la República. Profesor Honoris Causa. Organización Internacional de Psicomotricidad y Relajación París, Francia. Asesor Académico. Centro Internacional de Psicosomática de París Francia. Miembro de Honor de la Asociación Brasilera de Psicomotricidad. Presidente de la Red Latinoamericana de Universidades con Formación en Psicomotricidad. Director de la Revista Iberoamericana de Universidades con Formación en Psicomotricidad [www.psicomotricidadum.com.ar]. Investigador en Desarrollo Infantil. Grupo de Estudios de Familia. Comisión Sectorial de Investigación Científica, Universidad de la República. Investigador en la Formación Corporal de Psicomotricistas. Licenciatura de Psicomotricidad. Universidad de la República. Especialista en Gerontopsicomotricidad. Escuela de Graduados de la Facultad de Medicina Udelar. Profesor invitado de Universidades Latinoamericanas y Europeas. Ha publicado artículos y libros de la Especialidad. Miembro de diferentes comités editores de revistas de la especialidad en España, Francia, Portugal e Italia.

**JOAQUÍN SERRABONA MAS:** España. Doctor en Psicología. Profesor en la Universidad Ramon Llull de Barcelona. Psicólogo clínico, psicomotricista y terapeuta familiar del L'ESPAI de Psicología y Psicomotricidad. Director de los cursos de postgrado "Especialista en psicomotricidad" y "Terapia psicomotriz" impartidos en la Universidad Ramon Llull. Presidente sección Psicología de la Educación COPC (Colegio Oficial de Psicología de Cataluña). Autor del libro *Abordaje psicomotriz de las dificultades del desarrollo.*

**MARÍA ANGÉLICA FAMILUME:** Argentina. Psicóloga/Psicomotricista. Sexóloga/Educadora Sexual Especializada en discapacidad. Certificado Internacional en Ciencia y Técnicas del Cuerpo (París, Francia). Doctoranda en Psicología. Terapeuta Certificada en Descodificación Biológica Original. Docente terciaria y Universitaria. Terapeuta Familiar certificada por la Universidad de Flores. Docente y Terapeuta de Escuela Sistémica Argentina en el área de Alimentación y atención de pacientes complejos. Terapeuta en CRONOS en atención de casos de autismo y terapia familiar. Disertante en Argentina, Chile, Uruguay, Paraguay, Dinamarca, Italia y España. Terapeuta en educación permanente.

**SOLEDAD VÁZQUEZ:** Uruguay. Licenciada en Psicomotricidad y Profesora Adjunta de la Carrera de Especialista en Gerontopsicomotricidad (Escuela de Graduados de Facultad de Medicina, Universidad de la República). Desempeña funciones de docencia, asistencia, investigación y extensión en el Departamento de Geriatría y Gerontología del Hospital de Clínicas. Cumple tareas de asesoramiento técnico, para el diseño e implementación de políticas públicas y redacción de guías de buenas prácticas para la atención de las personas mayores.

**LONE FRIMODT:** Dinamarca. Co-founder of the EFP – European Forum of Psychomotricity. Vice-president of the EFP 1996-2002. President of the EFP2002-2010. National delegate of the OIPR – organisation internationale de psichomotricité et relaxation since 1995. Member of honor of the OIPR. Honoris causa of OIPR. Vice prsident of DAP – the Daniish Association of psichomotricity 1997-2008. Speaker at international conferences and congreses in: Paris, Madrid, Lisbon, Mexico, Santiago de Chile, Rome, Vienna, Amsterdam, Stockholm, Prag, Luxembourg, Verona, Poitiers, Frankfort, Strasbourg, Copenhagen.

**DITTE-MARIE POST:** Dinamarca. Presidente, Asociación Danesa de Psicomotricidad – DAP, desde 2018. Vicepresidente del Forum Europeo de Psicomotricidad – EFP, desde 2017. Delegada EFP y OIPR para Dinamarca, desde 2016. Master en Promoción de Salud, Universidad de Roskilde, 2016. Psicomotricista formada en 2007 y empleada en psiquiatría – hospital y tratamiento ambulante, desde 2008.

**MIGUEL LLORCA LLINARES:** España. Licenciado en Psicología y Doctor en Pedagogía. Profesor Titular de la Universidad de La Laguna (ULL). Director del Máster en Psicomotricidad y Coordinador del Servicio y del Seminario de Formación permanente de Psicomotricidad de la ULL. Autor de varios libros de Psicomotricidad, así como de numerosos artículos publicados en revistas nacionales e internacionales. Ponente en Congresos y Postgrados de Psicomotricidad

**TALÍA MORILLO:** España. Licenciada y Doctora en Pedagogía. Máster en Psicomotricidad (Universidad de La Laguna). Profesora del Departamento de Didáctica e Investigación Educativa de la ULL. Co-autora de libros, artículos e investigadora en proyectos sobre Psicomotricidad, el bebé prematuro, las personas con TEA, los trastornos vinculares, población en situación de exclusión social, niños/as y adolescentes adoptados, o personas mayores.

**MIGUEL SASSANO:** Argentina. Psicomotricista. Profesor y Licenciado en Educación Física. Especializado en Gestión y Conducción de Centros Educativos. Psicomotricista en lo Grupal. Director y creador de la Licenciatura en Psicomotricidad de la Facultad de Filosofía, Ciencias de la Educación y Humanidades de la Universidad de Morón (Provincia de Buenos Aires, Argentina). Profesor Honoris Causa de la Organisation Internationale de Psychomotricté et Relaxación, OIPR (Francia). Director Asociado de la Revista Iberoamericana de Psicomotricidad y Técnicas Corporales. Miembro de la Comisión Directiva de la Red Fortaleza de Psicomotricidad (Red Latinoamericana de Universidades con Formación en Psicomotricidad). Miembro de la Comisión Directiva de la Asociación Iberoamericana de Neuroeducación. Fue Presidente de la Asociación Argentina de Psicomotricidad; Coordinador Académico y creador de la Licenciatura en Psicomotricidad de la Universidad CAECE (Ciudad de Buenos Aires) y de la Licenciatura en Psicomotricidad de la Universidad UNIBE (Asunción, Paraguay).

**MATÍAS SOTOMAYOR:** Argentina. Licenciado en Psicomotricidad. Facultad de Salud y Educación "Dr. Domingo Cabred", Universidad Provincial de Córdoba. Presidente de la Asociación Federal de Psicomotricistas A.C. [www.afepsicomotricidad.com.ar]. Psicomotricista de la Fundación Ark Ho, para la Atención Integral de la Persona con Discapacidad (Córdoba, Argentina).

**GABRIELA MOLFESE:** Argentina. Licenciada en Psicomotricidad. Especializada en Atención Temprana del desarrollo Infantil. Enfoque Pikleriano. Docente terciaria y Universitaria para la Licenciatura de Psicomotricidad Universidad de Morón. Integrante de la comisión directiva, asociación MUOVE. Asociación para la asistencia, educación, formación e investigación en desarrollo humano y Psicomotricidad. Integrante del equipo de psicomotricidad, del Dispositivo Estratégico en Psicomotricidad del Ce.S.A.C. Nº: 24. Hospital Piñero, Ministerio de Salud G.C.A.B.A, Buenos Aires, Argentina. Coordinadora del espacio de Psicomotricidad y atención temprana del desarrollo infantil. Capacitadora en temáticas relacionadas con la psicomotricidad, atención temprana del desarrollo y primera infancia.

**PAULA A. LANDEN:** Argentina. Psicomotricista. Especializada en Atención Temprana y Terapia Psicomotriz. Ex co-coordinadora del equipo de psicomotricidad y coordinadora de la 1° Investigación Nacional "Masaje Infantil y Salud" en Hospital C.G. Durand, Buenos Aires, Argentina. Autora del libro *Interacciones Tempranas, prohibida la educación a distancia* (2013) y de artículos referidos a temas de la infancia. Docente terciaria en Tecnicatura Superior de Psicomotricidad, capacitadora en temas de crianza y desarrollo.

**NATALIA BARRIOS JIRSA:** Argentina. Maestra Especializada en Educación Inicial. Estimulación Temprana en Salud. Técnica en Salud Especializada en Psicomotricidad. Licenciada en Psicomotricidad. Integrante del Equipo Docente de la Universidad de Morón, Cátedra Estimulación Temprana. Diplomatura Universitaria Estimulación y Habilitación Cognitiva de Niños y Adolescentes. Certificación Internacional en Ciencias y Técnicas del Cuerpo ISPR-OIRP.

**RITA THOMPSON:** Brasil. Pedagoga (FND). Psicopedagoga (UCM). Psicomotricista (IBMR). Mestra em Educação (UERJ). Especialista em Psicomotricidade (GAE/ISRP/Paris). Docente Unisaúde e IBMR. Coordenadora do atendimento ao TEA, TDAH e DI no Instituto SUAV. Diretora da Diretoria Científica da Associação Brasileira de Psicomotricidade – ABP. Diretora da Associação Brasileira de Neuropediatria, Psiquiatria e Profissões Afins – ABENEPI. Membro consultora do Comitê de Saúde Escolar da Sociedade de Pediatria – SOPERJ.

**CERES FASSARELLA CARNEIRO:** Brasil. Psicomotricista con Máster en Educación y Terapia Psicomotriz por la Universitat Rovira i Virgili. Psicóloga formada por la Universidad de Fortaleza. Psicopedagoga Clínica y Hospitalaria por el Centro Educativo Christus. Segunda Secretaria de la Asociación Brasileña de Psicomotricidad – Capítulo Ceará. Docente en cursos de Posgrado en Psicomotricidad y Psicopedagogía. Organizadora y traductora de eventos y libros en el campo psicomotor.

**GUSTAVO VASCONCELLOS:** Brasil. Psicomotricista -Associação Brasileira de Psicomotricidade. Professor de Educação Física -UFRJ. Presidente da ABP. Professor da Universidade Candido Mendes. Supervisor em Educação Psicomotora.

**RUI ROQUE MARTINS:** Portugal. Profesor Asociado y Vicedecano en la Facultad de Motricidad Humana de la Universidad de Lisboa (FMH-UL). Es Profesor en la licenciatura en Rehabilitación Psicomotora de la FMH-UL y Coordinador Científico del Máster en Rehabilitación Psicomotora de la mismo Universidad. Es orientación de tesis de máster y de doctorado en dos líneas principales de investigación: Relación entre la psicomotricidad y: a) habilidades de aprendizaje; b) manejo del estrés; c) impacto de la relajación. Miembro fundador en 1996 del Foro Europeo de Psicomotricidad, y fue su presidente entre 2011 y 2017. Es delegado portugués en la Organización Internacional de Psicomotricidad y Relajación desde 1989. Profesor Honoris Causa por la Organización Internacional de Psicomotricidad y Relajación, por su contribución al desarrollo Internacional de la Psicomotricidad.

**TATIANA GUROVICH:** Chile. Profesora de Educación Física, Pos titulada en Psicopedagogía y Diplomada en Psicomotricidad Educativa. Grado de Master Internacional de Psicomotricidad, otorgado por el Institut Supérieur de Rééducation Psychomotrice, Francia y la Universidad de Murcia, España. Profesora Honoris Causa, otorgado por la Organización Internacional de Psicomotricidad y Relajación OIPR, Francia. Delegada en Chile de OIPR, Académica de la Universidad Católica de Chile.

**SEBASTIÁN BUNIVA:** Argentina. Licenciado en Psicomotricidad, egresado de la Universidad de Morón. Integrante de los equipos docentes de las Cátedras: Formación Corporal Personal 1 y 2 de la Licenciatura en Psicomotricidad de la Universidad de Morón. Forma parte de la comisión directiva de la Asociación MUOVE. Realizó publicaciones en una revista francesa de Psicomotricidad y participó en el libro *Jugarse jugando* (Miño y Dávila editores, 2018), con un capítulo desde la especificidad del abordaje grupal en gerontopsicomotricidad. Y es exfutbolista profesional.